DIE TONUSKRANKHEITEN DES HERZENS UND DER GEFÄSSE

IHRE BIOLOGIE UND THERAPIE

VON

PROF. DR. J. PAL

WIEN

MIT 20 TEXTABBILDUNGEN

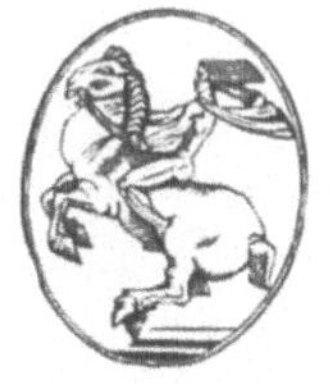

WIEN

VERLAG VON JULIUS SPRINGER

1934

ISBN-13:978-3-7091-9694-6   e-ISBN-13:978-3-7091-9941-1
DOI: 10.1007/978-3-7091-9941-1

PROFESSOR S. STRICKER

GEB. 1. JANUAR 1834, GEST. 2. APRIL 1898

ZU SEINEM 100. GEBURTSTAG

Vorwort.

Untersuchungen über das Tonusproblem im besonderen der Hohlorgane haben mich schon vor Jahren zum Begriff „Tonuskrankheit" geführt. Seine Begründung hat sich durch die Feststellung ergeben, daß es Krankheiten gibt, deren Wesen in einem pathologischen Verhalten des Tonussubstrates im Sarkoplasma gelegen ist. Es hat sich ferner gezeigt, daß in heterogenen Krankheiten in diesem Veränderungen vor sich gehen, die in entscheidender Weise in den Verlauf eingreifen.

In zahlreichen Mitteilungen habe ich Experimentelles und Klinisches veröffentlicht, das mir geeignet schien, das Verstehen der Tonusveränderungen, von welchen hier die Rede ist, zu unterstützen. Wiederholt hat man mir nahe gelegt, meine einschlägigen Arbeiten zusammenzufassen. In den letzten Jahren haben sich Momente ergeben, die mich bestimmen, dieser Anregung Folge zu leisten. Die vorliegende Schrift bringt neben einem allgemeinen Überblick nur einen Abschnitt aus diesem Gebiet, die Tonuskrankheiten der Kreislauforgane, darunter weitere Ergebnisse meiner Studien.

Meinen Ausführungen liegen eigene Beobachtungen zugrunde und bringe ich von diesen vor, was mir geeignet erscheint, die weitere Entwicklung dieses Teiles der pathologischen Biologie zu fördern. Eine abschließende Darstellung kann ich bei dem gegenwärtigen Stand meiner Kenntnisse nicht bieten, doch auf nicht gelöste Fragen aufmerksam machen. Mir ist es darum zu tun, meinen Grundgedanken darzulegen und ihn den Erwägungen des Praktikers näher zu bringen. Es erscheint mir das im Interesse der Kranken und ihrer Behandlung gelegen. Diesem Bestreben entsprechend war ich bemüht, den Umfang dieser Arbeit tunlichst einzuengen. Trotzdem habe ich manche Wiederholung wegen der leichteren Verständigung nicht vermieden.

Die erste Anregung zu meiner Arbeitsrichtung habe ich in meiner Lehrzeit im Institut für allgemeine und experimentelle Pathologie der Wiener Universität bei Professor STRICKER empfangen. Nachdem ich das Glück hatte, Jahrzehnte lang in einer selbständigen Stellung mit reichem Krankenmaterial zu wirken, hat sich meine experimentelle Schulung in Zusammenhang mit der Krankenbeobachtung und der autoptischen Befunde fruchtbar erwiesen.

Der Vorstand des pathologischen Institutes des Allgemeinen Krankenhauses Prof. R. MARESCH und sein Stab haben mich durch Befunde und Präparate gefördert. Doz. G. GUIST hat es mir ermöglicht, die Grundlagen meiner Forschungen zu ergänzen und zu sichern. Zur Illustration hat er mir wertvolle Abbildungen überlassen, sowie Prof. H. PLENK zwei solche aus dem Kapillargebiet der Hirngefäße. Den genannten Herren bin ich dankbar verpflichtet und nicht zuletzt meinen engeren ärztlichen Mitarbeitern.

Wien, im Dezember 1933.

Der Verfasser.

Inhaltsverzeichnis.

Allgemeiner Teil.

Begriffsbestimmung.

Die Tonuskrankheiten der Kreislauforgane sind die von Haus aus funktionellen pathologischen Zustände des Plasmas ihrer kontraktilen Zellen. Von den beiden Funktionen dieser Zellen und den ihnen entsprechenden Elementen steht das Sarkoplasma hier im Vordergrund als Träger der tonischen Funktion. Sie tritt in einer, von der Bewegung, der kinetischen Funktion abhängigen Form, die in den physiologischen Beziehungen ihre Erklärung hat, oder auch selbständig zutage.

Allgemeine Biologie des Tonus.

Der Tonus ist eine Erscheinung der lebenden Zelle und daher eines jeden lebenden Gewebes, die seine Leistungsfähigkeit und Ansprechbarkeit ausdrückt. Der Tonus ist sonach ein wichtiges Merkmal des Lebens. Da die Organe aus verschiedenen Zellelementen zusammengesetzt sind, die an der Gestaltung ihres Tonus mehr oder weniger Anteil haben, ist es eine Zellformation, die für den Tonus führend ist, wie im Muskel die Muskelzelle. Das Substrat des Tonus ist in den Organen, je nach ihrem Aufbau und ihrer Aufgabe verschieden.

Eine einheitliche Begriffsbestimmung des „Tonus" fehlt in der Physiologie, und namhafte Physiologen der neuen Zeit sind ihr aus dem Wege gegangen (E. H. Starling, Abderhalden u. a.). Die offensichtliche Unsicherheit über diesen Begriff ist nicht zuletzt darauf zurückzuführen, daß die Bezeichnung Tonus auch für Erscheinungen gebraucht wird, deren Beziehung zum Tonus ungeklärt ist. Merkwürdigerweise ist es ein Begriff, der vielen geläufig zu sein scheint, ohne sich über sein Wesen Rechenschaft zu geben.

Die Begriffsbestimmung des Tonus, die ich hier vorbringe, ist eine allgemeine. Mit Bezug auf ein bestimmtes Organ bedarf sie einer speziellen Anpassung. Das gilt auch für den Muskeltonus, der uns hier interessiert. Der „Tonus" war auch der älteren Medizin geläufig, doch wurde er ausschließlich auf den Muskel bezogen, ohne daß der Begriff klar festgelegt worden wäre. In der neuen Zeit ist die Schwierigkeit dadurch gesteigert worden, daß „Tonus" auch für andere Gewebe und deren Funktionen angenommen wurde.

In den einzelnen Organen, aber auch im ganzen Organismus kommen vorübergehende, aber auch anhaltende Veränderungen im Tonus vor. Sie können sich in physiologischen Grenzen bewegen, können sie aber auch sinnfällig überschreiten. Der Tonus kann ein pathologischer werden, ohne daß sich scharfe Grenzen der Norm gegenüber angeben ließen. Ganz gleichgültig, ob diese Ereignisse als primäre oder sekundäre zu werten sind, haben wir mit Krankheiten des Tonus bzw. seines Substrates zu rechnen.

Dem Tonus in den Organen nachzugehen, ist eine sehr schwierige Aufgabe. Immerhin gibt es in manchen Geweben Kennzeichen, die uns einen Einblick in seine quantitativen Veränderungen ermöglichen. Das ist in den Muskeln der Fall. Die folgenden Ausführungen beschäftigen sich mit der Biologie der unwillkürlichen Muskeln.

Mit Rücksicht auf den Kreislaufapparat ist der Begriff Muskel genau festzustellen. Es kommt hier nicht nur das Gewebe in Betracht, das gemeinhin als Muskel bezeichnet wird, also nicht nur der Herzmuskel und die glatten Muskeln der Gefäße, sondern die kontraktilen Zellen überhaupt. Zu den erwähnten Formationen gehören auch die Rougetzellen oder Perizyten (K. W. ZIMMERMANN) des Endapparates des Gefäßrohres. Sie unterscheiden sich im Aufbau wie in ihrer Arbeitsart und Reaktionen von den glatten Muskelzellen der Arterien und Venen, denen sie sich angliedern. Wenn ich diese Plasmaart gleichfalls als Sarkoplasma bezeichne, so bestimmt mich dazu der Umstand, daß auch sie das Substrat des Tonus dieser kontraktilen Zellen sind und eine entsprechende Innervation haben.

Ursprünglich waren es vornehmlich die glatten Muskeln, die mich beschäftigten. Die so gesammelten Erfahrungen habe ich für den Kreislaufapparat benützt. Dementsprechend will ich im Interesse der Verständigung die physiologische und pathologische Biologie der glatten Muskeln meinen weiteren Erörterungen als Einführung zu dem Hauptthema vorausschicken.

Die glatte Muskelzelle hat in den verschiedenen Geweben ihre Eigentümlichkeiten, die nicht zuletzt mit ihren Aufgaben und ihrer Anordnung, auch mit ihren Nebenbeziehungen in Zusammenhang stehen. Gerade diese sind besonders verwickelte, je nach dem Verlauf und der Art der gelegentlichen Unterbrechung ·oder Reizung, ihrer zu- und abführenden Nerven oder Störung ihrer Zentren. Auf diesem Gebiete allein schon sind unsere Kenntnisse noch nicht ausreichend, um den erforderlichen Einblick in die normalen und pathologischen Vorgänge zu ermöglichen.

Das Leben in der Muskelzelle gibt uns ein Bild von den verschiedenen Momenten, die auf den Wechsel der Ereignisse Einfluß üben können. Beobachten wir die glatte Muskelzelle im lebenden Gewebe oder in frisch herausgeschnittenem, so sieht der Zellinhalt fast homogen aus. Erst später treten in diesem Substrat längsverlaufende Fibrillen auf. Das sind die kontraktilen Elemente der Muskelzelle, die neben dem Kern in ihrem übrigen Inhalt, in dem Sarkoplasma eingebettet sind.

In der Muskelzelle sind sonach zwei Elemente zu unterscheiden, denen zwei trennbare Funktionen entsprechen. Die Träger der einen sind die Fibrillen. Ihre Leistung äußert sich in Verkürzung und Verlängerung (Erschlaffung). Das ist die kinetische Funktion. Daß sie auch einfach stillstehen kann, darf hier nicht unerwähnt bleiben. Die andere ist die tonische und im Sarkoplasma gelegen, das in meinem Sinn das Tonussubstrat bildet. Die beiden Komponenten der Muskelzelle stehen, wie schon die mikroskopische Untersuchung lehrt, in einem innigen Zusammenhang zueinander. Die Beobachtung der Zelleistung, ihr Ansprechen auf pharmakodynamisch wirksame Agentien und im besonderen ihre pathologischen Wandlungen lassen nicht nur erkennen, daß die beiden Komponenten der Muskelzelle zwei trennbare Funktionen besorgen, sondern daß sie unter gewissen Bedingungen ihren physiologischen Zusammenhang verlieren und eine Dissoziation eintritt.

Der kolloide Teil der Zelle bildet in den meisten Hohlorganen die eigentliche Grundlage, was wir bei der Abtastung ihrer Wand unter den Fingern haben. Mit Bezug auf die kontraktile Natur der Gewebe kommt hier zunächst nur der Ruhezustand der Zellen in Betracht. Da die Fibrillen bei ihrer aktiven Bewegung Arbeit leisten, so bedürfen sie auch eines Betriebsstoffes, dessen Beschaffung und Abgabe im Sarkoplasma vor sich geht. Die Richtigkeit dieser Annahme geht aus Beobachtungen hervor, die im weiteren Verlaufe meiner Ausführungen vorgebracht werden. Vor allem ergibt sie sich schon daraus, daß bei jeder erhöhten Inanspruchnahme der Zelle ihre Innenspannung und tastbare Resistenz zunimmt, während bei herabgesetzter Funktion das Gewebe an Härte abnimmt und auch ganz weich werden kann.

Diese Wandlungen zeigen an, daß im Sarkoplasma physikalische Veränderungen vor sich gehen, die Beachtung verlangen. Sie lassen in physiologischen, wie namentlich in pathologischen Phasen wichtige Phänomene erkennen. Die Muskelzellen haben einen Ruhetonus, der unter gewissen Einflüssen eine Steigerung, unter anderen eine Abnahme erfährt. Diese Erscheinung kann ein vorübergehendes Ereignis sein, kann auch ein anhaltendes bleiben. Dementsprechend kann der Ruhetonus ein normaler oder ein pathologischer sein, was für die Beurteilung des Muskelzustandes im Einzelfalle von Belang ist.

Der Ruhetonus erfährt seine Wandlungen unter gewissen Einflüssen, die in den Organen je nach ihrem Aufbau und ihrer Aufgabe manche Besonderheiten aufweisen. Im allgemeinen sind es humorale bzw. hämatogene Agentien, zu welchen auch die Ernährungsbedingungen gehören, die sich geltend machen, und funktionelle Momente. Hier stehen im Vordergrund die Beziehungen der Fibrillen, der eigentlichen kontraktilen Bestandteile der Muskelzelle, zum Sarkoplasma. Der auslösende Vorgang kann an den Fibrillen direkt einsetzen oder geht von ihren Nerven aus. Es gibt aber noch neurogene Erregungen, die an das Sarkoplasma direkt herantreten, wie das im Rahmen des pathologischen Geschehens sich feststellen ließ.

Die neurogenen Anlässe werden den glatten Muskeln im Parasympathicus und dem Sympathicus zugeführt. Der Angriffspunkt dieser Nerven in der Muskelzelle ist in den verschiedenen Organen nicht der gleiche. Es läßt sich das im Experiment und auch bei therapeutischen Maßnahmen am Menschen bei der paravertebralen Injektion nachweisen.

Eine besondere Quelle von Reizen, die sich auf die Muskeln der Hohlorgane auswirken, sind die, die von der Innenwand der Organe ausgehen. Sie haben ihre spezielle Bedeutung im Kreislaufapparat.

Obwohl die Fibrillen es sind, die im physiologischen Bereich die Bewegung ausmachen, ist das nicht immer der Fall. Es gibt Bewegungsvorgänge, an welchen die Fibrillen nicht oder nur passiv beteiligt sind. Ehe ich diese Erscheinung weiter zergliedere, muß ich die Stellung und Aufgaben des Sarkoplasmas erörtern und aus der Vorgeschichte des Gegenstandes einiges vorbringen. Ausführliche Geschichte des Tonus ist in einer Studie von F. H. LEWY zu finden.

JOH. MÜLLER hat die Ansicht vertreten, daß der Muskel, worunter immer der willkürliche gemeint war, zwei Lebenserscheinungen aufweist: die Bewegung und eine zweite, vom Zentralnervensystem abhängige dauernde Erregung. BRONDGEEST hat, ebenfalls für den quergestreiften Muskel, am Frosch den Nachweis erbracht, daß der Muskel nach Durchtrennung seiner motorischen Nerven eine zweite Innervation erkennen läßt, die an einer gewissen Haltung zu ersehen ist. Auch beim glatten Muskel gibt es analoge Verhältnisse, nur sind sie erheblich verwickelter. Das Studium dieser Angelegenheit wird hier dadurch erschwert, daß in der Innervation der glatten Muskeln der Hohlorgane Momente sich zeigen, mit welchen nicht gerechnet wurde. Dahin gehören besondere Nerven für das Tonussubstrat, die eine Steigerung des Tonus und seine Hemmung und damit seine trophische Verfassung, Hypertrophie und Atrophie zu beeinflussen vermögen.

1882 haben MOSSO und PELLACANI eine grundlegende Beobachtung mitgeteilt. Sie fanden, daß die Harnblase, mag sie voll oder leer sein, einen Druck von Null aufweisen kann. v. GRÜTZNER hat (1903) daraus geschlossen, daß die kontraktile Muskelzelle neben der Kontraktion eine Fähigkeit besitzen müsse, die es ihr ermögliche, in jeder beliebigen Lage still zu stehen und die Spannung Null anzunehmen. NOYONS und v. UEXKÜLL haben (1911) diesen Vorgang Sperrung genannt und als Funktion des Tonus aufgefaßt. Sie haben den Weg als das Maß der Verkürzung, die Härte als das der Sperrung bezeichnet.

Die von MOSSO und PELLACANI beschriebene Erscheinung gehört nur zum Teil zum Tonusproblem. Das Sinken des Innendruckes in der Harnblase bei jeder Einstellung auf Null ist durch Stillstellung oder Ausschaltung der kinetischen Funktion in den Muskelzellen bedingt und nicht primär durch ihren Tonus. Der Druck in einem Hohlorgan, der nicht durch eine besondere Betriebskraft unterhalten wird, ist von dem Verhalten der Fibrillen abhängig. Bei einer genauen Betrachtung dieser Erscheinung ergibt sich, daß hier zwei Phänomene auseinanderzuhalten sind: die Stillstellung und die Erschlaffung der Fibrillen.

Die Stillstellung der Fibrillen durch Hemmung allein hat auf den Tonus der Wand des Hohlorganes keinen Einfluß, wie sich das an der Harnblase zeigt. Werden die Fibrillen durch Agentien gelähmt, die zunächst nur die Fibrillen angreifen, wie das in der „Papaverinreaktion" der Fall ist, so tritt bei normalem Bestand der Beziehung zwischen Fibrille und Tonussubstrat der Muskelzelle eine Erweiterung des Lumens ein. Dieser Effekt, von dem noch im speziellen Teil die Rede ist, fällt dann aus, wenn der Tonus bereits wesentlich erhöht und eine Dissoziation eingetreten ist, d. h. das Verhältnis der Fibrille zum Sarkoplasma ist nicht mehr das physiologische.

Härte im Ruhezustand des Organs ist derzeit die einzige Möglichkeit, uns über den erhöhten Tonus seiner Muskeln zu orientieren. Das gilt auch für die Hohlorgane, die zu einem beträchtlichen Teil für den tastenden Finger nicht erreichbar sind. Immerhin bieten sich, namentlich im Kreislauforgan, Abschnitte, die der Betastung zugänglich und zur Beobachtung zu verwerten sind. Allein nur die Untersuchung der Wand bei Ausschaltung des etwa bestehenden Innendruckes gibt uns die Grundlage zur Beurteilung der Innenspannung ihrer Muskelzellen.

Die jeweilige Spannung in der Muskelzelle hängt von zwei Faktoren ab: vom Zustand des Sarkoplasmas und von dem Verhalten der Fibrillen. Jede Quellung im Sarkoplasma steigert die Spannung in der Zelle, die sich dementsprechend härter erweist. Obwohl diese Erscheinung häufig Tonuszunahme bedeutet, wäre es verfehlt, jede Zunahme an Resistenz in der Wand eines im Ruhezustand befindlichen Hohlorgans ohne weiteres, wie das insbesondere in den Arterien der Fall ist, als Tonussteigerung aufzufassen (vgl. S. 49). Wenngleich ich die Tonuszunahme in der glatten Muskelzelle als Quellung bezeichne, so ist das nur eine Annahme, um diese Erscheinung zu erklären. Es gibt eine Art der Quellung, wie wir das vom Herzmuskel der Beriberikranken wissen (AALSMEER und WENCKEBACH), bei der nicht nur keine Tonuszunahme und keine erhöhte Arbeitsfähigkeit vorliegt, sondern eine sinnfällige Abnahme der Leistung sich entwickelt.

Erfährt der normale Tonus eine Steigerung, so wird das Organ hypertonisch. In der Phase, in der die Feststellung des Hypertonus leicht erkennbar ist, haben die Muskelzellen bereits eine erhebliche Zunahme an Innenspannung erfahren. Das ist für die richtige Beurteilung der Sachlage von Belang, denn es kann schon lange Hypertonus bestehen, ohne daß der Beobachter das herausfindet. Nicht minder sind die Schwierigkeiten beim Hypotonus. Da sind manchmal ganz geringe Unterschiede wichtig. In manchen Organen, wie namentlich im Verdauungstrakt, ist es üblich, die Hypotonie als Atonie zu bezeichnen. Das wirkt sich in der Therapie ungünstig aus. Grundsätzlich hat die Bezeichnung eines krankhaften Zustandes auch seinem Wesen zu entsprechen. In der Pathologie des Darmes gehen die Fehler so weit, daß eine Stillegung, selbst wenn sie mit einem Hypertonus zusammenhängt, als Atonie dargestellt wird.

Die wirkliche Atonie kann nur in einem Zustand gegeben sein, in welchem die Muskelzellen über kein funktionsfähiges Tonussubstrat

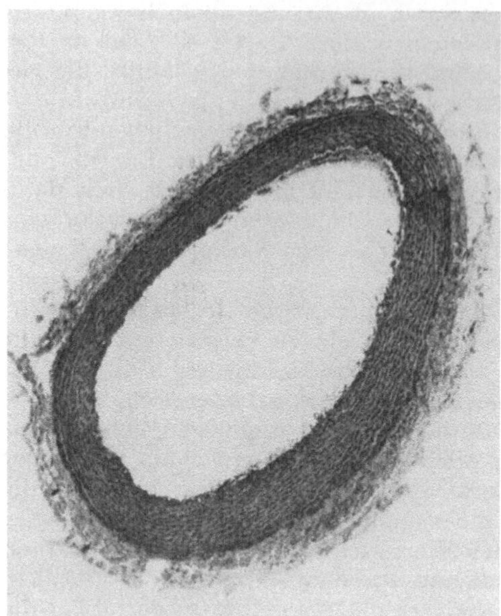

Abb. 1. Kaninchen-Carotis, normal.

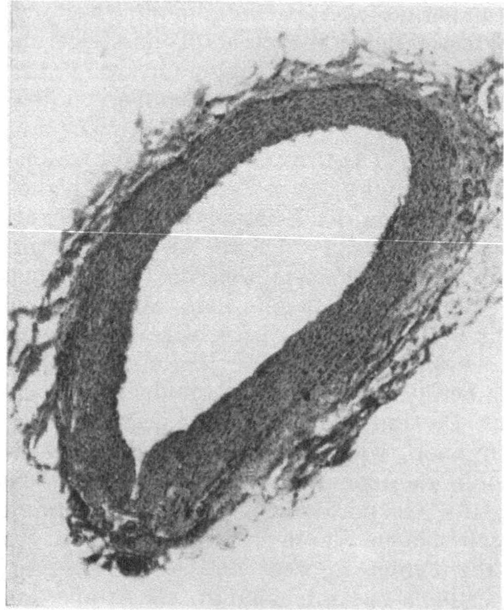

Abb. 2. Kaninchen-Carotis, nach Baryt-
Einwirkung.

verfügen. Dazu kommt es durch Aufhebung der Ernährung der Zelle, aber auch auf neurogenem Weg, wie beim Ileus paralyticus (vgl. G. A. Wagner, A. Mayer).

Die Ursachen der pathologischen Verfassung des Tonussubstrates können rein örtliche sein, also nur ein Organ betreffen, sie können ein ganzes System oder nur Teile desselben in Mitleidenschaft ziehen, wie das im Kreislaufapparat vorkommt. Es gibt auch Ursachen allgemeiner Natur, und unter ihnen auch solche, die auf Erbanlage zurückzuführen sind. Dieser Gesichtspunkt allein zeigt, wie umfangreich das Forschungsgebiet ist, das wir hier betreten. Mag es vorerst noch so unklar und schwierig erscheinen, es ist der Weg, der zur Lösung wichtiger Probleme der pathologischen Biologie führt und für die weitere Entwicklung der Pathologie und Therapie von Belang ist. Der Tonus ist das Lebensproblem der Gewebe.

Tonus hat auch das ausgeschnittene Gewebe, insofern es entsprechend untergebracht wird, behält es eine Zeitlang eine gewisse Ansprechbarkeit, die dem lebenden Gewebe zukommt, daher die Bezeichnung „überlebendes Gewebe". In pharmakologischen Untersuchungen hat sich seine Verwendung als wertvoll erwiesen, wenngleich seine Reaktionen nicht ohne weiteres denen im lebenden Organismus gleichzustellen sind. Was als Muskeltonus gewöhnlich angeführt wird, entspricht nach meiner Anschauung nicht dem Tonus, sondern Erscheinungen, die durch den Tonus bedingt sind. Haltung, Dehnbarkeit u. dgl. sind nicht mit Tonus identisch, sondern Folgen des Tonuszustandes, d. h. durch den Tonus möglich oder bedingt.

Man muß sich auch die Frage vorlegen, ob die erhöhte Resistenz, die eine funktionelle Erscheinung und der Ausdruck einer Tonuszunahme ist, in allen Fällen gleicher Natur ist. Für die Verhältnisse im Kreislaufapparat hat diese Angelegenheit ihre spezielle Bedeutung und wird an entsprechender Stelle auseinandergesetzt.

Von der sonstigen erhöhten Resistenz der Muskelzelle ist die Form zu trennen, in der durch akute Verkürzung der Fibrillen das Sarkoplasma komprimiert wird, wie das im *Krampf* der Fall ist. Der Innendruck in der Zelle kann da eine derartige Steigerung erfahren, daß der Kern der Zelle, wie man das im mikroskopischen Bild sieht, zusammengedrückt wird (s. Abb. 1 und 2). Die Resistenz, die unter dieser Bedingung tastbar wird, ist auch eine Folge der mit der Verkürzung der Fibrillen auftretenden Veränderung im Tonussubstrat, denn Verkürzung der Fibrillen allein macht, selbst wenn das Lumen des Organes dabei verstreicht, keine erhebliche Erhöhung der Resistenz und keine Kompression des Zellkernes. Die Tonussteigerung ist, wie auch da ersichtlich, ein von dem Verhalten der Fibrillen trennbar biologischer Vorgang. Die Fibrillen sind in ihrer Beweglichkeit vom Tonus nicht unabhängig. Die durch das Verhalten des Sarkoplasmas bedingte Innenspannung vermag einen Einfluß auf die Beweglichkeit der Fibrillen zu üben, die eine Regulierung bedeuten kann. Dieser Einfluß kann ein vorübergehender sein, aber auch zu einem anhaltenden oder bleibenden Zustand führen.

Die Herabsetzung des Tonus steigert die Beweglichkeit der Fibrillen in der Muskelzelle, wobei ihre Arbeitsleistung geringer wird. Zur Begründung dieser These kann ich auf Untersuchungen hinweisen, die ich bereits 1893 und 1895 mitgeteilt habe. Sie sind am Dünndarm ausgeführt und haben gezeigt, daß unter Ausschaltung der Innervation die Beweglichkeit des Darmes, nach Ablauf der durch den Eingriff gesetzten Reizphase, bedeutend zunimmt.. Bei der Betastung erweist sich das Organ hypotonisch, doch nicht tonuslos, zumal die intramuralen Ganglienapparate erhalten sind.

Nimmt die im Ruhezustand bestehende Spannung zu, so wird die Beweglichkeit der Fibrillen eingeschränkt. Es kann das soweit gehen, daß schließlich die Möglichkeit der Bewegung aufgehoben wird und ein fixierter Zustand sich einstellt. Hier haben wir es mit einer wirklichen Sperre zu tun, die auch eine bleibende werden kann. Das wichtigste Merkmal der erhöhten tonischen Sperre ist, daß das betroffene Gebiet auf gewisse physiologische Reize, wie der Öffnungsreflex, nicht mehr reagiert. Auch die pharmakodynamischen Effekte sind auf der Höhe dieser Zustände nicht mehr zu erreichen. Diese bleibende Sperre wird schließlich eine fixierte, die auch vom Zwischengewebe unterhalten wird. Das ist das Wesentliche des permanenten Kardiospasmus und des Pylorospasmus. Die Muskeln verhalten sich da sogar wie Tumoren und ist die Durchgängigkeit des Organes nur durch mechanische Behandlung wie Dehnung oder auf operativem Wege zu erreichen, wo nicht durch physikalische Methoden der Hypertonus noch beseitigt werden kann.

Die Veränderungen, die in der Muskelschicht der Arterien zu anhaltenden Zuständen führen, und speziell die, welche zur Starre führen, werden im speziellen Teil besprochen.

Dauernde Sperre tritt in den übrigen Hohlorganen dort auf, wo vorübergehende vorkommt. Es betrifft das die Abschnitte, an welchen größere Massen von Muskelzellen in einer gewissen Anordnung angehäuft sind, wie bei den Sphinkteren. Diese Art von Muskelgruppen sind auch als Tonusmuskeln bezeichnet worden. Man hat sie mit Muskeln verglichen, die sich bei Muscheln vorfinden und sie sperren. Diese Sperrmuskeln hat man als glatte Muskeln angesehen, doch ist von H. PLENK gezeigt worden, daß nicht alle längsgestreifte, sondern darunter auch quergestreifte, also willkürliche Muskeln sind. Meine Erklärung der Sperre weicht übrigens von der herrschenden Auffassung der sogenannten Sperrfunktion ab.

Sphinktermuskeln besitzen physiologischerweise die Fähigkeit, bei Aufhören der kinetischen Erregung bzw. Stillstehen der Fibrillen in einer gewissen Anordnung zu verharren, in der das Lumen des Sphinkters geschlossen ist. Arbeit wird da nicht geleistet, weil die Fibrillen sich im Ruhezustand befinden. Die Erklärung für dieses Verhalten der Schließmuskeln ist in der Anordnung ihrer Zellen sowie des Zwischengewebes und in der Einstellung ihres Tonussubstrates gelegen. Die Reaktionen der Sphinktermuskeln sind anders geartet wie die der Muskeln in den übrigen Teilen des Hohlorganes. Mittel, die direkt oder indirekt angewendet die Fibrillen lähmen, heben den Sphinkterschluß nicht auf, er wird aber sofort aufgehoben, wenn die gesamte zuführende Innervation unterbrochen wird. Hier tritt auch die Trennung zwischen Lähmung der kinetischen Funktion und Aufhebung der tonischen Innervation zutage.

Außerhalb des Bereiches der Schließmuskeln stellt sich bei Lähmung der Fibrillen eine Erschlaffung der Wand und daher Erweiterung ein. Es ist das dadurch bedingt, daß Lähmung der Fibrillen den Anspruch an Tonus aufhebt. Diese physiologische Beziehung hört, wie bereits erwähnt, auf, wenn das Tonussubstrat aus irgend einem Grund hypertonisch geworden ist.

Gesteigerte Resistenz des Muskelgewebes ist das Merkmal seines erhöhten Tonus, seiner Hypertonie und eingeschränkter Beweglichkeit. Hinsichtlich des Tastbefundes einer erhöhten Härte ist mit Rücksicht auf die Gefäße zu bedenken, daß nicht jede Härte ein Zeichen eines hohen Tonus ist.

Ein wichtiger Beleg für die Stellung des Sarkoplasmas in der Muskelzelle ergibt sich ferner daraus, daß Hypertrophie nur dann zustande kommen kann, wenn die beteiligten Muskelzellen einer Tonussteigerung fähig sind. Hypertrophie geht über Hypertonie, wie Hypotonie zur Atrophie führt. Wirklich hypotonische Menschen bekommen keine Hypertrophie unter Bedingungen, unter welchen normotonische sie bekommen. Mit alldem stimmt überein, daß die Hypertrophie nicht, wie man früher geglaubt hat, auf einer Vermehrung der Muskelzellen, sondern wie das Fr. Tangl am Herzen nachgewiesen hat, auf einer Vergrößerung der einzelnen Zellen beruht. Die echte Hypertrophie ist die Folge einer erhöhten Inanspruchnahme der Energiequelle der einzelnen Muskelzelle. Gewöhnlich erfolgt sie durch eine regulierende erhöhte Inanspruchnahme, doch gibt es Hypertrophien, deren Zustandekommen auf direkte Einflüsse auf das Tonussubstrat zurückzuführen sind.

Die Ansammlung des Betriebsstoffes entzieht sich noch unserer physikalischen Kontrolle (A. Fröhlich und H. H. Meyer), während die Bewegung an verschiedenen Organen elektrographisch zu verfolgen ist (A. Tschermak).

Kontrahieren sich die Fibrillen in den Muskelzellen aktiv, so nehmen sie die Energiequelle entsprechend in Anspruch. Auf diesem Wege kann eine Erhöhung der tastbaren Resistenz sich einstellen.

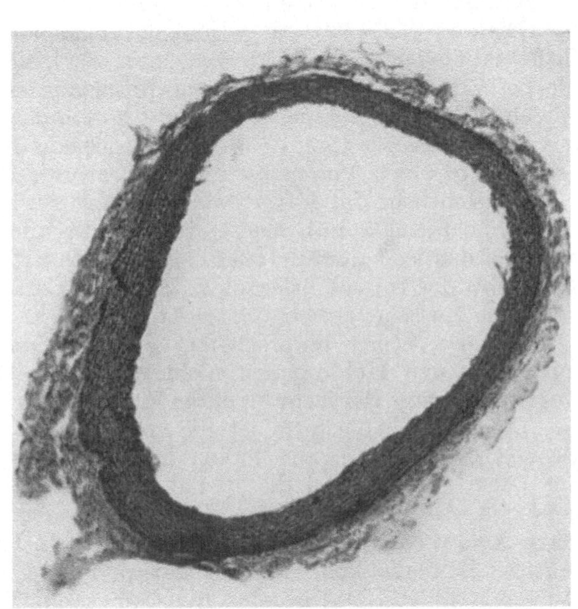

Abb. 3. Kaninchen-Carotis unter Papaverin-Wirkung.

Die Verengerung an und für sich ist aber nicht die Ursache der Erscheinung. v. Grützner hat darauf aufmerksam gemacht, daß bei der Verengerung der Hohlorgane die Verkürzung der einzelnen Muskelzellen den Grad der Verengerung nicht herbeiführen kann, den wir häufig da entstehen sehen. Die hochgradige Verengerung kommt erst dadurch zustande, daß eine Umschichtung der Muskelzellen stattfindet, wobei sie sich übereinander verschieben. Die Zahl der Zellschichten wird dadurch erhöht, der Durchmesser der Wand der Hohlorgane verbreitert (s. Abb. 1 und 3).

Nur bei der aktiven Kontraktion wird Arbeit geleistet und ist das Tonussubstrat aktiv beteiligt. Bei einer passiven Kontraktion ist das nicht der Fall, wie auch das Elektrogramm lehrt. Die passive Verengerung ist die Verkleinerung des Lumens eines Hohlorganes, wenn die Wand ohne kinetischen Reiz seinem schwindenden Inhalt folgt, wie z. B. die Arterienwand bei einer Blutung, die Harnblase bei ihrer Entleerung durch einen Katheter. Die Wand des Organes tritt gewissermaßen automatisch in einen Zustand der Ruhe, der aber nach P. Schultz nicht von seinen Muskelzellen, sondern vom Zwischengewebe angestrebt wird. Betasten wir unter diesen Umständen ein solches Hohlorgan, so können wir feststellen, daß in der Wand trotz der von v. Grützner geschilderten Umschichtung der Zellen eine Erhöhung der Resistenz nicht statt hat. Ganz anders ist die Sachlage beim Krampf, bei dem gleichzeitig eine Verkürzung der einzelnen Zellen und Tonuszunahme eingetreten ist.

Die von v. Grützner gefundene kulissenartige Überschichtung der Zellen läßt auch eine andere Beziehung der Zellen zueinander erkennen, die bei aktiver und auch passiver Bewegung sich vollzieht. Es betrifft das einen Zusammenhang der Zellen untereinander, der unabhängig von der aktiven Verkürzung der Fibrillen sich auswirkt, wie das bei der erwähnten passiven Verengerung in Erscheinung tritt.

Hinsichtlich der hypertonischen Dauerstellung der glatten Muskeln sei hier nochmals kurz bemerkt, daß hier die Einstellung der Muskelzellen auch auf das Verhalten des Zwischengewebes mit der Zeit Einfluß nimmt, so daß an der Immobilisierung z. B. der hypertonischen Schließmuskeln auch das Zwischengewebe einen Anteil hat.

Mit den bisher besprochenen Formen sind die Bewegungserscheinungen in den Hohlorganen nicht erschöpft. Es gibt noch einen Bewegungsvorgang, der insoweit er die Fibrillen betrifft, ebenfalls ein passiver ist. Diese Bewegungsform ist die tonische Bewegung. Zu meiner Auffassung dieser Bewegung haben mich experimentelle Untersuchungen am Darm geführt. Bei diesen habe ich nämlich, wie bereits erwähnt, gefunden, daß der Darm nach Ausschaltung des Sympathicus erschlafft. Nach Ablauf der, durch den Eingriff gesetzten Reizphase stellt sich eine erhöhte Beweglichkeit ein und hat periphere Vagusreizung einen gesteigerten Erfolg. Das ist eine hyperkinetische Reaktion, die durch den hypotonischen Zustand der glatten Muskeln begünstigt ist. Reizt man nach Durchschneidung der Vagi die peripheren Nn. splanchnici, so tritt Hemmung der spontanen Bewegungen (Pendelbewegungen) ein, gleichzeitig eine besondere Bewegungserscheinung. Sie erstreckt sich auf den Dünndarm gleichmäßig, und zwar systolisch oder diastolisch. Diese Bewegung habe ich daher als „tonische" bezeichnet. Sie bedeutet trotz der erhöhten Resistenz der Wand auch in der systolischen Kontraktion nicht Krampf. Die tonische Bewegung in den Gefäßen wird noch im speziellen Teil erörtert.

Bezüglich der einschlägigen Literatur und der speziellen Versuchsbedingungen sei hier auf meine Arbeiten verwiesen. In diesen habe ich u. a. die Hemmung von der tonischen Bewegung abzuleiten versucht. Meine weiteren Studien haben mich gelehrt, daß es eine von diesem Bewegungsphänomen unabhängige Hemmung gibt, und zwar eine Hemmung der Bewegung und eine der tonischen Innervation. Der richtige Beweis für die einfache Hemmung ist die Sistierung der Darmbewegung im Moment der Eröffnung der Bauchhöhle, eine Frage, mit der ich mich (1891) experimentell beschäftigt hatte, nachdem sie mir am Operationstisch aufgefallen war. Die ganze Angelegenheit ist für meine Auseinandersetzung über die Tonuskrankheiten der Gefäße von Belang, weil meine Darmversuche lehren, daß akute Tonussteigerung in den Muskeln der Hohlorgane selbst bei Hemmung der Bewegung eine Kontraktion — also eine Verengerung auslösen kann. Es kommt das auch im Bereich der Arterien vor und ist hier für die Krampffrage in diesen von besonderer Bedeutung.

Der *Krampf* ist ein hoher Erregungszustand der Muskelzellen, der beide ihrer Funktionen betrifft. Er geht aus einem Reiz hervor, der über die Fibrille das Tonussubstrat in erhöhtem Maße in Anspruch nimmt. Wir haben es mit einer Verkürzung hypertonischer Muskelzellen zu tun. Dabei kann die eine oder die andere der erregten Funktionen auf die Gestaltung des Krampfes Einfluß nehmen. So kommt es, daß wir zwei Hauptformen des Krampfes begegnen. Die eine ist eine hyperkinetische Form, bei der Bewegung vorherrscht, wie z. B. in den wogenden Krämpfen im Verdauungskanal. Sie sind da meistens absteigend (katastaltisch) gerichtet, können aber auch aufsteigend (anastaltisch) werden. Die anderen sind die tonischen Krämpfe, denen wir namentlich dort begegnen, wo reichlich Muskelmassen liegen, wie u. a. in den Sphinktern, dem unteren Abschnitt des Colon descendens und Rectum, in den Urogenitalorganen und auch im Gefäßsystem.

Krampf gibt es auch im Bereich physiologischer Vorgänge. Sobald aber Krampfempfindung sich einstellt, ist die Grenze des Physiologischen überschritten. B. O. PRIBRAM hält den Krampf dann für pathologisch, wenn die Bewegungen unkoordinierte sind und die Weiterbeförderung des Organinhaltes behindern.

Die vollständige Verengerung eines Hohlorganes bedeutet an und für sich noch nicht Krampf. Mit Rücksicht auf die Deutung gewisser Durchleuchtungsbilder am Verdauungstrakt muß das hervorgehoben werden. Zum Krampf gehört eine, durch eine hochgradige Verkürzung der Fibrillen ausgelöste hohe Resistenz der betroffenen Organabschnitte. Das ist allerdings eine Bedingung, von deren Vorhandensein wir uns am Organ im richtigen Zeitpunkt nicht immer überzeugen können. In den meisten Hohlorganen ist der Krampf von Empfindungen begleitet. Sie sind nicht immer mit Schmerz identisch. Steigern sie sich zum Schmerz, dann ist es noch strittig, ob er in der Wand der Hohlorgane entstanden ist, z. B. Kompressionsschmerz, der durch den Bewegungsvorgang ausgelöst wird.

Bekanntlich kann es im Zusammenhang mit Kontraktionsvorgängen zur Überdehnung und Überstreckung der Hohlorgane und durch heftige Bewegung zur Zerrung schmerzempfindlicher Nerven wie die am Darm in den Mesenterien kommen. Namentlich im Bereich der Bauchorgane werden Schmerzsensationen als Krampf angesprochen, die mit Bewegungsvorgängen gar nichts zu tun haben. Wir müssen zwischen den Zeichen des Krampfes und den Erscheinungen, die er sekundär auslöst, unterscheiden. Der Kranke ist das oft nicht imstande und kann durch seine Deutung und Lokalisation den Beobachter irreführen. In dieser Richtung ist im Rahmen der Gefäßkrämpfe viel zu sagen.

Eine Sonderstellung im Krampf nimmt die *Kolik* ein. Sie ist etwas Besonderes und wurde als ein heftiger Schmerz oder als bewegter Krampf im Bauch definiert. Die Kolik ist nach meiner Begriffsbestimmung ein anfallsweise auftretender hyperkinetischer Krampf eines Hohlorgans, das sich seines Inhaltes entledigen will. Zur Kolik kommt es, wenn sich der Fortbewegung des Inhaltes ein funktionelles oder ein organisches Hindernis entgegenstellt. Bei Fortbestand eines solchen Hindernisses kann es durch die hyperkinetische Erregung zu einer dauernden Hypertonie und Hypertrophie in dem oberhalb des Hindernisses gelegenen Organabschnitt kommen. Das ist eine sekundäre Hypertonie. Durch sie kann ein Ausgleich in dem Sinne stattfinden, daß durch die Kraft der hypertonisch gewordenen Muskeln das Hindernis genommen wird und die Beschwerden nachlassen oder auch aufhören. Beispiele dieser Art finden wir beim Kardiospasmus, Pylorospasmus bei verschiedenen Stenosen. Kommt die Anpassung nicht zustande, dann ergibt sich proximal eine Überdehnung und eine Hypotonie, unter Umständen sogar eine Atonie und Atrophie.

Kolikartige Vorgänge sind auch in den Arterien angenommen worden. NOTHNAGEL hat von Gefäßkolik gesprochen, wovon noch an anderer Stelle die Rede ist.

Der Schmerz in der Kolik ist, obwohl er allgemein als wesentlich angenommen wird, nur ein sekundäres Moment. Er kann auch an entfernten Stellen entstehen und die Kolik unter Symptomen verlaufen, die nicht im betroffenen Organ lokalisiert werden. Hier ist auch zu erörtern, ob der Schmerz nicht auch durch Überdehnung der Organe ausgelöst werden kann. NOTHNAGEL war der Ansicht, daß das nicht der Fall sei. Er verwies auf den Meteorismus, bei dem zwar ein unangenehmes, auch schmerzhaftes Spannungsgefühl entstehen kann, aber niemals ein Kolikschmerz mit seinem charakteristischen Gepräge. Allein in Zusammenhang mit einer Kolik können Schmerzen entstehen, die durch Überdehnung bedingt sind, wie das in der Gallenblase zu beobachten ist. Der Kranke vermag sie von dem Kolikschmerz nicht zu unterscheiden. Die Begleiterscheinungen einer Kolik sind nicht immer dieselben und hängt auch viel von der Art und Heftigkeit des Anfalles ab.

Kolik und Kolikschmerz sind zwei Erscheinungen, die sich nicht decken. Der Schmerz und der treibende Krampf stehen in keinem obligatorischen Verhältnis zueinander. Es kann jemand, der keine Schmerzempfindung hat, aus irgendeinem Grunde eine Kolik haben. So kann eine Nierenkolik, wie ich mich mehrfach überzeugt habe, auch ohne Schmerz verlaufen. Es kann die Durchtreibungsphase bis zum Abgang des Konkrementes ohne Schmerz vor sich gehen. Dabei können die bekannten reflektorischen Zeichen, wie Erbrechen, Bauchspannung, Stuhlhemmung, sehr ausgesprochen sein.

Besonders zu stellen ist die *Bleikolik*, die eine Kombination von

Gefäßkrampf und Darmkrampf ist. Die Bezeichnung „Kolik" ist hier schon deshalb nicht zutreffend, weil wir es da nicht mit einem hyperkinetischen, sondern einem tonischen Krampf zu tun haben.

Eine Erscheinung von besonderer Bedeutung, die in den Rahmen der Tonuskrankheiten gehört, ist die *Krampf-* oder *Anfallsbereitschaft.* Unter speziellen Bedingungen, die je nach dem Organ verschieden sind, entwickelt sich eine ausgesprochene Bereitschaft zu Anfällen, die sich in Krampf ausdrücken. Diese Art von Attacken sind wenigstens die bekannteren, während es auch, und nicht einmal selten, gegenteilige akute Zustände gibt. Nur sind sie weniger bekannt, weil man ihnen nicht die nötige Aufmerksamkeit zugewendet hat.

Die Anfallsbereitschaft erstreckt sich gewöhnlich auf ein bestimmtes Gebiet, wie z. B. auf die Bronchien, kann sich auf Teile eines Organs erstrecken, wie z. B. die Koronararterien. Worauf es hier ankommt ist, daß die Anfallsbereitschaft in den verschiedenen Organen pathogenetisch nicht gleichartig zustandekommt. In einem großen Teile der Fälle ist diese Bereitschaft nur im Erfolgsorgan gelegen. Ihre Deutung als Neurose, worunter man eine besondere Ansprechbarkeit der entsprechenden Nerven versteht, bedarf einer Richtigstellung. Es ist das Wesentliche nicht in der Reizbarkeit der Nerven oder deren Zentren gelegen, sondern in den pripheren Bedingungen in dem Zustand des Organs. In instruktiver Weise lassen sich diese Verhältnisse bei dem Asthma nervosum oder bronchiale zeigen, wo das auslösende Moment zwar häufig, was aber durchaus nicht immer zutrifft, in einem allergischen Zustand des Organs angenommen wird (vgl. UFFENHEIMER).

Ähnliche Anfallsbereitschaft gibt es auch in den Gefäßen, z. B. bei der Angina pectoris. Als Grundlage der Krampfbereitschaft verlangen schon wegen der Intensität der Krämpfe die Reize besondere Beachtung, die von der Innenfläche der Organe ausgehen. Als Beispiel sei hier auf den Tenesmus bei Mastdarmentzündung verwiesen oder den Krampf der Arterien infolge des Eintretens eines Embolus. Allein die Quellen der Anfälle können auch außerhalb des Organs gelegen sein, d. h. von den Nervenzentren aber auch reflektorisch zu den Organen gelangen.

Wie schon vorhin bemerkt, besteht der Anfall nicht immer in Krampf, er kann auch in Erweiterung, auch in Erschlaffung bestehen. In jeder solchen Bereitschaft sind die Komponenten in den Nerven wie in den Muskeln zu sondieren. Mit Bezug auf die Muskeln sind Organe, in welchen Muskeln in ungleicher Richtung verlaufen, in ihrer Funktionsstörung getrennt zu beachten, wie z. B. im Darm, wo es Ring- und Längsmuskeln gibt, deren Aktion ungleich, sogar eine entgegengesetzte sein kann. Krampf der Längsmuskeln allein macht Erweiterung, Krampf der Ringmuskeln Verengerung (S. EXNER).

Schließlich ist auch noch einiges von der Hemmung und von der Lähmung zu sagen.

Der Begriff *Hemmung* rührt von H. E. WEBER her, der im Vagus den Hemmungsnerv des Herzens entdeckt hat. PFLÜGER hat dann im Splanchnicus den Hemmungsnerv des Darmes gefunden. Es ist biologisch bemerkenswert, daß der Vasokonstriktor der Koronararterien der Hemmungsnerv des Herzens ist und der Vasokonstriktor der Darmarterien der Hemmungsnerv des Darmes.

Worin der Mechanismus der Hemmung liegt, ist meines Wissens bisher nicht klar. In meinen Untersuchungen bin ich zu der Auffassung gelangt, daß jede Funktion auch ihre Hemmung hat. Für die Erklärung klinischer Komplexe und pharmakodynamischer Effekte erscheint mir das nötig. Es bietet uns die Möglichkeit, gewisse Erscheinungen zu erklären, wie die Reizungsatonie des Ileus paralyticus, den Mechanismus der Vasodilatation und den der Nitritwirkung. Doch liegt nicht jeder Gefäßerweiterung eine Tonushemmung zugrunde.

Die Wirkung der Nitrite und Nitrate ist nach dem gegenwärtigen Stand unserer Kenntnisse als Tonushemmung erklärbar. In dem Effekt dieser Erscheinung ist mit dem Umstand zu rechnen, ob das betreffende Hohlorgan, das unter dieser Wirkung seinen Tonus verliert, einen inneren Druck hat oder nicht. Einige Besonderheiten lassen sich da an den Gefäßen beobachten. Die Tonusabnahme allein bringt die Wand des Hohlorgans nicht zur Erweiterung und die Fibrillen nicht zur Erschlaffung. Ob die Fibrillen der glatten Muskelzellen durch die Nitrite auch direkt entspannt werden, muß ich dahingestellt lassen.

Aus dem Gesagten ergeben sich Einzelheiten, die uns mahnen, auch die Lähmung der Muskelzelle in zwei Komponenten zu zerlegen, in die Lähmung der Fibrillen der kinetischen Funktion und die der tonischen, wie das schon aus der Erörterung der Sphinkterfunktion hervorgegangen ist.

Es ist klar, daß die Lähmung der Fibrillen nicht mit Tonuslähmung gleichbedeutend ist und daß die Lähmung der Fibrillen bei einer hypertonisch eingestellten Muskulatur im Bereich der Hohlorgane eine Aufhebung der normalen kinetischen Reflexe bedeutet, ohne Reaktion des Tonussubstrates.

Die an den verschiedenen Hohlorganen ausgeführten Studien bringen die folgenden Grundzüge für die Betrachtung der mit Störungen des Tonus zusammenhängenden Erscheinungen:

Das Substrat des Muskeltonus ist im Sarkoplasma der Muskelzelle gelegen. Die Erregung dieses Teiles der Muskelzelle kann durch Erregung der Fibrillen erfolgen oder unabhängig von diesen direkt vom Nervenapparat (tonische Innervation).

Die Erregung des Tonussubstrates bzw. seine Zunahme engt die Fibrillen in ihrer Beweglichkeit ein, so, daß diese kontraktilen Elemente auch unbeweglich werden können. Ist dieser Zustand ein bleibender, dann ist es eine hypertonische Einstellung, die in eine Starre übergehen kann. In diesem Zustand hat das Zwischengewebe mit der Zeit einen Anteil an der Fixation der Muskelzellen.

Die Verminderung der Leistungsfähigkeit des Tonussubstrates steigert die Beweglichkeit der kontraktilen Elemente: Hypotonie, Hypodynamie. Der Tonus ist aufgehoben: Atonie, absolute Adynamie. Mit Bezug auf die Bedingungen ergeben sich Tonusveränderungen beim

Krampf durch maximale kinetisch-tonische Erregung und Verkürzung. Von dieser zu trennen ist die tonische Bewegung, das ist eine Verengerung, die unter rascher Tonuszunahme entsteht.

Das Sarkoplasma hat Einfluß auf die Beweglichkeit der Fibrillen und vermag daher die Bewegung zu regulieren.

Außer den aktiven gibt es nichtaktive Bewegungen in den Hohlorganen, die ohne Verbrauch an Betriebsstoff ablaufen.

Anhang.

Über Tonusstörungen der willkürlichen Muskeln.

Analoge Störungen wie in den unwillkürlichen Muskeln gibt es auch in den willkürlichen. Auch da begegnen wir Vorgängen, welche die Trennung zwischen kinetischer und tonischer Funktion erkennen lassen, und Krankheiten, die durch hypertonische, und solche, die durch hypotonische Zustände gekennzeichnet sind. Sie können akute, vorübergehende oder auch anhaltende, auch von der Bewegung unabhängige sein und zu Hypertrophie oder Atrophie führen.

Manches wird in den Krankheiten der willkürlichen Muskeln unserem Verständnis nähergebracht, sobald wir die Ereignisse im Sarkoplasma auf Grund der Unterscheidung der beiden Funktionen, wie ich sie 1919 vorgebracht habe, betrachten (vgl. LENAZ). Unter den krankhaften Erscheinungen hypertonischer Art sind u. a. zu erwähnen die THOMSENsche Krankheit, ferner gewisse eigenartige Muskelhypertrophien.

Auch Reflexe, also akute Phänomene, gibt es in den quergestreiften Muskeln, die vielfach als Krampf qualifiziert werden, aber tonische Reflexe sind. Zu ihnen gehört das Verhalten der Bauchmuskeln in der Nierenkolik und die sie begleitende eigenartige charakteristische Gestaltung des Bauches in diesen Anfällen. Sie zeigen da, wo sie im Zusammenhang mit schmerzhaften Vorgängen sich einstellen, Beziehungen zu den hyperalgetischen Reflexen (MACKENZIE).Ihrem Wesen nach sind sie nicht viszeromotorische Reflexe, sondern viszerotonische, die mit anscheinend kinetischen Zeichen einhergehen. Die Bewegungsphänomene, die sich zeigen, gehören in das Gebiet der tonischen Bewegung, wie sie sich an den unwillkürlichen Muskeln der Hohlorgane feststellen lassen. Zu diesen Erscheinungen gehören die als viszeromotorischer Reflex der Interkostalmuskeln gedeuteten Begleiterscheinungen der Angina pectoris, auch die allgemein bekannten, als „défense musculaire" bezeichneten Phänomene an den Bauchmuskeln. Auch an anderen Körperstellen sind solche Reflexe zu finden. KNOTZ hat solche tonische Reflexe als Ausdruck einer Halbseitenabwehr dargestellt und teleologisch aufgefaßt. Manche Formen des Lumbago und durch Senkfuß bedingte pathologische Verhalten gewisser Muskelgruppen, wie bei der Scoliosis ischiadica, ferner bei der Meralgia paraesthetica des Musculus vastus externus beruhen auf hypertonischer Einstellung und nicht auf Krampf. Ausdruck pathologischer Zustände des Sarkoplasmas sind verschiedene hereditäre und erworbene Formen des Tremor.

Unter den hypotonischen Zuständen lassen sich unschwer allgemeine und örtliche unterscheiden. Sie sind neurogenen oder hämatogenen Ursprungs. Unter den neurogenen sind solche, in welchen die Degeneration des peripheren Neurons die unmittelbare Ursache der pathologischen Vorgänge im Sarkoplasma ist. In anderen fehlt diese Veränderung in den Nerven und sind es andersgeartete Beziehungen, die zur Dystrophie führen. In dieser Beziehung bemerkenswert sind die im Zusammenhang mit Gelenks- und Knochenerkrankungen auftretenden Atrophien, die als Inaktivitätsatrophien gedeuten werden.

In der Reihe der hämatogenen Hypotonien finden wir allgemeine Adynamien in febril-toxischen Infektionskrankheiten, ferner bei der ADDISONschen Krankheit, von der noch im speziellen Teil die Rede ist, da sie sich auf die willkürlichen und die unwillkürlichen Muskeln erstreckt.

Ein großer Teil der hierher gehörigen Fragen und auch die vorherrschende Auffassung ist in der Studie von F. H. LEWY dargestellt.

Die chemisch-physikalischen Vorgänge in den quergestreiften Muskeln sind schon lange Gegenstand eingehender Untersuchungen. Die Lösung der Fragen ist schwierig, weil die Vorgänge, die zu den sinnfälligen Erscheinungen führen, verschiedener Art sind.

Allgemeine Therapie der Tonuskrankheiten der Hohlorgane.

Die Zergliederung der Tonuskrankheiten hat ergeben, daß sie verschiedener Genese sein können. Die Vorgänge, die in den Muskelzellen auftreten, können durch Momente herbeigeführt werden, die in der Zelle direkt zur Geltung gelangen, oder von solchen, die auf dem Wege der Nerven ausgelöst werden. Es gibt unter ihnen Schädlichkeiten, die über die Fibrillen auf das Tonussubstrat wirken, und solche, die das Tonussubstrat direkt angreifen. Der Behandlungsplan hat sich demzufolge in den einzelnen Fällen nach der Erforschung der Grundlagen der Krankheit einzurichten. Dabei sind neben den gegebenen Zuständen in der Muskelzelle ihre Innervationsschäden in Betracht zu ziehen und zu bedenken, daß sowohl der Parasympathicus wie auch der Sympathicus mit ihren Zentralapparaten auf den Tonus Einfluß haben.

Gegenstand der Behandlung bilden akute und beständige Zustände, die mit akuter oder anhaltender Hypertonie oder Hypotonie bis zur Atonie einhergehen. Die Behandlungsmethoden müssen entsprechend eingestellt werden, weil das Vorgehen gegen einen akuten Zustand, also einen Anfall anders einzurichten ist wie gegen Dauerzustände. Es ist auch zu erwägen, ob durch eine örtliche Einflußnahme auf ein Organ oder durch allgemeine Maßnahmen der Erfolg anzustreben ist.

Da die Tonuskrankheiten ursprünglich funktioneller Natur sind, so ist ihren neurogenen Quellen nachzugehen und ihr, eventuell hormonal oder durch Stoffwechselveränderungen bedingtes Entstehen zu prüfen. In vielen Fällen kann eine sorgfältige individuelle Analyse einen Erfolg bringen.

Bei regionären Störungen in den Hohlorganen ist dort, wo Krampf in Erscheinung tritt, namentlich die Innenfläche des Organs zu prüfen, da sie häufig der Ausgangspunkt der Zustände ist, wie beim Tenesmus oder an der Kardia, wo Ulcera den ersten Anlaß zur Entwicklung von hypertonischen Zuständen geben.

Die dauernden hypertonischen Einstellungen der glatten Muskeln der Hohlorgane führen zu Veränderungen in dem Zwischengewebe, die der nicht mechanischen Therapie absoluten Widerstand leisten. Erfolge sind doch nur dort zu erwarten, wo eine solche Fixation noch nicht eingetreten ist.

Bei Verdacht auf psychischer Genese ist der psychotherapeutische Weg einzuschlagen. Namentlich ist das dann der Fall, wenn Krampfbereitschaft oder überhaupt Anfallsbereitschaft besteht. Sie beruht oft auf einer besonderen Verfassung des Organs, doch kann in Kombination mit der richtigen psychischen Einwirkung der Erfolg der Behandlung gefördert werden. Nach der Psychotherapie stehen die diätetischen und physikalischen Methoden im Vordergrund. Die richtige Ernährung vermag oft die krankhafte Reizbarkeit herabzusetzen und Besserung oder selbst Heilung zu begünstigen.

Unter den physikalischen Methoden ist die Anwendung der Wärme in ihren alten und neuen Methoden wertvoll, zumal sie den Tonus herabzusetzen vermag, wie wir das schon lange vom Verdauungsapparat und auch von den Arterien Fieberkranker wissen. Für die Behandlung von Krampfzuständen ist sie oft ausreichend, da es genügt, einen Komponenten des Krampfes auszuschalten, oder zu schwächen, um den Krampf und den begleitenden Schmerz aufzuheben. Viel Neues hat in dieser Beziehung die Diathermie gebracht, wie auch die Wärmestrahlen bietenden Apparate.

Unter den physikalischen Methoden sind die hydro- bzw. balneotherapeutischen geeignet, mitzuhelfen, wie das in Thermal-, Gas- und Schlammbädern der Fall ist. Doch ist nicht zu übersehen, daß dabei der Wechsel der Umgebung, die Ausschaltung aus dem Kreis der gewohnten Erregungen, die geänderte Stimmung, der Einfluß auf die Psyche wesentlich mitwirkende Faktoren sein können.

Der Praktiker erwartet zu viel von der Anwendung von Arzneimitteln. Der Markt ist, insbesondere gilt das für die Tonuskrankheiten des Kreislaufapparates, mit· neuen und vielverheißenden Mitteln überflutet. Allein die Tonuskrankheiten haben ihre eigene pathologische Pharmakologie.

Im allgemeinen sei hinsichtlich der Richtlinien hier kurz das folgende ausgeführt. Ausführlicher sind diese Fragen im speziellen Teil erörtert. Für die Herabsetzung des hohen Tonus stehen zwei Wege offen: im akuten Vorgang, also im Krampf die Lähmung oder Schwächung der Fibrillen der Muskelzelle (Papaverinreaktion) oder die Tonushemmung (Nitritwirkung). In vorgeschrittenen Phasen wird erst die ersterwähnte Reaktion unwirksam, dann erst die zweite. Es gibt also eine Grenze, an der die Wirkung der beiden Gruppen auch in ihrer Kombination sich nicht mehr einstellt. Das ist in fixierten Zuständen der Fall.

Ein weiterer Weg ist die Lähmung der zuführenden Nerven, wie die des Parasympathicus durch Atropin beim Magen oder Darmkrampf doch ist er nicht zuverlässig. Beim fixierten Tonus versagt er. Das gleiche gilt für die Reizung von Hemmungsnerven z. B. im Verdauungskanal. Auch dieses Unternehmen ist bei den genannten fixierten Zuständen wirkungslos. So daß in diesem Zeitpunkt an gewissen Stellen mitunter noch Diathermie sonst nur passive Dehnung oder ein chirurgischer Eingriff helfen kann.

In den hypotonischen Zuständen hat das medikamentöse Eingreifen nur in transitorischen Zuständen Erfolg. Da die Hypotonie meist in einem Nachlassen der energetisch-kinetischen Leistung besteht, so sind die Mittel heranzuziehen, die auf dem Weg der Erregung der kontraktilen Elemente die mögliche Leistung in der Energiequelle, im Tonussubstrat anregt. Im Verdauungstrakt kommen dafür die den Parasympathicus erregenden Körper, wie das Physostigmin, das Cholin u. a. in Betracht. Für die vom Sympathicus innervierten Gebiete, wie für die Arterien, sind die Sympathicotropen hier heranzuziehen. Mit Bezug auf den Angriffspunkt der Mittel ist es ganz gleich, ob sie zentral oder peripher oder an beiden Stellen angreifen, da es immer nur auf die Ansprechbarkeit des Tonussubstrates ankommt. Nur sind bei der Anwendung im Einzelfalle die eventuellen Gefahren dieser Medikation zu bedenken wie z. B. beim Adrenalin.

Wegen seiner häufigen Anwendung in Krankheiten gewisser Hohlorgane erscheint es mir am Platze, aus den Ergebnissen meiner Studien der *Opiumalkaloide* hier einiges vorzubringen. Das Opium enthält zwei Gruppen von Alkaloiden, deren Wirkungsart zu unterscheiden, praktisch von Belang ist. Die beiden Gruppen sind: die Morphiumgruppe (Phenantren) und die Papaveringruppe (Isochinolin). Das Morphium und die ihm verwandten Körper wirken, soweit sie hier in Betracht kommen, also abgesehen von dem narkotischen Effekt auf die glatten Muskeln und besonders auf die der Sphinkteren. Sie steigern akut deren Tonus und sperren auf diesem Wege die Organe. Darin besteht der erste Haupteffekt im Darm an den Schließmuskeln. Man kann sich beim Tier und auch beim Menschen graphisch mittels Ballonschreibung, übrigens im Mastdarm durch digitale Untersuchung davon überzeugen.

Den gleichen Effekt zeigt u. a. der Pylorus (v. d. Velden) unter Morphin, ferner der Sphinkter der Harnblase, der seinen Anteil an glatten Muskelzellen betrifft. Auch die Wirkung auf den Sphinkter iridis ist wahrscheinlich gleicher Genese und daher die enge Pupille bei größeren Morphingaben. Der Angriffspunkt der zweiten Komponente des Opiums, der Isochinolinalkaloide, sind die kontraktilen Elemente in der Muskelzelle, die Fibrillen, die sie vorübergehend lähmen (Papaverinreaktion). Insofern sie den Tonus herabsetzen, geht das über die Fibrillen und ist ein sekundärer Effekt. Morphin und seine Derivate und Papaverin und die gleichartig wirkenden Verbindungen sind funktionell Antagonisten. Für die von mir entwickelte Tonuslehre war es wesentlich, daß das Opium mit seinem Gehalt an Isochinolinalkaloiden fast die gleiche Wirkung hat, wie Morphin. Allein die Lähmung der Fibrillen vermag den durch das Morphin im Opium erhöhten Tonus der Sphinktermuskeln nicht aufzuheben. Diese pharmakodynamische Erscheinung bestätigt, daß hier zwei verschiedene Funktionen zu trennen sind. Es ist das übrigens ein Beispiel, das mich auf die notwendige Beachtung der Unterschiede zwischen normaler und pathologischer Reaktion aufmerksam gemacht hat.

Für manche Organe ist die Blockierung ihrer sympathischen Nerven durch die paravertebrale Injektion ein erfolgreicher Weg, um eine Entspannung zu erzielen. Diese Injektion hat auch einen Wert für die Lokalisation mancher Beschwerden und daher für diagnostische Zwecke. Übrigens bringt sie in gewissen Gebieten auch eine Blockierung der sensiblen Bahnen und damit allein eine wohltuende Schmerzstillung. Daß sie unter Umständen dadurch, daß sie die objektive Sachlage verschleiert, auch gewisse Gefahren hat, ist zu bedenken.

Die paravertebrale Injektion bringt auch einen Hinweis auf die Trennung der beiden Funktionen der Muskelzelle. Wenn wir im Falle eines Gallenblasenkrampfes im rechten 9. und 10. Dorsalsegment eine paravertebrale Injektion mit Novokain ausführen, so kommt es zu einer Blockierung des schmerzempfindenden Nerven und nachweislich zu einer Entspannung der Gallenblase, obwohl ihre kinetischen Nerven, die im Vagus verlaufen, nicht getroffen werden. Der Effekt ist der Blockierung der tonischen Nerven zuzuschreiben.

Ein therapeutisch interessanter Erfolg ist der der Lumbalanästhesie, wie er von G. A. WAGNER, A. MAYER beim Ileus paralyticus angegeben wird. Es spricht dafür, daß die Ursache dieses furchtbaren Zustandes in einer Reizung von tonushemmenden Zentren bzw. Nerven gelegen ist.

Spezieller Teil.

Allgemeine Gesichtspunkte.

Pathologischer Tonus kann in allen Teilen der Kreislauforgane auftreten und das Herz sowie die Gefäße betreffen und ein vorübergehendes Vorkommnis oder ein Dauerzustand sein. Die Tonuskrankheit kann den ganzen Kreislaufapparat umfassen, während in anderen Fällen nur Abschnitte oder Teilstrecken ergriffen sind. Sie kann die Kreislauforgane allein betreffen, kann aber zu einer Allgemeinerkrankung des Organismus gehören. Da gibt es Formen, in welchen das Sarkoplasma der gesamten kontraktilen Zellen, auch die der willkürlichen Muskeln, beteiligt erscheinen.

Jede dieser Typen hat eigentümliche Krankheitsbilder. Insofern sich dabei Veränderungen im Bau der beteiligten Organe eingestellt haben, ergeben sich auch charakteristische anatomische Formationen, in welchen das Primäre und das Sekundäre unterschieden werden will. In jedem Falle sind die mit dem Tonus zusammenhängenden Vorgänge besonders zu beachten.

Während man früher unter der Vorherrschaft der pathologischen Anatomie gewohnt war, alle Erscheinungen über das Krankhafte im Kreislaufapparat dem Leichenbefund zu überlassen, ist in den letzten Dezennien, unbeschadet der Wertung der anatomischen Befunde, das funktionelle Moment zur Geltung gelangt. Auf diesem Wege hat sich unser Wissen über die Gefäßkrankheiten vertieft und geradezu eine Umwälzung ergeben.

Eine der Hauptstützen der Wandlungen ist die Erkenntnis, daß der Wandtonus einen entscheidenden Einfluß auf die Entwicklung und Gestaltung einiger besonders häufigen Krankheiten übt. Es hat sich gezeigt, daß Tonusveränderungen allein die Ursache und Grundlage von Krankheiten der Kreislauforgane sein können, wie ich das seit 1909 vertrete. Unsere Kenntnisse über das Wesen dieser Veränderungen sind noch geringe. Das Erforschen der einschlägigen Fragen ist schon deshalb schwierig, weil weder die Ätiologie dieser Krankheiten, noch ihre Pathogenese eine einheitliche ist. Wir wissen aber, daß es funktionelle Vorgänge sind, aus welchen die krankhaften klinischen Erscheinungen und auch gewisse anatomische Kennzeichen hervorgehen. Die Deutung vieler Befunde und ihrer Beziehungen zu altbekannten Prozessen hat sich geändert.

Wie schon eingangs berührt, hat der Kreislaufapparat drei Arten von kontraktilen Elementen. Für das Studium der physiologischen, wie für das der pathologischen Vorgänge ist zu erheben, wie sich diese Formationen zueinander stellen, d. h. wie sich Herz, Arterien und Venen und das arterielle und das venöse kapillare Endgebiet in den verschiedenen Tonuskrankheiten des Kreislaufapparates verhalten. Die Abgrenzung der Endstrecken des Gefäßrohres ist für die Tonusfragen von praktischer Bedeutung, weil die Abschnitte pharmakodynamisch verschieden reagieren. Über diese Angelegenheit will ich mich hier nur kurz fassen, da sie an einer späteren Stelle noch erörtert wird.

Die Arterie reicht so weit als das arterielle Gefäßrohr glatte Muskeln hat. Diese Muskelzellen reagieren auf Papaverin und auf alle Agentien mit gleichem Angriffspunkt mit einer Lähmung der Fibrillen.

Wo die glatten Muskelzellen aufhören, folgt die Arteriole (Präkapillare) und dann zunächst der arterielle Schenkel der Kapillare. In dieser Endstrecke wird die Kontraktion des Gefäßrohres von Perizyten besorgt. Die Perizyten oder Rougetzellen sind Zellen, die sich mit ihren Fortsätzen zusammenziehen. Sie reagieren nicht auf Papaverin. Die Hautkapillaren erweitern sich nicht unter Papaverin, doch kann, wenn ein Krampf in den Präarteriolen durch Papaverin gelöst wird, das Kapillargebiet sekundär eine stärkere Durchblutung erfahren. Die Arteriolen und Kapillaren werden durch Nitrite erweitert, auf die auch die Präarteriolen reagieren. Die gleiche Grenzbestimmung gilt nach meiner Anschauung auch für die venöse Endstrecke.

Der Übergang von den Präarteriolen zu den arteriellen Kapillaren ist wahrscheinlich nicht in allen Gefäßgebieten gleich, ebenso der des venösen Schenkels der Kapillaren in die Venen, d. h. Bau und Länge der Arteriolen und Venolen haben in den verschiedenen Geweben ihre Besonderheiten.

Das Hervorheben der tonischen Vorgänge in der Wand der Kreislauforgane ist nicht als eine Unterschätzung der Funktion der Vasomotoren zu deuten. Eine Wertung der kinetischen Leistungen verlangt aber eine Beachtung ihrer Energiequellen. In allen Erwägungen ist neben den Bewegungsvorgängen auch der jeweilige Zustand des Sarkoplasmas in Betracht zu ziehen. Es ergeben sich hier Einblicke in die Art und den Verlauf der Arbeit und, wie sich im Bereich des Pathologischen gezeigt hat, Verschiebungen der physiologischen Beziehungen der beiden Funktionen zueinander, sowie die Möglichkeit besondere Krankheiten abzugrenzen.

Die Mikroskopie hat, insoweit es die funktionelle Störung betrifft, wenig Entscheidendes gebracht, doch hat sie für die Kenntnis von Anordnung und Bau namentlich der kontraktilen Zellen wichtiges Material geliefert und durch die Erforschung der sekundären Veränderungen in den Geweben die Erschließung der Pathogenese der einschlägigen Krankheiten gefördert. Eine wesentliche Hemmung in den Fortschritten der Lehre liegt sicherlich darin, daß die mikroskopische Technik es noch nicht ermöglicht, den feinen Aufbau der Muskelzellen und seine pathologischen Wandlungen zu beurteilen. Die Kleinheit des Objektes ist die Ursache dieser Lücke.

Es ist bei der kritischen Prüfung der Einzelfälle erschwerend, daß Kombinationen pathologischer Vorgänge so häufig vorkommen und selbst genaues Studium der Anamnese und der Einzelheiten des Verlaufes die richtige Zergliederung des Falles nicht immer möglich macht. Meine Äußerungen stützen sich deshalb auf einwandfreie, nicht komplizierte Fälle, denn nur auf dieser Unterlage erschien es mir möglich, in die Zusammenhänge der Erscheinungen im Leben, sowie in ihre Beziehungen zu den Befunden am Leichentisch hineinzuleuchten. Dabei ist zu bedenken, daß agonale Vorgänge die richtige Beurteilung der Verhältnisse stören können.

Die Anlässe zu pathologischen Veränderungen im Tonus der Kreislauforgane können endogener und exogener Natur sein. Sie können in Kreislauforganen selbst, also peripher gelegen, oder durch neurogenen Einfluß herbeigeführt sein. Außerdem sind es mechanische Anlässe, die zu einem sekundären, regulierenden Eingreifen der tonischen Funktion führen. Im Verlaufe der Kreislaufstörungen bildet die Frage nach primär oder sekundär noch immer einen der strittigen Punkte in der Auffassung.

Unter den Tonuskrankheiten des Kreislaufapparates gibt es auf Erbanlage beruhende neben erworbenen Krankheiten, die bei demselben Individuum zusammentreffen können. Daß solche Fälle den Verlauf beeinflussen, ist in manchen klar, in anderen naheliegend, ohne daß jedesmal diesbezüglich strikte Beweise zu erbringen wären.

Die Feststellung, daß in gewissen Formen der Krankheiten eine Erbanlage zugrunde liegt, hat das Verstehen dieser Prozesse erleichtert, ihre Behandlung vorläufig noch nicht günstiger gestaltet, immerhin neue Richtlinien eröffnet. Es gibt jedenfalls Tonuskrankheiten, die als konstitutionelle zu bezeichnen sind, doch ist es nicht berechtigt, sie ohneweiters als einen Teil einer gleichsinnigen pathologischen Konstitution des gesamten Organismus hinzustellen.

Die Tonuskrankheiten der Kreislauforgane äußern sich in diesen selbst und sind da zu verfolgen. Daneben können aber Allgemeinerscheinungen hervortreten und auch örtliche, die nur Organzeichen sind. Diese Verhältnisse bedürfen einer besonderen Aufmerksamkeit.

Die Gefäßstörungen können auch auf die Funktion einzelner Organe dermaßen übergreifen, daß das Krankhafte in diesen das Krankheitsbild beherrscht und für das Primäre und Wesentliche des pathologischen Zustandes gehalten wird. Das ist speziell bei gewissen Nierenkrankheiten der Fall gewesen. Aus diesem Beispiel allein geht schon hervor, welchen Einfluß die durch Beachtung des Tonus zutage getretenen neuen Gesichtspunkte auf die Entwicklung der pathologischen Biologie bereits genommen haben.

In der Fortführung dieser Studien sind sonach die Tonusveränderungen in den Gefäßen von ihren Folgen in den Organen und den da vorkommenden Krankheiten auseinander zu halten. Es sind akute, veränderliche, von anhaltenden und bleibenden Tonuserscheinungen zu unterscheiden. Dabei sind die Phasen des Prozesses sowie auch individuelle Eigenheiten zu beachten. Aus all dem ist zu ersehen, wie kompliziert das Gebiet ist und daß es hier noch vieles zu erschließen gibt.

Behufs leichterer Orientierung in den zunächst folgenden Abschnitten schalte ich hier eine allgemeine Einteilung der Tonuskrankheiten der Kreislauforgane, zu der ich gelangt bin, ein, wenngleich sie in weiterer Folge erst ihre Begründung findet.

Einteilung.

Die Tonuskrankheiten des Kreislaufapparates lassen sich nach verschiedenen Gesichtspunkten einteilen. Vor allem sind zu unterscheiden Hypertonie und Hypotonie. Jede dieser beiden hat hereditäre und erworbene Formen, von welchen man die ersten als konstitutionelle auffassen kann. Beide können sich insoferne kombinieren, als sich zu hereditären erworbene Tonuskrankheiten gesellen. Die erworbenen sind transitorische oder anhaltende.

Ein weiterer Einteilungsgrund betrifft den Umfang der Krankheit. Demzufolge sind zu trennen Tonuskrankeiten des gesamten Kreislaufapparates von solchen, in welchen primär nur ein Teil wie die Arterien oder die Venen beteiligt sind. Dazu kommen regionäre Krankheiten.

Man kann andere Gesichtspunkte wählen und damit kleinere Einheiten gewinnen, wie das H. KAHLER für die Hypertonie versucht hat. Ob das im gegenwärtigen Zeitpunkt zu vertreten ist, ist nicht Gegenstand meiner Ausführungen.

A. Hypertonie.

I. akute Hypertonie:
1. kinetische Form (spastische Gefäßkrisen);
2. tonische Form:

II. permanente Hypertonie:
1. primäre permanente Hypertonie der Arterien;
   a) hereditäre;
   b) erworbene;
2. allgemeine Hypertonie des Kreislaufapparates (toxogene Form)
3. regionäre und sekundäre Hypertonien.

B. Hypotonie.

I. Allgemeine Hypotonie des Kreislaufapparates:
1. hereditäre;
2. erworbene;
   akute,
   bleibende.

II. Regionäre Formen.

Die Tonuskrankheiten der Venen sind nicht gesondert gestellt, da mir für eine solche Darstellung noch die Grundlagen fehlen.

Normale und pathologische Biologie.

Ein normaler Betrieb im Kreislaufapparat ist nur dann möglich, wenn die erforderlichen Betriebsstoffe, ihr Ursprungsmaterial wie ihre Bereitstellung in allen Abschnitten gegeben sind. Die Stätte dieser Verarbeitung ist das Sarkoplasma, in diesem werden, wie bereits besprochen, die kontraktilen Elemente der Muskelzellen, die Fibrillen mit Energiematerial versehen und auch die Reserven gesammelt. Die Wandlungen, die sich im Sarkoplasma bei den Übergängen in pathologische Zustände vollziehen, sind uns zwar wenig bekannt, doch lassen gerade die in den Tonuskrankheiten auftretenden Merkmale erkennen, daß es zunächst physikochemische Vorgänge sind, die da vor sich gehen. Wie sich diese in den akuten Ereignissen zu den bleibenden Veränderungen verhalten, darüber sind wir noch nicht unterrichtet. Das ändert aber nichts an der Möglichkeit durch das Sammeln objektiver Zeichen die Kenntnisse zu fördern.

Die allgemeinen Gesichtspunkte sind für alle Muskelarten und ebenso für die verschiedenen des Kreislaufapparates gültig. In diesem ist es wichtig, nicht nur die Quellen der erhöhten oder verminderten Inanspruchnahme der Energie zu suchen, sondern auch den Wandlungen ihrer Beschaffenheit nachzugehen. Auf diesem Wege haben sich Anhaltspunkte ergeben, die es möglich machen, verschiedene Typen der Pathogenese aufzudecken, womit auch die Behandlung neue Richtlinien gewonnen hat. Dabei ist immer auf die Unterscheidung zwischen primär und sekundär und auf die Beziehungen zu dem Gesamtorganismus und zu den einzelnen Organen zu achten.

A. Das Herz.

Der Tonus des Herzmuskels ist eines der kompliziertesten Probleme der Biologie. Alle energetischen Leistungen des Herzens hängen von dem Zustand seines Sarkoplasmas ab. Dieses bestimmt seine Arbeitsfähigkeit, daher in gewissem Umfang auch seine Ansprechbarkeit auf die Erregung seiner Nerven und hat Einfluß auf die Schlagfolge und die Reizleitung. Während die Bewegung durch die Elektrographik eine verfeinerte Kontrolle erfahren hat, ist die Entwicklung des Energiematerials unseren Untersuchungen noch verschlossen. Wir haben nur indirekte Merkmale zur Verfügung und keine exakte Orientierung über den Tonus des Motors. Seine Leistungen können durch Veränderungen beeinträchtigt werden, an welchen das Herz in allen Teilen beteiligt ist, durch solche, die einzelne Abschnitte des Herzens betreffen, oder durch das Auftreten von herdförmigen Prozessen. Die letztgenannten beiden sind Anpassungen an bestehende Krankheiten und daher sekundärer Natur.

Der Herzmuskel bedarf zu jeder Herzbewegung immer wiederkehrend eine Menge von Energie. Ihre Ansammlung und Bereitstellung fällt, wie man das durch Betastung der Herzkammer im Experiment erheben kann, in die Anspannungszeit. Es ist das die Phase, in der die Kammerwand härter wird, d. i. unmittelbar vor dem Einsetzen der

Systole. Erhöhte Leistungen des Herzmuskels können durch organische Veränderungen im Herzmuskel, der Klappen, durch das Verhalten der Gefäße oder auch von seinen Nerven verlangt werden. Solchen Anforderungen kann der Muskel nur dann entsprechen, wenn sein Tonussubstrat fähig ist, den erforderlichen Betriebsstoff zu liefern. Man hat früher von *Reservekraft* gesprochen. Die Beschaffung solcher Reserven gehört zu den Leistungen des Tonussubstrates. Seine pathologischen Wandlungen entstehen aus verschiedenen Anlässen, die humoralen Ursprungs und durch Ernährungsveränderungen bedingt sein können, aber auch von den Nerven aus ausgelöst werden können. Die erhöhten Ansprüche führen zur Hypertonie der Zellen und mit der Zeit zu ihrer Hypertrophie. Dem entspricht die Feststellung, daß der Hypertrophie nicht eine Vermehrung der Muskelzellen, wie das FR. TANGL nachgewiesen hat, sondern eine Erstarkung der einzelnen Zellen zugrunde liegt. Dauernde verminderte Inanspruchnahme dagegen führt zur Herabsetzung des Tonus und zur Atrophie. Im übrigen gibt es infektiös-toxische Einflüsse und reine Ernährungsstörungen des Herzmuskels, die seinen Tonus herabsetzen. Im hohen Alter geht das gewissermaßen im Rahmen des physiologischen Abbaues vor sich.

Im allgemeinen ist im Gegensatz zu älteren Zeiten die Anschauung vorherrschend, daß die Hypertrophie des Herzmuskels eine Anpassungserscheinung ist und somit durch eine sekundäre Hypertonie herbeigeführt wird. Man hat früher allerdings in manchen Fällen die Herzhypertrophie als eine primäre Erscheinung aufgefaßt und ihr das Entstehen des Hochdruckes zugeschrieben. Diese Annahme hat zur Aufstellung einer ,,idiopathischen'' Herzhypertrophie geführt.

Wir haben immerhin Grund eine *primäre Hypertrophie* des Herzens anzunehmen, d. h. eine Hypertonie und konsekutive Hypertrophie, die primär nicht durch Anpassung entsteht, sondern eine den Vorgängen in der Peripherie des Kreislaufapparates koordinierte Erscheinung ist. Das ist bei der Hypertonie der Fall, die ich als toxogene bezeichne. Auch in einzelnen Formen der anhaltenden nervösen Tachykardie ist eine ähnliche Begründung der Herzhypertrophie zu erwägen. Im übrigen ist, soweit ich den Gegenstand überblicke, die Herzhypertrophie sekundärer Natur.

Zur Hypertrophie des Herzmuskels führen auch örtliche entzündliche Veränderungen, also bei der herdförmigen Myocarderkrankung. Hier hat der normal gebliebene Teil des Herzmuskels Defekte, die durch die erkrankte Strecke sich einstellen, auszugleichen. Diese kardiogene Hypertrophie wird zwar bestritten (FAHR). Sie kommt selten vor, aber ich kenne sie aus einer alten Tradition der Wiener Schule und habe keinen Grund an dieser Deutung zu rütteln. Die gewöhnliche Form der kardiogenen Hypertrophie ist die bei den Klappenfehlern. Ihre Verteilung und Anordnung gibt uns bei richtiger Betrachtung Aufschlüsse über die Verschiebung der Herzarbeit in den einzelnen Herzabschnitten je nach der Art der Klappenstörung (E. KIRCH). Diese pathologischen Verhältnisse weiter zu schildern, erscheint mir hier nicht nötig. Es ist nur zu erwähnen, daß in Herzabschnitten, die weniger reichlich mit Muskeln ausgestattet sind, bei erhöhten Anforderungen diese Muskeln hypertrophisch werden und deutlich hervortreten. Anderseits kann dort, wo der Muskel infolge der Klappenerkrankung weniger in Anspruch genommen wird, sich Minderwertigkeit und Atrophie ergeben, wie das bei der Mitralstenose in dem Muskel der linken Kammer vorkommt. Daß sich dementsprechend bei ihr die Druckverhältnisse im großen Kreislauf gestalten, ist deshalb zu bemerken, weil es Mitralstenosen mit hypertonischen Arterien und anhaltendem höheren Blutdruck gibt.

Nachdem Herzhypertrophie nicht ohne Anlaß entsteht, ist auch die Annahme einer „idiopathischen" Herzhypertrophie unhaltbar geworden. Sie hat ihre Aufklärung in der primären permanenten arteriellen Hypertonie gefunden.

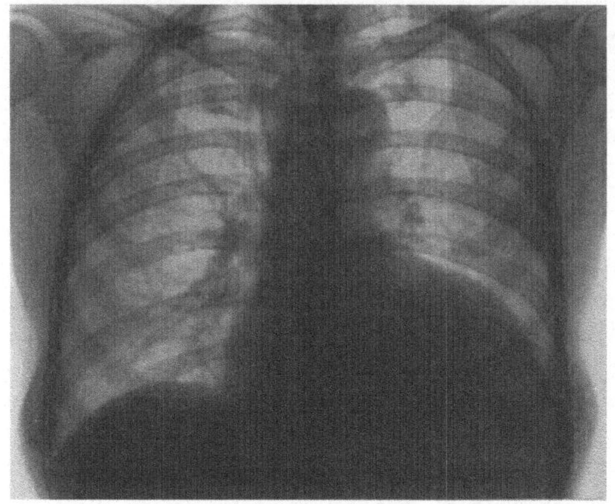

Abb. 4. Primäre Hypertonie. Exzentrische Hypertrophie des linken Herzens (siehe Krankengeschichte Fall I).

Unter den Herzhypertrophien stehen im Vordergrund des Interesses die des linken Ventrikels, zumal er den Blutdruck beherrscht. Die Gestalt der Hypertrophie ist bekanntlich nicht in allen Fällen die gleiche und schon lange her wird eine exzentrische und eine konzentrische unterschieden. Es ist auch die Meinung ausgesprochen worden (u. a. v. ROMBERG, J. C. ROTHBERGER), daß diese Trennung unnötig wäre. Nehmen wir klinisch und anatomisch reine Fälle zur Beurteilung dieser Angelegenheit, so erfahren wir, daß die beiden grundverschiedenen Herzformen gar nicht Nebensache sind, sondern den ungleichen Kreislaufmechanismus in den Gefäßkrankheiten bezeugen und verständlich machen.

Vor allem müssen wir von der Tatsache ausgehen, daß jede Hypertrophie ein Zeichen der Leistungsfähigkeit des Muskels ist und die neben der Hypertrophie bestehende Erweiterung der Kammer an diesem Gesichtspunkt nichts ändert. Sie beweist nur, daß der betreffende Herzabschnitt eine größere Blutmenge gegen einen erhöhten Widerstand zu bewältigen hatte. Bei schlußfähigen Aortenklappen besagt die exzentrische Hypertrophie des linken Herzens, daß es bei entsprechendem Zufluß großen peripheren Widerständen gegenüber gearbeitet hat. E. KIRCH hat die Gestalt der linken Kammer, wie wir sie typisch bei der primären permanenten Hypertonie finden, als „tonische Dilatation" bezeichnet und die Dilatation, die durch relative Schwäche des Herz-

muskels auftretende hypotonische Form der „myogenen Dilatation"
gegenüber gestellt. Auch der ursprünglich hypertrophische Herzmuskel
kann durch übermäßige Inanspruchnahme oder Erschöpfung seines
Energiematerials aus irgendeinem Grunde in eine solche Dilatation
übergehen (s. Abb. 4). Er ist dann nicht mehr genügend leistungsfähig
und gerät in Dekompensation. Das ist bei der primären Hypertonie nicht
selten der Fall und führt zu einer Belastung des kleinen Kreislaufes, des
rechten Herzens, dann der Venen und wird an der Stauungsleber und
Atemnot kenntlich. Solche Ereignisse bereiten sich bei der primären
Hypertonie allmählich vor und muß in jedem Falle auf dieses Moment
geachtet werden, da es sich sehr frühzeitig einstellen kann. Die rechtzeitige Entlastung des kleinen Kreislaufes ist eine wichtige Aufgabe der
Behandlung.

Der Übergang der tonischen Dilatation in eine myogene kann in
akuter Weise durch Überanstrengung, durch Infektion und allgemeine
Ernährungsstörung herbeigeführt werden, kann sich aber auch allmählich
im Rahmen einer Kachexie und auch im hohen Alter entwickeln.

Das Verhältnis des Herzens zu den Gefäßen ist in den beiden Hauptformen der Hypertonie verschieden. Bei der primären Hypertonie der
Arterien liegt in diesen der Anlaß zum Hochdruck. Die Hypertonie und
daher auch die Hypertrophie des linken Herzens entwickelt sich da
langsam unter mannigfachen Schwankungen, die auch im Blutdruck
Ausdruck finden. Das vollzieht sich in den einzelnen Fällen ungleich
und wird auch durch Komplikationen beeinflußt. Es sei auch hier betont,
daß Hochdruck für den Bestand einer Hypertonie der Arterienwand
nicht das unerläßliche Merkmal ist. Die Vorstellung, daß Hypertonie einen
in allen Gefäßgebieten einheitlichen Zustand bedeutet, ist unzutreffend.

Wir sind lange nicht so weit, um den Zustand des Herzmuskels
im Einzelfalle auch nur annähernd mit Sicherheit zu beurteilen. Sehen
wir doch Herzen, die uns nach allen Merkmalen leistungsfähig erscheinen,
plötzlich versagen. Die Anpassung des Herzens an die peripherischen
Vorgänge pflegt in den Frühstadien eine ausreichende, wenn auch
wechselnde zu sein. Ist das Herz auf die gegebenen Widerstände genau
eingestellt, so kann jede Verschiebung in diesem Verhältnis stören und
ebenso die Drucksteigerung wie die Senkung dem Kranken fühlbar
werden. Die Änderung der Blutverteilung ist oft die unmittelbare Quelle
schlechteren Befindens des Kranken.

Liegt die Ursache des pathologischen Zustandes nur in erhöhten
Widerständen in den Arterien, so ist die Folge eine exzentrische Hypertrophie des linken Ventrikels. Das Herz sieht in den ausgesprochenen
Fällen aortal konfiguriert, verlängert und zugespitzt (entenleibförmig)
aus. Bei der Durchleuchtung läßt sich das meist sehr gut erkennen, doch
begegnet die Darstellung der Herzspitze wegen ihrer Stellung zum
Zwerchfell oft genug beträchtlichen Schwierigkeiten, die auch unüber-
windbar sein können.

Auch in der Leiche findet man in den unkomplizierten Fällen
dieser arteriellen Hypertonie und der exzentrischen Hypertrophie in

der Regel die linke Kammer erweitert, die Herzspitze zugespitzt und
neben der Hypertrophie relativ verdünnt, die Papillarmuskeln abgeplattet. Für die exzentrische Hypertrophie ist aber nicht das Lumen
der Kammer, sondern die Konfiguration der Spitze der linken Kammer
kennzeichnend. Es kommt nämlich vor, daß sich der Herzmuskel der
linken Kammer wahrscheinlich sub finem zusammenzieht. Das steht
mit besonderen Bedingungen im Zusammenhang, wie Weite der Aorta
ascendens, agonale Lähmung der peripherischen Gefäße (Gefäßtod).
Die Hypertrophie des rechten Ventrikels ist bei der exzentrischen Hypertrophie eine sekundäre, durch ein Strömungshindernis im kleinen Kreis-
lauf, an dem die Hypertonie der Lungenarterien vielleicht auch einen Anteil hat, bedingt. Daß in beiden Ventrikeln myogene Dilatation entstehen kann, bedarf keiner weiteren Erörterung. Fr. Munk und auch Volhard haben die Ansicht ausgesprochen, daß die exzentrische Hypertrophie der primären Hypertonie aus einer konzentrischen hervorgehe. Nach meinen Beobachtungen an jugendlichen, sicheren primären Hypertonien kann ich das nicht bestätigen. Es widerspricht eine solche Annahme der Pathogenese der konzentrischen Hypertrophie.

Ein anderes Bild finden wir bei der reinen vorgeschrittenen toxogenen Hypertonie. Hier ist die Herzspitze im Bogen abgerundet und erscheint bei der Durchleuchtung plump und das Herz fast kugelförmig (s. Abb. 5).

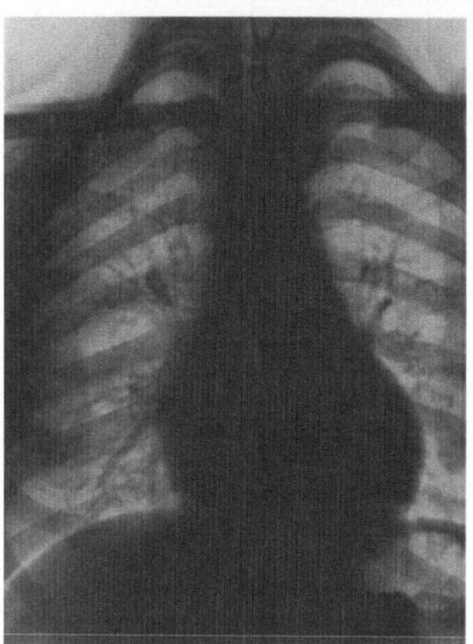

Abb. 5. Konzentrische Hypertrophie
des Herzens (siehe Krankengeschichte
Fall III).

In der Leiche ist die Wand der
linken Kammer sehr verdickt und auch die Spitze des Herzens, die Papillarmuskeln sind hypertrophisch und rund. Das Lumen der Kammern,
hauptsächlich der linken, ist gewöhnlich enge, wo nicht myogene Dilatation eingetreten ist. Auch der rechte Ventrikel ist konzentrisch hypertrophisch, doch ist diese Formation durch passive Dilatation vor
dem Tode häufig geändert. Wird eine primäre Hypertonie, also ein exzentrisch hypertrophisch linkes Herz von einer toxogenen Hypertonie befallen, so wird die ursprüngliche Form nicht verändert.

Die konzentrische Hypertrophie des linken Herzens bleibt eine konzentrische, insolange in dem hypertrophischen Herzmuskel nicht Veränderungen auftreten, die eine myogene Dilatation veranlassen. Aber

auch dann zeigt das Herz die charakteristische Konfiguration bei der Durchleuchtung. Die Spitze des Herzens kann unter solchen Bedingungen ganz beträchtlich hinausrücken, wofür ich hier Beispiele anführe (s. Abb. 6 u. 7).

Die exzentrische Hypertrophie des linken Ventrikels bei der einen Form der Hypertonie, die konzentrische bei der anderen sind Ausdruck verschiedener Pathogenese und Blutverteilung.

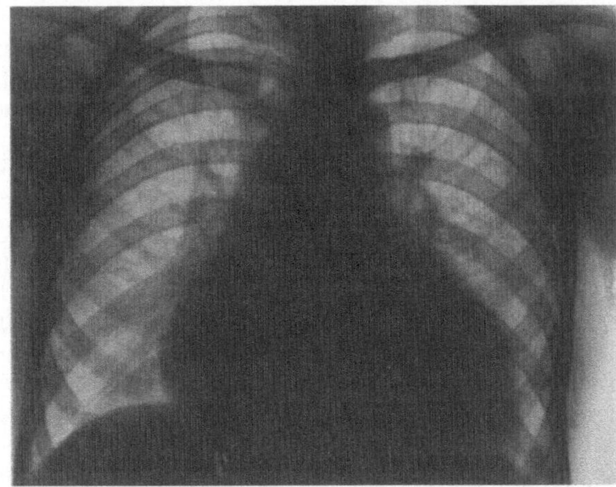

Abb. 6. Beträchtliche myogene Dilatation einer konzentrischen Hypertrophie (siehe Krankengeschichte Fall II)

Bei der toxogenen Hypertonie ist der gesamte Kreislaufapparat hypertonisch und enge. Das Herz ist nicht hypertrophisch wegen der peripheren Widerstände. Die Blutverteilung ist eine ganz andere. Die Hypertrophie des linken Herzens ist hier primär nicht durch die Hypertonie der Arterien bedingt, also keine sekundäre. Sie ist eine dem pathologischen Zustand in den Arterien koordinierte Erscheinung und entsteht gleichzeitig aus derselben Ursache. Sie ist eine erworbene Krankheit, die in relativ kurzer Entwicklung alle Teile des Kreislaufapparates erfaßt und bald ihre Merkmale zeigt. Bezüglich des kleinen Kreislaufes fehlen noch sichere Anhaltspunkte, doch ist daran nicht zu zweifeln, daß auch seine Gefäße beteiligt sind.

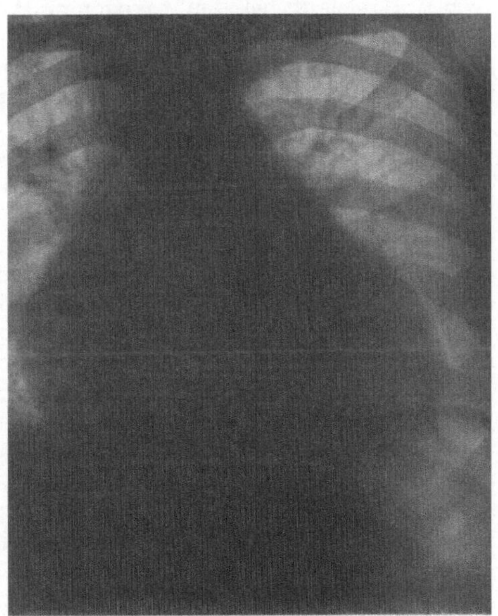

Abb. 7. Herzerweiterung bei toxogener konzentrischer Hypertrophie. (Siehe Abb. 5, Krankengeschichte Fall III.)

Es ist dabei nicht zu übersehen, daß sie weniger muskelstark sind als die des großen Kreislaufes.

Ein wesentliches Moment, das die beiden Typen der Hypertonie noch besonders unterscheidet, ist die konzentrische Hypertrophie des *rechten* Herzens. Auf diese Erscheinung wurde immer hingewiesen, ohne eine Erklärung für sie gebracht zu haben. EHRENFRIED ALBRECHT hat betont, daß sie auf mechanischem Wege nicht zu erklären ist. Ihre Erklärung ist aber darin gelegen, daß der toxische Reiz, der dem Kreislaufapparat die Gestalt gibt, auch das rechte Herz trifft und hypertrophisch macht (vgl. R. GEIGEL). Gleichzeitig nimmt die Hypertonie der verengten Venen Einfluß auf die Blutzufuhr zum Herzen und vermindert die Blutmenge, die in den kleinen Kreislauf und in das linke Herz gelangt. Die pathologische Kreislauflage ist hier nicht die einer arteriellen Stauung. Zu dieser kommt es gelegentlich vorübergehend und nur in beschränktem Umfang, wenn eine allgemeine pressorische Krise auftritt, d. h. wenn die verengten hypertonischen Arterien in Krampf übergehen. Es tritt, soweit es die gegebene Einstellung der Arterienwand zuläßt, eine akute arterielle Stauung hinzu. In diesem Moment hängt alles davon ab, ob der hypertrophische linke Ventrikel sich anpassen kann. Ist das Herz widerstandsfähig, so kommt es bald zu zerebralen Erscheinungen, ist das nicht der Fall, so wirkt sich die Störung vorerst im kleinen Kreislauf aus.

Betrachten wir den klinischen Verlauf der venösen Stauung im großen Kreislauf bei den toxogenen Hypertonien, so ergeben sich auffällige Unterschiede gegenüber der kardialen Stauung und speziell auch gegenüber der bei der primären Hypertonie, wo die Venen keinen wesentlichen Widerstand leisten. Bei der kardialen Stauung der toxogenen Form entwickelt sich eine passive Erweiterung der Venen und eine Vergrößerung der Leber viel schwerer. Auch die Beschaffenheit des Hautödems ist bei den vorgeschrittenen Fällen eine andere. Die Haut ist härter und der Versuch, das Ödem durch eine Hautdrainage zu entlasten, kann mißlingen.

Ein nicht weniger bemerkenswertes Kapitel der Tonuskrankheiten des Herzmuskels ist seine Hypotonie und vor allem die als Myodegeneratio cordis geführte Krankheit. Sie ist sehr häufig eine Verlegenheitsannahme, die am Obduktionstisch einer Kritik nicht immer standhält. Es gibt gewiß eine Myodegeneration in Krankheiten, die zu allgemeinen Ernährungsstörungen führen, doch greift nicht alles, was unter dieser Bezeichnung geführt wird, gleich erheblich den Herzmuskel in seinem Tonus an.

In Studien über die Phosphorvergiftung habe ich mich mit dieser Angelegenheit beschäftigt und da klinisch erhoben, daß die subakute Phosphorvergiftung nicht am Herzen stirbt, sondern einen Gefäßtod erleidet. Bis zum Jahre 1912 war die Phosphorvergiftung bei uns ein nicht seltenes Vorkommnis. Seitdem die Herstellung der Phosphorzünder eingestellt wurde, kommt sie kaum mehr vor. Die Phosphorvergiftung führt zu einer Fettinfiltration des Herzmuskels, wie anderer Organe, namentlich auch der Leber. Diese Infiltration des Herzmuskels vermindert zunächst nicht seine Leistungsfähigkeit, wie dies auch im Tierexperiment erhoben wurde (A. HASENFELD und v. FENYVESSY). Bezüglich der

Wertung der Leichenbefunde in den hier in Betracht kommenden Krankheiten ist die unmittelbare Todesursache und sind ferner die agonalen Vorgänge und die mit dem Stillstehen des Herzens eintretenden Veränderungen in die Erwägungen einzubeziehen. Für die Beurteilung und Analyse noch ungeklärter Prozesse ist eine sorgfältige Unterscheidung der agonalen Ereignisse von den klinischen Vorgängen erforderlich, insbesondere dort, wo nur funktionelle Momente in Betracht kommen.

In manchen Infektionskrankheiten, die mit anhaltendem Fieber einhergehen, wird der tödliche Verlauf neben der Gefäßschädigung vorwiegend durch die Erkrankung des Herzmuskels entschieden. Sie kündigt sich in Verbreiterung des Herzens namentlich im Bereich des rechten Ventrikels und Zyanose an. Auch bei chronischen Intoxikationen, wie beim Alkoholismus und beim echten Fettherz, ist das der Fall. Das Herz versagt wegen der Hypotonie seines Muskels.

Einem plötzlichen Versagen des Herzmuskels auf Grund von akuten Veränderungen im Sarkoplasma des Herzmuskels dürfte u. a. der Tod in der Chloroformnarkose zugrunde liegen.

Der drohende primäre Herztod äußert sich perkussorisch in einer Zunahme der Herzdämpfung. Der Gefäßtod, der sich bei einer mangelhaften Blutzufuhr zum Herzen als Folge einer Erweiterung der maßgebenden peripheren Gefäßgebiete einstellt, zeigt perkussorisch ein verkleinertes oder hinsichtlich seiner Größe unverändertes Herz. In der Leiche findet man beim gewöhnlichen primären Herztod ein blutreiches Herz, während der Gefäßtod eine wenig gefüllte oder sogar leere linke Herzkammer aufzuweisen pflegt.

Ein lehrreiches Bild einer Tonuskrankheit des Herzens erzeugt die Avitaminose Beriberi mit der Erweiterung des rechten Herzens, wie sie ALSMEER und WENCKEBACH beschrieben haben. Sie bietet einen wertvollen Beleg für die Pathogenese der Tonuskrankheiten, insofern sie eine besondere Art der Schädigung des Sarkoplasmas des Herzmuskels ist.

Eine eigenartige Schädigung ist auch die, welche wir im Rahmen der ADDISONschen Krankheit zu sehen bekommen. Hier ist es, wie an anderer Stelle ausgeführt erscheint, ein allgemeiner Defekt im Sarkoplasma der kontraktilen Zellen nicht nur der Kreislauforgane, sondern der gesamten Muskulatur, mit dem wir es zu tun haben. Einen wesentlichen Einfluß auf die Leistungsfähigkeit des Herzmuskels kann der Marasmus nehmen. Der senile Marasmus kann das Bild der Grundkrankheit in vivo, wie auch im Leichenbefund derart verschleiern, daß es geradezu unklar wird. Das habe ich bei der Verfolgung der primären Hypertonie in hohem Alter bei Kranken gesehen, deren primäre Hypertonie nicht zu bezweifeln war.

Eine nicht untergeordnete Bedeutung für den Tonus und die Herzarbeit hat selbstverständlich der Zustand der Kranzgefäße, da sie die Ernährung des Herzmuskels besorgen. Daß die Relationen zwischen der Durchblutung der Kranzarterien Tonus und Schlagfolge nicht so einfach liegen, wie man sich das allgemein denkt, beweist eine reiche Kasuistik. Sie lehrt, daß wir akute Störungen (Spasmus und Embolie) von allmählich sich entwickelnden Störungen unterscheiden müssen. Die durch die Krankheit der Kranzarterien im Herzmuskel hervorgerufenen Veränderungen sind örtlicher Natur. Sie gehören zu den regionären Hypotonien, wie das im Herzaneurysma der Fall ist.

Es ist bekannt, daß das Herz auch bei chronischem Verschluß beider Kranzarterien trotz schwerer Schädigung im Tonus fortschlagen kann, daß aber eine Embolie oder ein Koronarspasmus das Herz unter *hyper*tonischer Leistung stillstellen kann.

Hinsichtlich der Beziehung der Herznerven zu dem Herzmuskeltonus lassen unsere Kenntnisse noch viel zu wünschen übrig. Das Herz hat durch einen intramuralen Nervmuskelapparat namentlich in bezug auf die Beweglichkeit eine gewisse Selbständigkeit. Das Herz schlägt bei einer entsprechenden Durchblutung, auch wenn es von seinen zuführenden Nerven losgelöst ist. Immerhin wird es vom Parasympathikus und dem Sympathikus in entgegengesetzter Richtung beeinflußt. Beide haben Beziehung zum Tonussubstrat. Soweit sich dies beurteilen läßt, ist der Parasympathikus, der Hemmungsnerv, derjenige, der an das Tonussubstrat direkt herantritt, während der kinetische Nerv, der Sympathikus, auf dem Wege der kontraktilen Elemente eine erhöhte Leistung des Sarkoplamsas, also indirekt, in Anspruch nimmt. Auf die Analogie zum Verdauungskanal ist schon eingangs hingewiesen worden.

Es wäre noch ein bemerkenswertes Moment zu erwähnen, das die Beziehung des Tonussubstrates zur Schlagfolge beleuchtet, und das ist die *Extrasystole*. Damit eine ausgiebige Herzkontraktion erfolgt, ist nicht nur der kinetische Reiz, sondern auch das Vorhandensein entsprechenden Energiematerials erforderlich. Bei einem normal schlagenden Herz ist dieses Verhältnis in einer bestimmten Zeitfolge gegeben. Der Herzmuskel bedarf einer gewissen Zeit, um den nötigen Energiestoff für die Kontraktion des Herzens bereitzustellen. Tritt aus irgend einem Grund der kinetische Reiz zu früh ein, so wird sich ein dem in diesem Zeitpunkt vorhandenen Energievorrat entsprechender Erfolg einstellen. Dagegen wird bei dem nächsten, im richtigen Moment einsetzenden Reiz ein großer Effekt sich ergeben, da die nunmehr zur Verfügung stehende Menge an Energie inzwischen eine relativ größere geworden ist, als sonst bei einer Herzkontraktion in normaler Folge gegeben zu sein pflegt. Daß dann auch die Länge des Weges, den die Muskelfaser zurücklegt, in Erscheinung tritt, ist nicht ohne Belang. Inwieweit diese Erklärung auch die Allorhythmien in einem anderen Lichte erscheinen läßt, soll hier nicht weiter ausgeführt werden.

Gewisse Aktionsstörungen im Herzmuskel, wie u. a. das Flimmern und das Flattern, sind Zeichen pathologischer Vorgänge im Sarkoplasma. Diese Zuverlässigkeit der Wirkung gewisser Agentien auf diese Arrhythmien geben Anhaltspunkte für weitere Studien der pathologischen Pharmakologie des Herzmuskels, in der es noch manches zu erschließen gibt.

Ein wichtiges Kapitel, in dem die Hypertonie und Hypertrophie des Herzens die Aufmerksamkeit auf sich lenkt, ist der Einfluß der sportlichen Betätigung, wie überhaupt der körperlichen Arbeit auf den Tonus der Kreislauforgane. Die physischen Anstrengungen nehmen da nicht so sehr die kinetische Funktion in Anspruch wie die tonische. In der Betrachtung der Fragen von dieser Seite werden neue Gesichtspunkte durch Bewahrung vor unnötigen Schäden sich nützlich erweisen.

In der klinischen Beobachtung tritt die Trennung der kinetischen von der tonischen Funktion des Herzmuskels, insofern man darauf achtet, am kranken Herzen und namentlich in seiner Reaktion auf Herzmittel deutlich hervor. Auch in der experimentellen Forschung haben sich diesbezüglich Hinweise gefunden (E. Geiger und A. Jarisch).

Anhang.
Krankengeschichten.

Fall I. Primäre Hypertonie. — Frühzeitiges Klimakterium durch Operation. — Hirnblutung in der rechten Hirnhälfte mit Durchbruch in die Seitenventrikel. — Sekundäre Drucksteigerung nach Eintritt des Insultes. — Obduktionsbefund.

B. H—d, 46 J. alt, Witwe, Pensionistin. — Aufgenommen 8. V. 1931. Gestorben 15. V. 1931.

Anamnese: Vor 7 Jahren Exstirpation beider Adnexe wegen Pyosalpinx. Seither Menopause. Oktober 1930 akute Sehstörung und Kopfschmerzen. Vor 6 Monaten plötzlich vorübergehend Schwäche der linksseitigen Extremitäten.

Aus dem Befund: Groß, mittelkräftig, blaß, keine Zyanose. Herzspitze in der vorderen Axillarlinie, hebend, verbreitert, Herzlänge (Orthodiagramm) 15,3 cm, der 2. Aortenton sehr akzentuiert. Radialarterien hypertonisch beiderseits, r > l. Blutdr. R. R. 260/140 mm.

Augenbefund (Doz. Guist): Zahlreiche Blutungen, Arterien stark verdickt, Venenwand normal, korkzieherartige Schlängelung der feinen Venen. Gunn.

Harn: Wenig Eiweiß, Sediment: Hyaline, fein und grobgran. Zylinder. RN 37 mg %. WaR. neg.

In den folgenden Tagen sinkt der Blutdruck auf 220/120, P 90, R 22. 15. V. vorm: Dr. 220/120. 16 Uhr: Nach einer Aufregung Parese der linken Extremitäten und des linken Mundfazialis. Links: Babinski und Oppenheim pos. Heftiges Erbrechen, Pupillen enge, reagieren nicht, Hemianopsie, Druck höher als 290, Gesicht gerötet, P 120, drahthart. Venenpunktion 300 ccm abgeflossen. Druck auch nachher über 290 mm. 17 Uhr: Atemstillstand, Exitus.

Aus dem Obduktionsbefund (Doz. A. Feller): Die Dura mater des Gehirns stark gespannt. Die Hirnwindungen beider Großhirnhemisphären stark abgeplattet, die Sulci verstrichen. Die weichen Hirnhäute zart, mäßig blutreich. Die basalen Hirnarterien durch Einlagerung von verfetteten atherosklerotischen Plaques geringgradig wandverdickt. In der Gegend der rechten Stammganglien eine über gänseeigroße, zur Gänze mit schwarzen Blutkoagulis erfüllte Höhle, welche mit den mittleren Partien des rechten Seitenventrikels in Kommunikation steht, die Hinterfläche des Linsenkerns sowie die seitlichen Teile des Thalamus zerstört und sich mit ihrem größten Anteil im Meditullium des linken Scheitel- und Hinterhauptlappens ausbreitet. Sämtliche Hirnkammern mit frischen und schwarzen Blutkoagulis prall erfüllt. Ein etwa linsengroßer Blutungsherd zwischen den Nuclei rubri und eine ebenfalls linsengroße apoplektische Zyste in der Mitte des linken Putamen. Der Herzbeutel weit, reichlich klare Flüssigkeit enthaltend. Das Herz bedeutend größer als die Leichenfaust. Die Herzspitze vom linken Ventrikel gebildet. Das Cavum des linken Ventrikels mäßig weit, gegen die Herzspitze spitz zulaufend. Das Fleisch sehr fest und blaßgrau. Die Koronargefäße gestreckt und zart. Unversehrter Klappenapparat und zarte Aorta.

Patholog.-anatom. Diagnose: Haemorrhagia cerebri recens regionis ganglii trunci hemisphaerii dextri in ventriculum lateralem dextrum progrediens subsequente haematocephalo interno.

Hypertrophia excentrica cordis ventriculi sinistri ex hypertonia. Angio-angiolosclerosis renum. Defectus operativus vetustus adnexum.

Diese Beobachtung, die ich mit Rücksicht auf das Herz (s. Abb. 4) hier vorbringe, ist in verschiedener Beziehung sehr lehrreich und wird in weiteren Abschnitten erwähnt. Die beiden folgenden Krankengeschichten betreffen Fälle von Glomerulonephritis mit konzentrischer Hypertrophie und Herzerweiterung in späterer Phase.

Fall II. Chronische Glomerulonephritis. — Myogene Erweiterung des typisch konzentrisch hypertrophischen Herzens um 7 cm (Röntgenbild). — Obduktionsbefund.

T. Rob., 29 J. alt, Maschineningenieur. — I. Aufnahme 28. II.—8. V. 1931.

Anamnese: Mit 16 Jahren Scharlach. Seit vorigem Jahr Kopfschmerzen und öfters Erbrechen. 23. XII. 1930—17. I. 1931 Grippe. 20. II. plötzlich Verschlechterung des Sehvermögens. Aufgenommen in der Augenklinik Prof. LINDNER, von da übernommen wegen Glomerulonephritis.

Aus dem Befund: Blaß; Herz: Spitze im 5. JCR in der Mamillarlinie, Spitzenstoß hebend und verbreitert, Längsdurchmesser (Orthodiagramm) 11,4 cm, Blutdruck RR 200/115 mm Hg., Arterien eng, hart, RN 38, Cholestearin im Blut 286 mg %.

Harn: Menge 800—1200 ccm, sp. G. 1009—12, Esb. 7—10$^0/_{00}$; Sediment: Leukozyten, Erythrozyten, feine und grob granulierte Zylinder.

Augenbefund (Doz. GUIST): Papillengrenzen verwaschen, Gefäße zeigen Begleitstreifen, verstreute Blutungen und weiße Herde. Arterienwand verdickt, Venen geschlängelt. Toxogene Hypertonie.

Therapie: Packung. Unter der Behandlung sinkt der Blutdruck auf 165/105 mm. Esb. 5$^0/_{00}$. Vor der Entlassung Blutdr. 190—225/130—140.

II. Aufnahme 29. VII. 1931. Nach der Entlassung wieder Beschwerden. Herzspitze in der vorderen Axillarlinie im 6. JCR, Druck 220/140, Herzlänge (Orthodiagramm): 31. VII. 16,5 cm, 26. VIII. 17 cm. Blutdr. 230/140. Röntgenbild s. Abb. 6.

Harnmenge: 800 ccm, sp. G. 1009—1013, Esb. $3^1/_2$—14$^0/_{00}$, im Sediment: Leukozyten und Erythrozyten, viele feine und grob granulierte Zylinder, RN 1. VIII. 98 mg %, 24. IX. 76, 29. X. 158, 8. XI. RN im Blut 174 mg %, im Serum 212.

Ödeme nehmen zu, Hautdrainage erfolglos. Unter Erscheinungen der Urämie und kardialer Dekompensation Exitus am 10. XI. 1931.

Aus dem Obduktionsbefund (Doz. Dr. H. CHIARI) gebe ich die Beschreibung des Herzbefundes wieder.

Das Herz zweimal so groß wie die Leichenfaust, *die runde Herzspitze* vom linken Ventrikel gebildet. Das Herz wird durch einen Frontalschnitt, der durch die Herzspitze geht, eröffnet. Dabei zeigt sich die *Kammerwand* links an der Basis auf 2 cm verdickt, während sie sich an der Herzspitze auf 8 mm verdünnt. Rechterseits sind die entsprechenden Maße 1 cm bzw. 5 mm. Der rechte Vorhof weit, Trikuspidalklappe zart. Die rechte Kammer weit und wandverdickt. Subendokardial finden sich im rechten Herzen einzelne kleine, frische Blutungen. Pulmonalklappe o. B. Linker Vorhof ausgeweitet, die Mitralklappe zart. Die linke Kammer etwas weiter als gewöhnlich, ihre Lichtung beträgt quer $3^1/_2$ cm. Papillarmuskel an der Mitralis hypertrophisch, rund, nur der zum marginalen Segel hinziehende leicht abgeplattet. Aortenklappe o. B. Das Myokard blaßblaurötlichbraun, sehr derb, auf dem Durchschnitt einzelne kleine, graue Schwielen zu sehen. Die Koronargefäße zart, nur in den peripheren Ästen einzelne kleine Verfettungsherde.

Anatomische Diagnose: Nephrocirrhosis secundaria. Hypertrophia cordis ventriculi utriusque, imprimis sinistri. Pericarditis uraemica.

Histologischer Befund (Ass. Dr. HAMPERL): Sekundäre Schrumpfniere.

Diese Beobachtung ist insofern von Interesse, weil eine Verbreiterung des Herzens unter myogener Dilatation um 7 cm in der wiederholten orthodiagraphischen Aufnahme festgestellt wurde. Die Herzgestalt war auch dann noch in vivo (Abb. 6), als auch am Leichentisch die der toxogenen Herzformation.

In einem anderen Fall war diese Veränderung im Röntgenbilde festgehalten worden.

Fall III. Chronische Nephritis und Bleiintoxikation. Konzentrische Hypertrophie des Herzens mit späterer Erweiterung bei unveränderter Gestalt. Zwei Röntgenaufnahmen. Tod in chronischer Urämie. Obduktionsbefund.

K. Gustav, 22 J. alt, Hilfsarbeiter, in einer Akkumulatorenfabrik mit Blei beschäftigt.

Aus der Anamnese: Mit 14 Jahren Scharlach, konnte 80 Kilo stemmen.

I. Aufnahme 27. XI. 1930—21. III. 1931.

Aus dem Befund: Blaß, Gesicht leicht gedunsen, konzentrische Hypertrophie des Herzens (s. Abb. 5 und 7), Längsdurchmesser 11,5 cm. 2. Aortenton akzentuiert, dumpf klingend. Arterien hart, spulrund, Venen enge. Keine venöse Stauung. RR 190—150/90.

Blutbefund: 2,68 Millionen rote, 7000 weiße Zellen, Sahli 65, keine getüpfelten roten Blutkörperchen, RN 80 mg %, Cholestearin im Blute 278 mg %.

Augenbefund (Doz. GUIST): Tortuositas vasorum.

Harn: Menge 100 ccm, sp. G. 1010, Esb. $2^0/_{00}$, im Sediment fein und grob granulierte Zylinder.

Therapie: Warme Packung. Bei der Entlassung RR 150/85, subjektives Wohlbefinden.

II. Aufenthalt 23. XI.—27. XII 1931. Seit 10 Tagen Schmerzen in der rechten Nierengegend.

Befund: Keine Ödeme. RR 150/65, Harnbefund wie früher, bei der Entlassung RR 140/80.

III. Aufenthalt 2.—29. I. 1933. September 1932 bei der Arbeit zusammengestürzt, dann durch einen Monat in Krankenhauspflege.

Aus dem Befund und Verlauf: Blaß, weder Zyanose noch Ödeme. Herz größer, konzentrisch hypertrophisch, Längsdurchmesser 14 cm, RR 170/100 bis 110/60. Harn: Menge 100—300 ccm, sp. G. 1010—20, Esb. 8—18$^0/_{00}$, RN 214—260 mg %.

Unter Fortschreiten der chronischen Urämie. Exitus am 29. I. 1933.

Obduktionsbefund (Doz. H. Chiari) ergab: Nephritis chronica. Enteritis uraemica, oedema hepatis et cerebri. Hypertrophia cordis totius et dilatatio cordis. Cicatrices parietis arteriae pulmonalis et aortae probabiliter e ruptura sanata.

Histologisch: Chronische Nephritis.

Die Ruptur der großen Gefäße dürfte durch eine Überanstrengung beim Stemmen (s. oben) eingetreten sein.

B. Gefäße.

1. Großer Kreislauf.

Die Innervation der Gefäße und der Gefäßtonus.

Die Innervation der Gefäße ist keine so einfache, wie sie nach den Ergebnissen der experimentellen Physiologie angesehen wurde. Mit den verengernden und erweiternden Nerven ist das Problem nicht erschöpft, um so weniger, als selbst der Mechanismus der Vasodilatation noch strittig ist. Ebenso wie die Funktion der Gefäßnerven bedarf die Frage nach ihren Zentren weiterer Erhebungen.

Die Angelegenheit betrifft Grundfragen der Innervation der Gefäße. Sie haben bisher in der Physiologie wenig Beachtung gefunden, weil ihre Bedeutung sich erst in den Krankheiten des Kreislaufapparates ergeben hat. Mein Interesse für diese Dinge hat sich in Studien der akuten und anhaltenden funktionellen Vorgänge in den Arterien eingestellt. Ihre Ergebnisse sind die Gefäßkrisen (1903, 1905 usw.) und die Hypertonie (1909) und die Hypotonie (1922) der Gefäße. Dabei hat sich gezeigt, daß funktionelle Zustände in den Muskelzellen insofern sie beständig werden, im Kreislaufapparat von weitgehenden organischen Veränderungen gefolgt sein können.

Drei Faktoren bestimmen bekanntlich den Blutdruck: die Leistung des Herzens, die Menge des Blutes und die Widerstände in den peripheren Gefäßen, d. h. die Möglichkeiten der Blutverteilung. Alle diese Momente können gesondert Schwankungen unterliegen. Ceteris paribus entscheiden die Arterien den Blutdruck. Immerhin müssen in der Analyse des Blutdrucks Herz und Gefäßapparat einander gegenübergestellt werden. Jakob Henle hat bereits gesagt, daß das Herz das Blut in die Arterien wirft, die Blutverteilung besorgen die Gefäße. Es ist das, was man heute Selbststeuerung der Gefäße nennt. Man hat ihnen auch eine Selbständigkeit zugesprochen (Hasebroek, M. Mendelsohn, Hauffe).

Der Blutdruck ist der Effekt der Blutverteilung, an der mannigfache Komponenten Anteil nehmen. Der Entwicklung der Kenntnisse über die Blutbewegung und die Innervation der Gefäße entsprechend, sind alle Veränderungen, die sich im Blutdruck äußern, der Leistung der Vasomotoren zugeschrieben worden. Die Grundlagen dieser Kenntnisse sind durch die Arbeiten von C. Ludwig und seiner Schüler über die Bedeutung des splanchnischen Gefäßgebietes und dessen Einfluß auf die Blutverteilung geschaffen worden. Sie sind aus Untersuchungen über die Erfolge der Reizung von Nerven in angiokinetischer Beziehung hervorgegangen.

Ein weiteres Ergebnis der Forschungen C. Ludwigs und seiner Schüler (Dittmar, Owsjanikow u. a.) war die Entdeckung des großen medullären Gefäßzentrums. Ihr reihen sich die höher und tiefer gelegenen Zentren der Vasomotoren (Goltz, Stricker u. a.) sowie die peripher in den sympathischen Ganglien gegebenen Umschaltstellen (Langley, François-Franck u. a.) an. Alle diese durch das Experiment am physiologischen Tier und den Nachweis von vasodilatatorischen Zentren im Gehirn und Rückenmark von Goltz u. a. gefundenen Zentren und ihre mannigfachen Reflexbeziehungen haben sich bereits für die Analyse der klinischen Beobachtungen wertvoll erwiesen. Was wir auf diesem Wege erfahren haben, betrifft die Bewegungsvorgänge. Für die Beurteilung der pathologischen Ereignisse genügt die Berücksichtigung der einen Funktion nicht.

Die noch vorherrschende Meinung, daß die Schwankungen im Blutdruck und in der Blutverteilung nur von den Vasomotoren abhängig sind, entspricht nicht den tatsächlichen Verhältnissen. Im erregungsfreien Kreislauf sind die Vasomotoren und ihre Erfolgsorgane, das sind die Fibrillen in den Muskelzellen, nicht in Aktion, sie sind nur in Bereitschaft. An der Gestaltung der Blutverteilung und daher auch an dem Ablauf der Blutbewegung hat der Tonus der Gefäßwand einen erheblichen Anteil. Der maßgebende Einfluß des Sarkoplasmas als Tonussubstrat ist erst durch die Beobachtung der pathologischen Vorgänge in den Muskelzellen aufgedeckt worden. Es ist daher begreiflich, daß die Physiologie an diesen Dingen, wenn auch nicht vorbeigegangen ist, doch sie nicht richtig erfaßt hat.

Wir haben in den Muskelzellen mit der kinetischen und tonischen Funktion zu rechnen. Beide stehen zwar physiologisch in einem innigen Zusammenhang, doch können sie auch getrennt hervortreten. So kann unabhängig von der leichter kontrollierbaren kinetischen Funktion die schwerer verfolgbare tonische vorherrschen. Es gibt eine Dissoziation der beiden, die im Gefäßsystem mit Rücksicht auf ihr häufiges Eintreten besonders wichtig ist.

Vor der Blutdruckmessung war bereits der Ausdruck Tonus für die Spannung der Arterien, gebräuchlich, doch im gleichen Sinne wie Tension, daher auch die Bezeichnung gewisser Blutdruckapparate als Tonometer. Schon von Waldenburg ist (1880) auf Unterscheidung der Beschaffenheit der Wand von dem Blutdruck hingewiesen worden. Es ist gelegent-

lich auch von Hypertonie als Muskelzustand und von seinem Einfluß
auf die Blutdruckmessung (Russell) in Zusammenhang mit Kontraktion
die Rede. Noch immer werden Tonus und Tension für identische Begriffe
gehalten und man glaubt, mit diesem Irrtum weiter rechnen zu müssen.
Wenn auch manche Autoren dabei verbleiben wollen, ist bei allen Schwierigkeiten mit einer tunlichsten Scheidung der Begriffe im Interesse der
Entwicklung dieser pathologischen Probleme vorzugehen. Die Tension —
der Blutdruck — ist ein physikalisches Phänomen, während der Tonus
eine biologische Erscheinung ist.

Vor der Messung des Blutdrucks wurde er durch Palpation der
Arterien geschätzt, bis einzelne, wie namentlich Fr. Riegel, mit der
Sphygmographie den akuten hohen Blutdruck vom niedrigen zu trennen
gelehrt haben. Unter der Kontrolle der Messung hat sich bald gezeigt,
wie wenig verläßlich die palpatorische Druckschätzung ist. v. Basch
hat darauf aufmerksam gemacht, daß bei dieser Untersuchung die Weite
der Arterien eine Quelle von Irrtümern ist. Der Druck in weiten Arterien
wird überschätzt, der in engen unterschätzt. Als die Blutdruckmessung
aufkam, war die Verwertung der neuen Erfindung zunächst darauf gerichtet, den palpatorisch geschätzten Druck mit dem Ergebnis der Messung
zu vergleichen. Die Erfindung von v. Basch, das Sphygmomanometer
(1880), hat nicht den Eindruck gemacht, den man hätte annehmen müssen.
Systematisch geübt wurde seine Methode hauptsächlich in Frankreich
von Potain und seinen Schülern (Vaquez u. a.). Die Methode ist allerdings mit einem Fehler behaftet, über den viele nicht hinweggekommen
sind. Sie war auf das Tastgefühl aufgebaut, das sehr bald ermüdet
und subjektive Momente die Messung unzuverlässig machen.

Eine allgemeine Verbreitung hat die Blutdruckbestimmung erst
durch die Methode von Riva Rocci (1896) und die von Gärtner (1899)
gefunden. Leider ist die letztere, die so viele Vorteile für die klinische
Untersuchung hat, in der Nachkriegszeit in Vergessenheit geraten.
Meine Studien über die Gefäßkrisen waren nur durch die einfache Art
und die Geschwindigkeit der einzelnen Messungen möglich und ausführ-
bar; der Umstand, daß die Methode von Gärtner eine optische ist,
ist von großem Vorteil.

Alle indirekten Messungsmethoden (vgl. A. Horner, 1913) haben
Fehlerquellen, die in der Technik wie auch am Objekt der Messung gelegen sind. Es gilt das ebenso für die erwähnten, wie für die oszillato-
rischen (Federmanometer, dem Apparat von Pachon, Oszillometer von
Peller u. a.) und die auskultatorische nach Korotkoff. Inwieweit
die Verfeinerung der Abstufung durch mein Sphygmoskop (1906) oder
die Apparate von Pachon, von J. Plesch (Tonoszillograph) und den
jüngsten von H. v. Recklinghausen und Keller (Grypotonometer)
Vorteile haben, das auszuführen ist hier nicht am Platze (vgl. O. Peczenik).

Der tonischen Innervation nachzugehen, ist nicht so leicht. Nichts-
destoweniger gibt es eine Reihe von Beobachtungen, welche die selbständige tonische Innervation der Gefäße zum mindesten an den Arterien

erkennen lassen. Der tonische Zustand der Arterien — es gilt dies übrigens auch für die Venen — läßt sich in vivo nur durch die Betastung erheben und verfolgen. Untersuchungen am Lebenden lassen sich daher nur an den tastbaren Gefäßen ausführen. Am einfachsten sind diese Vorgänge dort kennenzulernen, wo erhebliche Tonusschwankungen in Frage kommen.

Zur Verständigung über die tonische Innervation der Arterien ist es unerläßlich, die wichtigsten Grundphänomene zu kennen und bei ihrer Zusammenfassung von der Hypertonie der Arterien auszugehen. Der erhöhte Tonus der Gefäße drückt sich in einer erhöhten Resistenz (Härte) der Gefäßwand aus. Sie kann von den Fibrillen bzw. von den kinetischen Nerven eingeleitet werden, wie dies im Krampf der Fall ist. Verengerung der Arterie an und für sich macht keine erhöhte Resistenz, wohl aber der Krampf, dem eine erhöhte Erregung der kinetischen und der tonischen Funktion zugrunde liegt.

Wird die kinetische Funktion durch Stillstellung der Fibrillen ausgeschaltet, ohne sie zu lähmen oder zu sperren, dann bleibt die Resistenz der Wand bestehen. Die Gefäße erweitern sich unter dieser Bedingung bei gleichbleibendem Innendruck nicht. Es entspricht das dem von Mosso und PELLACANI in der Harnblase gefundenen Verhalten und meiner diesbezüglichen Aufklärung (s. S. 4).

Bei Lähmung der Fibrillen (Papaverinreaktion) unter normalen Verhältnissen wird das Gefäß weiter, insoweit der Tonus der Muskelzellen durch kinetischen Reiz herbeigeführt war. Befindet sich das Sarkoplasma in einem fixierten hypertonischen Zustand, so folgt der Lähmung der Fibrillen keine Erweiterung. Bei fixiertem Hypertonus kann die Muskelzelle nicht erschlaffen.

Chronische Tonussteigerung, die sich allmählich entwickelt, kann ohne Verengerung des Gefäßlumens vor sich gehen. Es gibt weite hypertonische Arterien, die man häufig bei der primären Hypertonie findet. Diese neurogenen oder direkten Steigerungen des Tonus der Gefäßwand sind der durch erhöhten Innendruck bedingten Tonuszunahme nicht gleichzustellen, da diese ohne Nerveneinfluß vor sich gehen kann. Ein besonderes hierhergehöriges Phänomen ist das rasche Auftreten einer Hypertonie mit Verengerung der Gefäße ohne Krampf. Diese Erscheinung, die für die toxogen bedingte charakteristisch ist, habe ich als tonisches Bewegungsphänomen bezeichnet. Es entsteht in kurzer Frist, kann anhaltend bestehen bleiben und hat nicht die Merkmale des Krampfes. Die Arterien sind da enge, spulrund, hart und leicht reizbar.

Wie sich in dieser tonischen Bewegung die Fibrillen verhalten und die analogen Verschiebungen der Zellen wie bei der aktiven Bewegung zustande kommen, dafür kann ich keine bestimmten Angaben machen, doch eine Erklärung vorbringen, die ich für zutreffend halte. Der Bewegungsvorgang, der sich in einer sinnfälligen Verengerung des Gefäßrohres auswirkt, wird durch eine Behinderung und dadurch verkürzte Stellung der Fibrillen herbeigeführt, die eine Folge der erhöhten Innenspannung im Sarkoplasma ist und, solange die toxogene Hypertonie besteht, anhält.

Der Bestand einer tonischen gesonderten Innervation hat sich im Zusammenhang mit Pulsuntersuchungen als typischer Befund bei zerebralen Insulten in gewissen Gebieten ergeben. Es ist das eine von mir als zerebral bedingte *tonische Pulsdifferenz* (1920) beschriebene Erscheinung (s. auch „Gehirn").

Ein anderes Phänomen, das ebenfalls die Trennung der tonischen Innervation von der kinetischen durch einen Reflex zeigt, will ich hier schildern, nachdem ich es ursprünglich an der gleichen Stelle (1920) beschrieben habe. Sie betrifft den Nachweis eines *tonischen Reflexes*, der über eine im Gefäßzentrum in der Medulla oblongata gelegene Zentralstelle geht.

Anläßlich der Blutdruckmessungen mit der Armmanschette und gleichzeitiger Betastung der Arterie der anderen Seite habe ich bemerkt, daß während der Kompression der Arterie brachialis in der nicht gesperrten Arterie eine Erhöhung der Resistenz der Gefäßwand sich einstellt. Diese Erscheinung ist von keiner vasomotorischen Reaktion begleitet. Sie erstreckt sich nicht nur auf die gegenseitige Armarterie, sondern ist auch an gut untersuchbaren anderen Arterien zu finden. Kinetische Reizzeichen treten nicht auf, insolange bei der Untersuchung nicht brüsk vorgegangen wird und Schmerzen ausgelöst werden. Dann kann auch Drucksteigerung erfolgen, die eine Beteiligung des splanchnischen Gefäßbezirkes erkennen läßt. Bei normotonischen und namentlich jungen Menschen ist dieser Reflex sinnfällig, nur bedarf es der Übung, um ihn zu erkennen. Bei Hypertonikern ist er häufig besonders deutlich, während er bei den konstitutionell Hypotonischen kaum feststellbar ist. Besonders leicht demonstrierbar ist er bei primären Hypertonikern, wenn sie nach Insulten eine zerebral bedingte halbseitige Hypotonie haben. Macht man bei einem solchen Kranken den geschilderten Kompressionsversuch, so zeigt sich, daß der Reflex ebenso von der hypertonischen Seite wie umgekehrt erhalten ist (s. auch S. 55).

Wie sich in Untersuchungen von O. Peczenik ergeben hat, lassen sich diese tonischen Differenzen mit dem Grypotonometer auch graphisch feststellen.

Dieser tonische Reflex hört auf, wenn die Ansprechbarkeit der Medulla oblongata abnimmt, z. B. bei hochgradigem Hirnödem. Das große tonische Zentrum ist nach meinen auch anatomisch kontrollierten Befunden im großen Vasomotorenzentrum enthalten, jedoch da gesondert ansprechbar. Ein dirigierendes tonisches Zentrum ist in der Großhirnrinde, und zwar in den Zentralwindungen gelegen. Beweis dessen hebt die Unterbrechung der Bahn unter diesem Zentrum den Tonus der Gefäße auf der Gegenseite auf.

Tritt im Gehirn an der Stelle der Unterbrechung oder an einer distalen Stelle der angiotonischen Bahn ein neuer Reiz auf, so meldet sich dieser mit einer Tonuserhöhung auf der hypotonischen Seite. Bei stärkerem Reiz, der nicht nur die angiotonischen Nerven, sondern auch die Vasomotoren trifft, kann es da auch zum Krampf kommen. Das

Auftreten des Hypertonus auf der kontralateralen Seite ist in solchen Fällen das prämonitorische Merkmal eines Nachschubes. Solche Ereignisse habe ich wiederholt zufällig beobachtet und meine Deutung hat sich als richtig erwiesen.

Die geschilderte Hypotonie der Arterien auf der dem Insult entgegengesetzten Seite ist in manchen Fällen eine bald vorübergehende Erscheinung, während sie in anderen bestehen bleibt. Das ist diagnostisch wertvoll, weil sie es, wie erwähnt, ermöglicht, längst überstandene Insulte zu erkennen. Wiederholt war ich durch den Bestand einer zerebralen Pulsdifferenz in der Lage, einen vorausgegangenen Insult festzustellen und die fehlenden anamnestischen Daten nachzuholen. Das Anhalten einer solchen Pulsdifferenz hängt mit der Lage, Natur und Ausdehnung des Insultes zusammen.

Sind die zerebralen Insulte beiderseitige und betreffen sie die angiotonischen Nerven, so kann auf beiden Seiten nach Ablauf der Reizphase der Wandtonus in den tastbaren Arterien (Art. radialis, femoralis) derart sinken, daß die früher bestandene Resistenz schwindet, d. h. bei einer Hypertonie diese palpatorisch an den Arterien nicht diagnostizierbar ist. Trotzdem kann der Blutdruck ein erhöhter bleiben, solange der Tonus der splanchnischen Arterien, der vom großen Gefäßzentrum abhängt, durch die zerebrale Läsion nicht betroffen ist und der vorhandene Tonus der Gefäße genügt, um den Druck zu halten. Bei dieser Gelegenheit zeigt sich aber, daß an dem Widerstand der Gefäßwand das Zwischengewebe einen Anteil hat.

Bei den zerebralen Insulten sind die hypotonischen Arterien mitunter enge ein Zeichen, daß die Vasokonstriktoren nicht gelähmt sind. Den Tonus ersetzen sie nicht. Es ist das daraus zu schließen, daß vor dem Insult geschlängelte — auch gänsegurgelartige — und hypertonische Arterien der Extremitäten den Hypertonus und die Schlängelung verlieren. Das beweist, daß die Abflußbedingungen in den Arteriolen günstigere geworden sind, zumal der hohe Blutdruck durch einen zerebralen Insult im Bereich der angiotonischen Nerven, d. i. in den Stammganglien und in der Strecke Hirnrinde bis zur Brücke, nicht herabgesetzt wird.

Eine Angelegenheit ist hier noch zu erörtern, die das Verhalten des Blutdrucks bei den zentralen Insulten betrifft. Bei paralleler Blutdruckmessung auf beiden Seiten kommt es da sehr häufig vor, daß auf der hypotonischen Seite ein erhöhter Druck sich ergibt (DURIG, v. RECKLINGHAUSEN). Dieses Messungsergebnis beruht unzweifelhaft auf einem durch die Messung bedingten Fehler. Nach Herabsetzung des Wandtonus hätte man auf der hypotonischen Seite eine der verminderten Resistenz der Wand (vgl. DE VRIES-REILINGH) entsprechende niedrigere Druckzahl zu erwarten. Physikalisch ist im übrigen auf beiden Seiten ein gleich hoher Druck anzunehmen. H. v. RECKLINGHAUSEN hat in seinen Studien diese merkwürdige Diskrepanz zum Gegenstand seiner Untersuchungen mit dem Grypotonometer gemacht (vgl. PECZENIK, l. c. S. 129).

Das Auftreten der Hypotonie auf der kontralateralen Seite ist nicht das Maximum an Tonusschaden, der sich bei solchen Insulten einstellen kann. Ein weiteres Merkmal der Hypotonie ist das Auftreten von Ödemen. Sie können bekanntlich ganz beträchtliche Dimensionen annehmen, wenn der Kranke auf der betroffenen Seite liegt. Sie bezeugen, daß nicht nur die Arterien, sondern auch die anderen Strecken des Gefäßrohres durch den Insult hypotonisch geworden sind, weil sich Durchlässigkeit eingestellt hat. Das ist an und für sich kein günstiges Symptom, doch kann es bei Milderung der zerebralen Läsion auf gesteigerte Flüssigkeitsabfuhr schwinden.

Schließlich ist noch ein Zeichen der Durchlässigkeit der feineren Venen bei der primären Hypertonie gelegentlich zu beobachten. Es ist das Auftreten punktförmiger Blutungen bei Anlegen einer Stauungsbinde. Sie lassen die nicht hypertonische Beschaffenheit der postarteriellen Strecke der Gefäße erkennen (vgl. Kapillaren S. 65).

Stauung, Stase und Blutverteilung.

Störungen in den Abflußbedingungen sind in den Tonuskrankheiten von besonderem Belang. Sie können Ursache und Folge solcher Krankheiten sein. In beiden Abschnitten des Kreislaufes, im arteriellen wie im venösen, gibt es Stauung. Hergebrachterweise wird unter Stauung die venöse gemeint, wie sie aus örtlichen Anlässen entsteht, weit häufiger aber kardialen Ursprungs ist oder durch Vorgänge im kleinen Kreislauf hervorgerufen wird. In diesen Fällen sind sie allgemeiner Natur. Dabei kommt es darauf an, ob die Venen primär an der Tonuskrankheit beteiligt sind. Hypertone Venen setzen, wie das bei der toxogenen Hypertonie der Fall ist, der Stauung Widerstand entgegen und erschweren das Zustandekommen der venösen Stauung schon dadurch, daß sie den Zufluß zum rechten Herzen in engen Grenzen halten (vgl. Herz). Die Kreislaufverhältnisse sind da besondere. Es kann nicht so leicht zur venösen Stauung kommen wie bei der primären Hypertonie. Bei dieser sind die Venen an der Hypertonie primär nicht beteiligt, womit das oft frühzeitige Auftreten der Stauung und Zyanose seine Erklärung findet. Begreiflicherweise sind sie erst vorübergehende oder schwankende Phänomene, ehe sie dauernde werden und zu Erscheinungen von seiten der Leber, der Nieren und zu Ödem führen. Die Stauung in den passiven Venen ruft in den Muskeln der Venenwand zwar zunächst durch den Seitenwanddruck eine Tonuszunahme hervor. Die tastbare erhöhte Resistenz der Venenwand, die sich ergibt, wird durch Überdehnung bald belanglos.

Ebenso wie in den Venen gibt es auch eine Stauung in den Arterien, auf die ich in meinen Studien der pressorischen Gefäßkrisen geraten bin. Man könnte glauben, daß arterielle Stauung und Hochdruck zwei gleichbedeutende Begriffe wären, doch ist dem nicht so. Stauung kann in den Arterien unter verschiedenen Bedingungen entstehen. Mitunter ist sie eine ganz lokale Erscheinung, die sich nur auf eine Arterie erstreckt, wie z. B. so häufig in den temporalen Arterien. Dadurch, daß sie in einem großen Gefäßgebiet auftritt, kann sie allgemeine Merkmale hervorrufen.

Wird eine Arterie verengt oder gesperrt, oder büßt ihre Endstrecke an Weitbarkeit ein, so entwickelt sich oberhalb der Enge eine Stauung. Als akuter Vorgang wirkt das Ereignis als Reiz auf die Wand der proximalen Arterienstrecke, die eine akute Tonuszunahme erfährt. Dabei wird die Arterie, soweit es diese Erhöhung des Tonus zuläßt, durch den gehemmten Abfluß passiv erweitert. Bei Dauersperrung führen diese Vorgänge zu Erweiterung kollateraler Wege, gleichzeitig aber oberhalb der Sperre zu einer bleibenden Hypertonie, auch Myohypertrophie in der Arterienwand. Das ist eine *sekundäre Hypertonie* (s. S. 145), die besonders deutlich bei der Isthmusstenose zu sehen ist (vgl, H. VIERORDT, O. REICHEL, EDELMANN und MARON, TH. LEWIS u. a.).

Die akute Sperrung einer größeren Arterie hat im physiologischen Betrieb höchstens eine rasch vorübergehende Drucksteigerung zur Folge und ist, selbst wenn sie eine Arterie erster Ordnung betrifft, kaum von Bedeutung, da sie rasch ausgeglichen wird. Derartige Versuche sind vielfach am Tier unternommen worden, um das Entstehen des anhaltenden Hochdruckes zu erklären, doch ist das auf diesem Wege nicht gelungen.

Verlegung der Aorta und die infolgedessen auftretende arterielle Stauung führt zu einer mächtigen Drucksteigerung, einer passiven arteriellen Hyperämie in den oberhalb gelegenen Gefäßgebieten und einer Erweiterung des linken Herzens. In der experimentellen Pathologie ist die Sperrung der Aorta thoracica zum Studium der Folgen der akuten Steigerung der peripheren Widerstände und deren Rückwirkung auf den kleinen Kreislauf verwertet worden (WALLER, WELCH, v. BASCH u. a.). Für die Klinik kommt die akute Verlegung der Aorta kaum in Betracht. Die chronische Verengerung ist in Gestalt der Isthmusstenose bekannt.

Der arterielle Blutstrom kann akut durch *Krampf* der feinen Arterien in einem Gefäßgebiet gehemmt werden. Dieses Ereignis kommt beim Menschen vor und haben wir im Tierexperiment Einblick in diese Vorgänge gewonnen. Ihr Effekt ist begreiflicherweise von dem Gefäßbezirk abhängig und von der Ausdehnung des Gefäßkrampfes. Tritt in einem Bezirk ein Arterienkrampf auf, so können seine Folgen im engeren Kreise ausgeglichen werden oder es ändert sich die Blutverteilung, allein nur nach der Dignität des Gefäßgebietes auch der Blutdruck. Bei der Beurteilung dieser Dinge darf man nicht übersehen, daß Krampf nicht immer eine Sperrung des Blutstromes bedeutet.

Besonders zu beachten ist übrigens, wie sich der Krampf in der Arterie gestaltet. Der Krampf kann so verlaufen, daß das Endgebiet der Arterie zuerst hochgradig verengt wird. Da kommt es zur Stauung im Stamm dieser Arterie, wie das gleich geschildert werden soll. Dieses Verhalten der proximalen Arterienstrecke entwickelt sich nur dann, wenn in der Aorta ein zureichender Druck vorhanden ist. Ist dem nicht so, so kann sich die ganze Arterie vom Abgang von der Stammarterie derart verengern, daß sie in ihrer ganzen Strecke pulslos wird. Diese Verhältnisse ergeben sich bei niedrigem Druck, wie ich das in einem besonders instruktiven Fall geschildert habe, in welchem ich auch die Stase auf der anschließenden venösen Strecke beschrieben habe (s. S. 123).

Einen Einblick in die arterielle Stauung gibt ein Versuch, den ich zur Beleuchtung der Ereignisse in den abdominellen angiospastischen Gefäßkrisen in meinen Mitteilungen wiederholt angeführt habe. Öffnet man den Bauch eines entsprechend narkotisierten Tieres und betrachtet das Mesenterium und den Darm, so findet man, die Arterien der Mesenterien geradlinig und in normaler Pulsation. Injiziert man intravenös Adrenalin oder reizt man beide peripheren Stümpfe der Nervi splanchnici, wird der Darm blaß, während gleichzeitig die Mesenterialarterien intensiv pulsieren und eine Schlängelung erfahren. Diese Arterien fühlen sich jetzt erheblich härter an. Dieses Verhalten erklärt sich daraus, daß die Gefäße sich ihres Inhaltes gegen die Kapillaren nur schwer oder gar nicht entledigen können. Es ist das ein lokales Ereignis, das nach meinen klinischen Beobachtungen und therapeutischen Versuchen auch als die Ursache der in den abdominellen angiospastischen Krisen und in analoger Weise in anderen Gefäßbezirken heftige Schmerzen auszulösen vermag. Das Entstehen dieser Schmerzen ist dabei nicht nur von der Intensität der arteriellen Stauung, sondern auch von der Empfindlichkeit der periarteriellen Nerven abhängig. Diese Erscheinung findet in den abdominellen und den pektoralen spastischen Krisen ihre nähere Besprechung.

Der Adrenalinversuch bietet keine Analogie für die rein abdominelle arterielle Stauung. Er bietet nur die einfachste Versuchsbedingung. Den rein abdominellen arteriellen Stauungszustand erzeugt die Reizung der peripheren Nn. splanchnici. Hingegen kommt es unter der Adrenalinwirkung, da fast das ganze arterielle Gebiet in Spasmus tritt, rasch zu einer allgemeinen arteriellen Stauung, deren Rückwirkung in der Aorta auch am Menschen beobachtet wurde (WENCKEBACH). Das Ausmaß dieser Stauung in diesem Fall wird aber dadurch gesteigert, daß der Adrenalineffekt nicht nur ein einfach mechanischer ist, wie er sich durch die gestörten Abflußbedingungen ergibt. Er wirkt sich besonders dadurch aus, daß das Adrenalin die Aorta ascendens und die Kranzarterien des Herzens erweitert. Das hat zu Deutungen geführt, die bei der Besprechung der Angina pectoris vorgebracht werden.

Bei den abdominellen Gefäßkrisen ergibt sich unter dem Krampf der Baucheingeweidearterien eine entsprechende Blutverteilung in den Ausweichgebieten. Es wird damit vor allem die Aorta und der linke Ventrikel belastet, dann die Arterien des muskulokutanen Gebietes und des Gehirns.

So wie im splanchnischen Gebiet Angiospasmus auftritt, stellen sich gewisse kompensatorische Vorgänge ein, die den Hochdruck dämpfen (v. BASCH, FRANÇOIS-FFRANCK). Das Blut fließt in das muskulokutane Gebiet nicht, wie nach dem sogenannten Dastre-Moratschen Gesetz angenommen wurde, infolge von peripherer Vasodilatation, sondern nach BAYLISS rein durch Verdrängung ab, so wie das auch nach dem Gehirn der Fall ist (PH. KNOLL), wo eine passive arterielle Hyperämie sich einstellt.

Untersuchen wir bei den splanchnischen angiospastischen Anfällen die peripheren Arterien vom Beginn bis zum Ende des Anfalls, so finden wir eine mit der Drucksteigerung einsetzende Tonussteigerung der

Wand der tastbaren peripheren Arterien. Die Füllung der Arterie wird geringer, ohne daß Merkmale eines Gefäßkrampfes sich bemerkbar machen würden. Das sind Verengerungen, die mit dem akut steigenden Tonus zusammenhängen. Mit dem Ablauf des Anfalls hört diese Hypertonie auf. Im allgemeinen ist eine Drucksteigerung nur dann möglich, wenn alle Abschnitte des arteriellen Kreislaufs diesen Druck halten. Das hängt vor allem vom Wandtonus der Arterien ab. Einen gewissen unterstützenden Anteil dürfte bei weiten Arterien dem als elastisch bezeichneten Teil des Zwischengewebes zufallen. Ob übrigens diese Bezeichnung wirklich zutreffend ist, wurde bezweifelt (C. STERNBERG). Jedenfalls trägt das elastische Gewebe zum Widerstand der Arterienwand bei.

Die akute arterielle Stauung hat eine Rückwirkung auf das linke Herz, das durch den plötzlichen hohen Widerstand belastet wird. Alles hängt dann davon ab, wie weit der Herzmuskel gegen ein solches Ereignis gerüstet ist. Die Lage kann für ein normales Herz eine schwierige werden, aber nicht minder für ein hypertrophisches, wobei es bei diesem auf die Art seiner Hypertrophie ankommt.

Insolange das Herz leistungsfähig ist, sind für die Folgen die Möglichkeiten der Blutverteilung entscheidend. Vermag der linke Ventrikel die regulierende Kraft nicht aufzubringen, dann greift die arterielle Stauung über den linken Vorhof auf den kleinen Kreislauf über, um schließlich in einer venösen Stauung im großen Kreislauf sich auszuwirken. Dann kann der Blutdruck noch hohe Zahlen aufweisen. Ist das linke Herz leistungsfähig, so geht die arterielle Stauung zu Lasten der Ausweichsgebiete weiter, vor allem des Gehirns und der Nieren. Weitere Einzelheiten sind in den pressorischen Krisen erörtert.

Außer der akuten arteriellen Stauung gibt es eine anhaltende, auch bleibende bei der primären Hypertonie. Diese Stauung macht sich verschieden geltend, je nach der Raschheit und der In- und Extensität, mit der sich diese Hypertonie entwickelt. Die exzentrische Hypertrophie des linken Ventrikels ist eine Folge der primären arteriellen Hypertonie. Bei der vollentwickelten und unkomplizierten toxogenen Hypertonie besteht im Kreislaufgleichgewicht keine arterielle Stauung, daher auch keine exzentrische Hypertrophie des linken Herzens. Nur in pressorischen Gefäßkrisen (s. oben), die bei ihr häufig vorkommen, kommt es vorübergehend auch zur arteriellen Stauung. Die Blutverteilung ist aber bei der Art der Hypertonie eine andere wie bei der primären Hypertonie. Der Anfall wirkt sich bei der toxogenen Hypertonie meist im Gehirn aus, wenngleich auch hier der hypertonische Zustand der Gefäße einen gewissen Widerstand bietet.

Der rote Hochdruck von VOLHARD, der übrigens nicht in jedem Falle von primärer Hypertonie da ist, hängt mit der permanenten arteriellen Stauung zusammen. Jede Schlängelung der Arterien ist im Grunde genommen der Ausdruck einer arteriellen Stauung, die auch nur eine relative sein kann.

SAHLI hat eine gewisse Art der venösen Stauung als Hochdruckstauung bezeichnet. Diese Art der Stauung, die nach SAHLI bei Arteriosklerose und chronischer Nephritis vorkommt und mit Hochdruck zusammenhängen soll, hat die auffällige Eigenschaft, mit Hebung der Herzarbeit durch Digitalis (WENCKEBACH) oder, wie ich sehr häufig gesehen habe, nach einer ausgleichenden reichlichen Diurese unter Abfall des überhohen Blutdruckes eine ausgesprochene Besserung zu erfahren. WENCKEBACH hat diesen ganzen Erscheinungskomplex als Überdruck im Venensystem erklärt, der nicht als Hochdruckstauung, sondern als *Stauungshochdruck* zu bezeichnen wäre.

Nach meiner Ansicht gibt es beides. Um aber diese Frage im Einzelfalle richtig zu erledigen, muß man die Grundkrankheit im Gefäßsystem klar feststellen. Wir haben frühzeitig „venöse" Stauung bei der primären arteriellen Hypertonie mit Hypertension, nicht bei der reinen Arteriosklerose im Sinne der pathologischen Anatomen und nicht bei der toxogenen Hypertonie. Die venöse Stauung der primären Hypertonie ist die Folge der arteriellen Stauung. Außerdem gibt es eine Drucksteigerung, die durch die venöse Stauung herbeigeführt ist und dem Begriff Staunngshochdruck entspricht. Sein Entstehen ist auf eine Hemmung des Blutstromes aus der arteriellen Strecke der Kapillaren zurückzuführen. Es entwickelt sich dabei ein erhöhter Seitenwanddruck in den Arterien, der ihren Wandtonus steigert. Wir begegnen dem bei der Hypertonie, aber auch bei Nichthypertonikern. Zu dieser Hypertonie besondere Genese kann überdies ein Kohlensäurereiz noch zur Steigerung des Tonus beitragen.

Eine Stauung ergibt sich ferner auch dann, wenn der Tonus der Gefäßwand relativ oder absolut für den Seitendruck zu gering ist. Dabei kann es zu einer Verlangsamung des Blutstromes kommen, die Quelle verschiedener örtlicher Störungen werden kann. Solche Vorkommnisse gibt es in den Arterien, wenn ihre Wand, sei es primär oder infolge Erkrankung ihrer Nerven, gelitten hat. Häufiger ist das eine Erscheinung im Bereich der Venen, in welchen Hypotonie der Wand oder organische Veränderungen (Phlebitis, Varizen) zu Kreislaufstörungen den Anlaß geben.

Eine besonders bemerkenswerte Erscheinung ist das Bild des erschwerten Abflusses in den Endgebieten durch hypertonische Einstellung, Verengerung oder Sperre durch Spasmus. Zwei Typen machen sich da bemerkbar. Bei dem einen zeigt sich eine Stromverlangsamung in der peripheren venösen Strecke, die sich in der tiefen Zyanose äußern kann, bei dem anderen tritt leichenblasse Färbung auf. Im ersten Fall bildet nur die peripherste arterielle Strecke das Stromhindernis, daher Stase in der venösen, im zweiten besteht Spasmus in der arteriellen und venösen Strecke, wie z. B. beim toten Finger.

Hinsichtlich des splanchnischen Gefäßbezirkes und im besonderen der Nieren sind noch einige Momente vorzubringen. Der *splanchnische Gefäßbezirk* setzt sich aus zwei trennbaren Gebieten zusammen, wie sich das klinisch deutlich feststellen läßt. Es ist das Pfortaderwurzelgebiet, d. i. das intraperitoneale, das andere ist der retroperitoneale Bezirk, in dem die Nieren das Hauptorgan sind. Beide Bezirke werden von den Nn. splanchnici innerviert. Unter Reizen, welche die Nn. splanchnici treffen, wie das gewöhnlich im Tierexperiment geschieht, reagieren sie wohl gleichsinnig, doch ist das beim Menschen oft nicht der Fall und ihr Verhalten sogar ein entgegengesetztes. Es spricht das dafür, daß die Zentren dieser Gefäßgebiete getrennte sind. Daraus ergeben sich weitere Anhaltspunkte für die Beurteilung mancher Hochdruckerscheinungen.

Für die Analyse der Blutverteilung kommt nicht nur die Trennung der beiden Gefäßbezirke, sondern der einzelnen Gebiete im Bereiche des Pfortaderwurzelgebietes und das Verhalten des Leberkreislaufes in Betracht. Meine experimentellen Arbeiten beschäftigten sich mit diesen Fragen, und zwar eine mit IKALOWICZ ausgeführte über die Kreislaufverhältnisse in den Unterleibsorganen (1887). An diese anschließend habe ich Untersuchungen über die Innervation der Leber (1888) ausgeführt und den hemmenden Einfluß der Splanchnikuserregung auf die Durchblutung der Leber berichtet. Einzelheiten dieser Ergebnisse, die Hinweise auf den Anteil der Milz, des Verdauungstraktes wie anderseits der Niere an der Blutverteilung enthalten, will ich hier nicht weiter erörtern. Eine eigenartige Form der pathologischen Blutverteilung ergibt sich im akuten Drucksturz, der als *Schock* bezeichnet wird. Seine Quelle sind Kreislaufvorgänge besonderer und nicht immer gleicher Art.

Die uns hier interessierende Form ist das Eintreten einer akuten abdominellen Plethora, an der ebenso aktive wie passive, kinetische und tonische Vorgänge einen Anteil haben. Auf diesem Gebiete sind die Arbeiten von H. MAUTNER und E. P. PICK über Lebervenensperre hervorzuheben, denen sich in letzter Zeit viele Arbeiten angeschlossen haben (GOLLWITZER-MEIER und GELHAAR u. a.).

Für die Analyse der Kreislaufsvorgänge in den Bauchorganen ist noch ein dritter Gefäßbezirk von Bedeutung, der zu wenig beachtet wird und doch eine Sonderstellung einnimmt. Es ist das Gebiet der Beckenorgane, das zum mindesten in der Pathologie des Menschen häufig sich bemerkbar macht. Als Beleg für meine Auffassung kann ich auf eine experimentelle Untersuchung hinweisen, die ich mit A. E. THAYER (1887) ausgeführt habe. In dieser Arbeit ist nachgewiesen, daß es im Rückenmark Zentren gibt, die in den Beckenorganen Gefäßerweiterung auslösen.

Für die Entwicklung mancher örtlicher Änderungen der Blutverteilung kommen nicht nur neurogene Reizeffekte, sondern auch örtlich auftauchende und einwirkende Stoffwechselprodukte in Frage. Es sind dies hauptsächlich proteinogene Amine, wie Histamin, Cholin (Azetylcholin), Adenosin u. a., auf die in neuester Zeit hingewiesen wird. Dieses noch neue, an Hypothesen reiche Gebiet hat noch keine positive Fassung. Es sind Substanzen, die Gefäßerweiterung machen, an welchen das Tonussubstrat betroffen ist. Sie haben auch örtliche und elektive Wirkungen, von welchen mir auffällig erscheint, daß sie auf die Bildung der roten Blutkörperchen Einfluß haben.

Auch mit der Feststellung dieser im Kreislauf sich auswirkenden Substanzen sind die Quellen der pathologischen Blutverteilung nicht erledigt. Einen wichtigen Einfluß vermag der aus dem Tierexperiment wohlbekannte Nn. depressor (C. LUDWIG u. CYON) auf die Blutverteilung zu üben (vgl. A. TSCHERMAK).

Das Eingreifen des Depressor habe ich in einzelnen kritischen Zuständen erhoben, in welchen der Puls bzw. die Arterienwand Zeichen der Hypotonie aufwies, doch ist die Zahl meiner Beobachtungen zu klein, um mehr zu sagen, als ich bei ihrer Beschreibung angegeben habe. Mit dem Tonus der sogenannten Blutdruckzügler und ihren Einfluß auf den Gefäßwandtonus beim Menschen habe ich mich aus Gründen, die ich hier nicht anführe, nicht viel beschäftigt.

Die Blutverteilung ist in neuerer Zeit von verschiedenen Seiten übersichtlich dargestellt worden, so von FR. KAUFFMANN, W. R. HESS, B. FISCHER-WASELS u. a.

Wie aus diesen Arbeiten hervorgeht, ist der Stand unseres Wissens auf diesem Gebiet noch wenig befriedigend. Es kann das auch nicht leicht anders werden, da so viele Momente auf die Kreislaufvorgänge im Einzelfalle Einfluß nehmen. Darunter steht nicht zuletzt, wie die Pathologie lehrt, der Zustand des Sarkoplasmas der Gefäßmuskeln und seine Reaktionslage. Daß da auch vom Nervensystem nicht abhängige Veränderungen mitwirken, bildet für den gesuchten Einblick in diese Vorgänge ein erhebliches Hindernis.

Die Bedingungen, die zur Stauung führen, können auf die Blutverteilung Einfluß üben. Sie bestimmen labile und stabile Faktoren. Der labile Zustand wird hauptsächlich von den Vasomotoren, der angiokinetischen Innervation beherrscht, der stabile von dem Tonus der Gefäßmuskeln unterhalten. Im physiologischen wie im pathologischen Zustand gibt es eine Stabilität, in welcher der kinetische Innervationsmechanismus wenig oder kaum eingreift und das Herz den Betrieb beherrscht. Die Vorstellung, daß immer die Vasomotoren in Aktion sind, bedarf einer Richtigstellung, die eigentlich durch die Experimente von BAYLISS angebahnt ist, mit welchem das DASTRE-MORATsche Gesetz widerlegt wurde. An dem maßgebenden Einfluß des splanchnischen Gebietes auf die Blutverteilung (C. LUDWIG) wird auch dann nichts geändert werden, wenn wir den Kreislaufbetrieb nicht nur vom Gesichtspunkte der kinetischen Gefäßinnervation betrachten. Man muß auch mit dem Gefäßtonus rechnen lernen. Es mag das noch so schwer fallen und ein Übergehen dieses lebenswichtigen Faktors in den Erwägungen einfacher erscheinen, aber richtig ist es nicht.

Ergibt sich aus irgend einem Grund eine erhebliche Änderung in der Blutverteilung, so werden nunmehr neubelastete Arterien durch den Zuwachs an zufließendem Blut an Tonus zunehmen. An diesem Vorgang müssen die Vasomotoren nicht beteiligt sein. Am einfachsten liegen diese Dinge bei den Angiospasmen im Bereich der splanchnischen Arterien. Da sind es, wie schon berührt, die Ausweichgebiete, die herangezogen werden, und zwar zunächst das muskulokutane Gebiet, das sinnfällig an Tonus zunimmt, dann der zerebrale Gefäßbezirk und auch die Nieren. Sie verhalten sich passiv. Eine gewisse Änderung tritt ein, sobald der linke Ventrikel nachläßt und die Stauung auf den kleinen Kreislauf übertragen wird. Die in weiter Folge auftretende allgemeine venöse Stauung und Stauungshochdruck (WENCKEBACH) ist eine nicht rein angiotonische Angelegenheit und soll hier nicht weiter zergliedert werden. Bezüglich der Verhältnisse im kleinen Kreislauf siehe diesen Abschnitt.

Arterien.

In den Tonuskrankheiten der Kreislauforgane hat sich die Aufmerksamkeit auf das Verhalten der Arterien konzentriert. Es ist das der Teil des Kreislaufapparates, der sich durch Betastung und, wie man geglaubt hat, durch Blutdruckmessung leicht beurteilen und verfolgen läßt. Die Betrachtung der Tonuskrankheiten vom Gesichtspunkt der Arterien allein, hat sich als nicht zureichend erwiesen und verlangt gerade diese Erkenntnis, das Verhalten und die Stellung der Arterien in den Tonuskrankheiten einer besonderen Auseinandersetzung.

Für den Tonus der Arterienwand sind ihre Muskeln maßgebend. Für die Widerstandsfähigkeit der Arterien kommt auch die Beschaffenheit des Zwischengewebes in Betracht.

Schon unter physiologischen Bedingungen bestehen Unterschiede im Aufbau der Arterien verschiedener Bezirke, die mit ihrer Aufgabe und Stellung im Kreislaufbetrieb in Zusammenhang gebracht werden. Dieser Gesichtspunkt ist in neuester Zeit in der Histologie der Arterien zur Geltung gelangt, wie das aus der Darstellung von SCHAFFER, BENNINGHOFF u. a. hervorgeht. Die mühevollen Untersuchungen und ihre wichtigen Ergebnisse sind noch lange nicht ausreichend, um die zahlreichen offenen Fragen der pathologischen Biologie zu befriedigen. Die Schwierigkeiten sind schon darin gelegen, das Normale in den verschiedenen Lebensaltern und seine Wandlungen im fortschreitenden Alter in den Gefäßbezirken zu bestimmen. Das bisher Vorliegende läßt erkennen, daß physiologische Leistungen in dem Aufbau der Gefäßwand zum Ausdruck kommen. Verwickelt wird dieses Problem durch das Eingreifen funktioneller Zustandsänderungen und ihrer Folgen, ferner durch das Auftreten organischer Veränderungen neben solchen, die dem Altern zuzuschreiben sind. Es gilt das ebenso für die Hypertonie wie für die Hypotonie der Wand.

Im Vordergrund meiner Untersuchungen stand von jeher der Hypertonus der Arterienwand, der sich unabhängig vom Blutdruck in einer erhöhten Resistenz ausdrückt. Diese Erscheinung beruht auf dem Verhalten der Muskelzellen, insolange nicht organische Veränderungen hinzugetreten sind oder der hypertonische Zustand nicht ein fixierter geworden ist. An diesem ist oft nicht mehr die Muskelzelle allein, sondern das Zwischengewebe mitbestimmend. Die Hypertonie der Muskelzellen führt in der Arterienwand ebenso wie in jedem anderen Gewebe zu ihrer Hypertrophie. In gewissen Typen der Hypertonie tritt infolgedessen schon makroskopisch am Querschnitt die Muskelschicht hervor.

Bei der Betastung hypertonischer Arterien in vivo ergeben sich Unterschiede, die unaufgeklärt waren, die ich auf ihre Ätiologie und Genese zurückführe, womit sie verständlich werden. Hypertonie der Arterien entwickelt sich als akute Erscheinung im Gefäßkrampf, als anhaltender Zustand in zwei Formen. Daß der permanente Hochdruck in zwei Gruppen vorkommt, ist von lange her bekannt. Nur galt als Maßstab der Blutdruck und war, wo der Ausdruck Hypertonie gebraucht wurde, Hypertension gemeint.

Die Hypertonie der Arterienwand erscheint in den zwei Gruppen in verschiedener Stellung: in der einen als Krankheit für sich, d. i. die primäre Hypertonie der Arterien, in der anderen als Teil einer Hypertonie der gesamten Kreislauforgane, d. i. die toxogene Hypertonie. In beiden kommt es auch zu Hochdruck, doch ist dieser keineswegs obligatorisch. In der rein arteriellen Hypertonie kann der Hypertonus, insofern er auf einer hereditären Anlage beruht, schon in jugendlichem Alter nachweisbar sein. Es wird das wenig beachtet, doch ist dem so. Es entwickelt sich da in der Regel ganz allmählich eine Erschwerung des Abflusses in der terminalen arteriellen Strecke, dem sich die proximale und dann das linke Herz anpaßt. Im wesentlichen ist es eine durch den Hypertonus bedingte herabgesetzte Weitbarkeit (STRASBURGER), die sich geltend macht. Eine Verengerung ist nicht erforderlich, selbst bei beträchtlicher Drucksteigerung nicht. Doch ist dieser Vorgang nicht in allen Gefäßbezirken gleich intensiv. Wir haben es mit einer chronischen arteriellen Stauung zu tun, die eine gewisse Analogie zur akuten zeigt. Diese Stauung ist die unmittelbare Ursache der Drucksteigerung der primären permanenten Hypertonie und trägt auch dazu bei, den Wandtonus zu erhöhen, solange es nicht zu einer definitiven Fixation gekommen ist. In früheren Phasen kann man sich von dem Einfluß des Seitenwanddruckes auf den Wandtonus überzeugen, wenn man diesen bei ausgeschaltetem Blutstrom prüft.

Die Arterien sind bei der primären Hypertonie meist mittelweit, auch übermittelweit, das entspricht dem Entwicklungsgang dieser Gefäßkrankheit. Auch die mikroskopischen Befunde an den Arterien in den vorgeschrittenen Fällen bieten Merkmale, die dieser Entwicklung entsprechen. K. DIETRICH ist den Veränderungen der muskulösen Arterien nachgegangen und betont auch bei den jugendlichen Hypertonikern, daß die Arterien erweitert sind. Die Elastica intima und das kollagene Gewebe ist überwuchert, dabei die innere Muskelschicht rückgebildet und die äußere hypertrophisch. Besonders ausgeprägt habe ich diese Bilder bei der Myofibrose gefunden. Zur auffälligen Weite der Arterien, die bei den primären Hypertonikern vorkommt, tragen auch Altersveränderungen bei, die sich infolge der Art der Kreislaufstörung hier frühzeitig einzustellen pflegen.

Bei den ausgebildeten toxogenen Formen sind die Arterien enge, spulrund und besonders hart. Das beruht auf der relativen Raschheit mit der sich die Hypertonie der Muskelzellen in der Wand des ganzen Gefäßrohres entwickelt, wodurch es auch zur Verengerung und einer

Berichtigungen.

Seite 31, Absatz 3, Zeile 3: lies „zuzuschreiben sein" statt „zugrunde liegen".

Seite 55, Absatz 3, Zeile 7: lies „durch" statt „auf".

Seite 65, Absatz 4, Zeile 3: lies „1911" statt „1921".

Seite 85, Absatz 4, Zeile 1: lies „Hypotonie" statt „Hypertonie".

Seite 154, Absatz 5, Zeile 2: lies „Versuchen u n d der chemischen Blutuntersuchungen. . ."

Seite 175, zweite Zeile von unten: lies „Hypotonie" statt „Hypertonie".

Seite 177, Fall XIV, Absatz 4, Zeile 2: lies „die r e c h t e Arteria rad. hypotonisch, weich, nicht geschlängelt, die l i n k e hypertonisch und geschlängelt".

Seite 188, Absatz 1, Zeile 3: lies „Scheerer" statt „Schneerer".

Seite 191, Absatz 6, Zeile 3: lies „Isthmusstenose".

Seite 195, Absatz 3, Zeile 3: lies „Hypotonie und Hypodynamie".

Art von Starre kommt. Meist sind es jüngere Menschen, die diese Krankheit befällt. Die Muskelschicht habe ich hier ganz gleichmäßig verdickt gefunden, was der Entwicklung der Ereignisse entspricht.

Im Querschnitt der Leichenarterie sind die hypertonischen Arterien an dem klaffenden Lumen bei Fehlen makroskopischer Veränderungen an der Intima zu erkennen. Bei der toxogenen ist das Lumen enger und die Muskelschicht hebt sich als solche im Querschnitt oft deutlich ab. Besonders ist das bei der Blei- wie bei der Kupfervergiftung zu sehen.

Durch Einlagerung in die Muskelschicht, wie die von MÖNCKEBERG beschriebene Mediaverkalkung kann auch der Tonus der betroffenen Strecke der Arterie leiden. Im übrigen sind organische Erkrankungen der Arterienwand, sowie ihrer Nerven geeignet, ihren Tonuszustand zu beeinflussen. Selbstverständlich kommt es auf die Art der Krankheit und ihre Lokalisation an. Es gibt entzündliche Vorgänge, trophische Störungen, Reiz- und Lähmungserscheinungen und kann es unter Fortschreiten der Prozesse zum Verschluß des Lumens eventuell durch Thrombosierung und deren Folgen kommen. In dieses Gebiet gehören die Claudicatio intermittens, die Endarteritis obliterans, die sogenannte Thrombangitis Buerger, Morb. Raynaud, Erfrierung.

Einen besonderen Symptomenkomplex bildet der Eintritt eines Embolus in eine Arterie. Das Einschießen eines Embolus in eine Arterie hat im distalen Abschnitt zunächst einen Krampf zur Folge, der das Lumen verschließt. Das ist auch dann der Fall, wenn der Embolus sehr klein ist und nicht einmal das Lumen ausfüllt. Dieser Gefäßkrampf kann den Eindruck eines Spasmus machen, wie einer, der nicht auf diesem Wege entstanden zu sein scheint. Dieser Spasmus kann sogar so abklingen, daß man an gefahrdrohende Folgen nicht denkt, bis nach einiger Zeit eine unzweideutige Thrombose der betreffenden Arterie die ursprüngliche Grundlage erkennen läßt. Derartige Ereignisse werden häufig für ursprüngliche Thrombosen gehalten, sie sind es aber nicht. Die Emboli sind oft so klein und bald so verändert, daß sie bei der anatomischen Untersuchung in der Thrombenmasse nicht herauszufinden sind.

Die richtigen und grundlegenden Phänomene der Tonusveränderungen an den Gefäßen, ihre Steigerung oder Verminderung sind an den tastbaren Arterien durch die Palpation zu erfassen. Das Abtasten der Arterien, im besonderen der Radialarterie, ist einer der ältesten Teile der Krankenuntersuchung. Mit der Entwicklung der Pathologie der Kreislauforgane sind neue Momente aufgetaucht, die auf diesem Wege zu erheben sind. Sie betreffen die Beschaffenheit der Wand, d. h. deren Tonus, sowie ihrer organischen Veränderungen, ferner den Blutdruck (Tension) und die Blutverteilung. Vor der Blutdruckmessung war diese palpatorische Untersuchung der Arterien eine der wichtigsten Stützen der Beurteilung der Kreislaufverhältnisse. Sie war dementsprechend auch sorgfältig geübt. Seit der Blutdruckmessung ist sie vernachlässigt, obwohl sie an Wert nicht eingebüßt und nach meinen Untersuchungen an Bedeutung gewonnen hat. Sie läßt die Tonuskrankeiten der Gefäße erkennen.

Die palpatorische Prüfung begegnet Schwierigkeiten, die an der Arterie liegen können, aber auch am Untersucher. Leicht ist es, die ausgesprochenen Erhöhungen des Tonus oder seine Verminderung zu bemerken. Doch habe ich gezeigt, daß die sogar bedeutenden Unterschiede zwischen der Resistenz von zwei Arterien, wie sie sich typisch nach gewissen Insulten einstellen, nicht beachtet werden. Jedenfalls bedarf es einer Einübung des Tastgefühls, um diese diagnostisch wertvollen Befunde zu erheben.

Die noch immer weitverbreitete Ansicht, daß der Tonus der Arterien im allgemeinen an dem Blutdruck zu erkennen ist, mag bei flüchtiger Betrachtung einleuchten, bei näherer Prüfung erweist sie sich als nicht richtig. Die Gleichstellung und Verwechslung von Tonus und Tension ist der Fehler, der die Entwicklung der Lehre von der Hypertonie und Hypotonie der Arterien hemmt und die Richtlinien für ihre Behandlung verschleiert. Wollen wir uns da zurechtfinden, so müssen wir den ganzen Komplex in seine Teile zerlegen und von den Grundlagen ausgehen.

Der Tonus der Arterienwand ist eine tastbare Erscheinung und in gewissem Umfang objektiv kontrollierbar. Bei der Untersuchung des Pulses hat man, abgesehen von der Füllung der Arterie den Ablauf der Pulswelle, ihre Form und ihren Rhythmus erhoben und gleichzeitig sich ein Urteil über die Gefäßspannung zu bilden gesucht. Zu den besonderen Merkmalen gehört der Verlauf der Arterien und die tastbaren Veränderungen der Wand. Die pathologische Erscheinung hinsichtlich des Verlaufs ist die *Schlängelung*. Sie bezeugt, daß der Druck in der Arterie die Elastizität der Wand überwindet und die Arterie überstreckt.

Für das Entstehen der Schlängelung in den Arterien sind vor allem die Bedingungen für den Abfluß des Blutes in dem Endgebiet der betreffenden Arterien maßgebend. Ihre Störung kann eine funktionelle, auch eine organische sein. Sie kann eine vorübergehende oder eine anhaltende, dabei schwankende oder bleibende sein.

Auch in den normalen Arterien stellt sich beim akuten Überschreiten einer gewissen Druckhöhe Schlängelung ein. Es kommt das in den pressorischen Gefäßkrisen vor. Im Tierexperiment ist die Erscheinung nach Adrenalininjektion oder Reizung beider Nn. splanchnici besonders eindrucksvoll an den Mesenterialarterien zu sehen. Sie waren die Grundlage der Beschreibung der Zustände, die ich als „arterielle Stauung" bezeichnet habe.

Der akuten Schlängelung liegt akute Drucksteigerung im Zusammenhang mit erschwertem Abfluß, eventuell Angiospasmus zugrunde. Sie verschwindet, sobald der Druck in der Aorta sinkt oder der Spasmus gelöst wird. Besteht der Spasmus auch im proximalen Teil der Arterien oberhalb der Präarteriolen oder eine hypertonische Enge, dann vermag sie die Dehnung zu verhindern. Aus diesem Grunde ist Schlängelung der Arterien bei der toxogenen Hypertonie relativ selten.

Die anhaltende Schlängelung findet zum Teil durch Vorgänge in der akuten ihre Erklärung, doch kommen noch besondere Momente in Betracht, die speziell für die primäre Hypertonie von Bedeutung sind.

Auch die bleibende Schlängelung ist durch erschwerten Abfluß des Blutes herbeigeführt. Diese besteht da anhaltend und kommt zur Geltung, wenn die proximale Strecke der Arterien funktionell nicht mehr in Ordnung ist, wie das bei den Altersveränderungen der Fall zu sein pflegt. Diese Angelegenheit ist geeignet, in die Grundlagen der primären Hypertonie weiteren Einblick zu bieten.

Noch immer begegnet man der Ansicht, daß die Hemmung des Blutstromes in den Endgebieten der Arterien bei der primären Hypertonie durch Krampf bedingt wäre. Wie schon KREHL betont hat, gibt es keinen solchen Dauerkrampf. Befinden sich die Präarteriolen, auf diese kommt es an, in hypertonischer Einstellung, so verursacht sie eine Herabsetzung ihrer Weitbarkeit. Diese bildet ein Stromhindernis, das ganz erheblich sein kann, ohne daß eine wesentliche Verengerung gegeben sein müßte. Ausgesprochene Enge oder gar „Krampf" in den Präarteriolen und Arteriolen findet in der postarteriellen Strecke in einer Stase und entsprechender Zyanose Ausdruck. Solcher Stase begegnen wir als Dauererscheinung in vorgeschrittenen Fällen der primären Hypertonie, vorwiegend in einzelnen Gefäßbezirken, nicht im allgemeinen.

An dem Zustandekommen der Schlängelung haben der Blutdruck, die Widerstandsfähigkeit der Arterienwand und die Beschaffenheit des umgebenden Gewebes Anteil. Eine gewisse Höhe des Blutdrucks, wo nicht bereits vorgeschrittene und fixierte Wandveränderungen bestehen, muß vorhanden sein, um eine Schlängelung zu unterhalten. Sperrt man die geschlängelte Arterie proximal ab, so wird die Schlängelung geringer, sie kann auch verschwinden. Das gleiche geschieht, wenn aus irgend einem Anlaß der Blutdruck beträchtlich sinkt.

Auch die Umgebung der Arterien kann die Entwicklung der Schlängelung begünstigen. Die leicht beweglichen Arterien sind zur Schlängelung besonders befähigt, so z. B. die Temporalarterie oder die Radialarterie. Aus den anatomischen Befunden ist bekannt, daß die Milzarterie häufig geschlängelt ist. Besonders begünstigt wird aber die Schlängelung durch Altersveränderungen in der Arterienwand und durch ihre Krankheiten.

Mit Bezug auf den Tonus stehen hier die Altersveränderungen im Vordergrund, weil sie speziell bei der Hypertonie sich auffallend bemerkbar machen. Die Ursache dieser Erscheinung dürfte unter den gegebenen Bedingungen in der Abnützung der Arterienwand durch den Seitenwanddruck gelegen sein. Diese Abnützung scheint in erster Reihe das Zwischengewebe zu treffen. Die Muskelzellen sind es nicht, da altersveränderte Arterien, ohne irgendwelche Einlagerungen aufzuweisen, ihre Härte behalten.

Bei den Altersveränderungen der größeren Arterien vom muskulären Typ sinkt, wie eben begründet, zunächst nicht der Tonus der Muskelzelle. Er nimmt auch in den Präarteriolen, die noch wirkliche Muskelzellen enthalten, nicht ab. In dieser Beziehung habe ich einige bemerkenswerte Beweise vorzubringen. Nimmt der Tonus in den Muskelzellen der Arterien ab, so sind an dieser Veränderung auch die Präarteriolen beteiligt. Bei Eintritt dieser relativen Hypotonie und während ihrer Dauer werden die Abflußbedingungen günstigere und die Schlängelung verschwindet oder nimmt ab.

Das instruktivste Beispiel dieses Phänomens bietet die nach gewissen zerebralen Insulten eintretende Hypotonie der Arterien auf der dem Herd entgegengesetzten Seite. Die Hypotonie ist hier eine Folge der Unterbrechung der zerebralen tonischen Innervation. Einen weiteren Beleg bietet die Einwirkung von Wärme auf das terminale Endgebiet der Arterien. Legt man die Hand eines Hypertonikers, der eine ausgesprochene Schlängelung der Radialarterien hat, in Wasser, das auf Körpertemperatur (zirka 36⁰ bis 37⁰ C) erwärmt ist, so sinkt in der Regel der Wandtonus und die Schlängelung nimmt ab. Bei Abkühlen der Hand kehrt der frühere Zustand sofort zurück. Bei anhaltendem Fieber kann man das gleiche beobachten, sowie bei Krankheiten die Gefäßhypotonie erzeugen, wie die hämatogenen Adynamien.

Die Schlängelung ist eines der Frühsymptome der *Altersveränderungen* der primären Hypertoniker. Diese geschlängelten Arterien sind, wie schon vorhin ausgeführt, resistent. Sie zeigen bei der Betastung neben der Härte feine, aber auch grobe Unebenheiten, deren höchster Grad die „Gänsegurgel" ist. Als Ursache der Gänsegurgel wird meist Kalkeinlagerung angenommen. Das stimmt nicht, denn wir finden diese Deformation ohne Kalk und es läßt sich feststellen, daß die Gänsegurgel früher da ist wie die Kalkeinlage.

Bei einer 85jährigen Frau waren infolge eines zerebralen Insultes die rechtsseitigen Arterien der oberen und unteren Extremität hypotonisch und nicht geschlängelt, dagegen die linksseitigen gänsegurgelartig, hart und geschlängelt. Bei der histologischen Untersuchung im Institut Prof. MARESCH fand sich in den Arterien der oberen Extremitäten kein Kalk, in denen der unteren reichlich Kalk.

Diese harten Arterien älterer Menschen werden vielfach als „Altershypertonie" bezeichnet. Diese Bezeichnung ist nicht am Platze, da wir es nicht mit einer im Alter erworbenen Hypertonie zu tun haben. Es gibt keine Altershypertonie in diesem Sinne, sondern nur alte Hypertoniker.

Eine einfache *Methode der Palpation* ermöglicht es, uns über diese Dinge Klarheit zu verschaffen. Sie ist auch geeignet, ebenso über die Ursachen der Schlängelung der Arterien zu orientieren, wie einen Einblick in die Beschaffenheit der Arterienwand zu geben. Zu diesem Behufe ist die betreffende Arterie, wie ich vorgeschlagen habe, proximal und distal abzuklemmen und das dazwischenliegende Stück zu untersuchen. Bei der Radialarterie ist auch die distale Abklemmung des Gefäßes erforderlich, weil sie auch auf dem Wege des Arcus palmaris Zufluß erhält. Am einfachsten ist es, die Untersuchung so auszuführen, daß man mit dem Zeigefinger und dem vierten Finger die Arterie sperrt und mit dem Mittelfinger das Arterienrohr betastet. Unter diesen Bedingungen hört, wie erwähnt, wo die Schlängelung vom Blutdruck unterhalten wird, die Schlängelung auf oder wird geringer und kann auch die gänsegurgelartige Arterie ihre Kennzeichen verlieren.

Diese Art der Untersuchung kann auch so durchgeführt werden, daß man den Hauptstamm, also hier die Brachialarterie, mit einer Gummibinde oder Manschette sperrt. Man hat dann die weit längere distale Strecke für die Abtastung zur Verfügung. In sehr instruktiver Weise habe ich die Betastung der Armarterien bei einem Kranken vornehmen können, der hypertonische Arterien hatte (primäre Hypertonie) und einen Verschluß der linken Subclavia durch einen Thrombus bekam. Die harten Arterien waren hier pulslos und hart, wie die auf der rechten Seite.

Bei Ausschaltung des Blutstromes und daher des Blutdrucks ist es möglich, die Beschaffenheit der Wand zu prüfen. Wir sind so in der Lage, die erhöhte Resistenz der Arterienwand, ihre Härte, ihre Kalkeinlagerungen festzustellen und Altersveränderungen zu beurteilen. Eine wichtige vitale Reaktion läßt sich ferner mit der geschilderten Untersuchung verfolgen. Das ist der Einfluß des Blutdrucks auf den Tonus der Arterienwand. Schaltet man den Blutstrom aus, so vollzieht sich eine eben merkliche Veränderung an der Arterie. Es verschwindet der Teil der Spannung, der durch die Einwirkung des Seitenwanddrucks unterhalten wird. Die normotonische und die hypotonische Arterie erfährt dabei eine derartige Entspannung, daß sie sich geradezu dem Tastgefühl entzieht. Die hypertonische zeigt ein anderes Verhalten. Sie bleibt dem Grade der vom Seitenwanddruck unabhängigen Tonuserhöhung entsprechend tastbar.

Wechselnde Schlängelung einer Arterie, auch solche der beiderseitigen Radialarterien, habe ich bei zerebralen Zuständen, namentlich in Zusammenhang mit zerebralen Insulten vielfach beobachtet. Dadurch, daß ich Wert darauf lege, die beiderseitigen Arterien abzutasten, bin ich zu einer bemerkenswerten Beobachtung gelangt, in welcher ich ein rasch wechselndes Verhalten der beiderseitigen Radialarterien fand. Diese Erscheinung war nicht auf einen zerebralen Zustand, sondern reflektorisch von den Bauchorganen ausgelöst.

Fall IV. Ein 55jähriger Laborant wurde wegen heftiger Schmerzen im Bauch aufgenommen. Der Befund einer lokalisierten Darmsteifung veranlaßte mich, den Kranken sofort dem Chirurgen zu übergeben. Bei der ersten Betastung der Arterien fand ich die rechte Radialis hypertonisch, geschlängelt und weit, dagegen die linke enger, weniger tonisch und nicht geschlängelt. Es ist das ein verschiedenes Verhalten der beiderseitigen Arterien, wie wir es sonst bei zerebralen Insulten finden. Als ich die Betastung kurze Zeit darauf wiederholte, war der Befund ein genau entgegengesetzter, d. h. die linke Arterie weit hypertonischer und geschlängelt. Blutdruck 100/60 mm Hg. Dieses wechselnde Verhalten der Arterien konnte ich bei dem Kranken noch einige Male feststellen. Eine weitere Beobachtung der Arterien war nicht möglich.

Der chirurgische Eingriff ergab Perforation eines Duedenalgeschwürs. Die Darmsteifung war, wie sich bei der Nekropsie (Doz. A. FELLER) zeigte, durch eine vom Colon transversum ausgehende Adhäsion, die zur rechten Bauchwand zog, bedingt. Es bestand eine akute Peritonitis. Im Gehirn war bis auf geringes Ödem keine Veränderung sichtbar.

Es ist der einzige Fall, in dem ich bisher diese Beobachtung machte. Eine Erklärung der wechselnden Erscheinungen an den Arterien dürfte darin gelegen sein, daß reflektorische Einflüsse sich geltend machten, die von zwei verschiedenen Stellen in den Bauchorganen abwechselnd sich auswirkten.

Eine besondere Form der Schlängelung mit Erweiterung ist die der Bauchaorta. Ich habe sie nur bei abdominellen Gefäßkrisen der Tabiker mit tastbarer Bauchaorta gesehen und habe aus der bogenförmigen Verschiebung der erweiterten Bauchaorta nach links den Schluß auf pressorische Gefäßkrisen und einer Mesaortitis („Aortite abdominale" von Potain und von Teissier) gezogen. Es hat sich das in jedem Falle meiner Beobachtung bisher bestätigt. Am deutlichsten war dieses Merkmal bei tabischen Frauen mit Enteroptose zu finden. Die Ausbiegung kann eine ständige werden, ist jedoch in den Hochdruckphasen deutlicher und die Bauchaorta dabei erweitert und meist sehr druckempfindlich.

Die organischen Veränderungen an der Bauchaorta verlangen noch ein genaueres Studium mit Rücksicht auf ihre Beziehungen zu den abdominellen Gefäßkrisen (s. S. 99). Es ist da ebenso wie an der Aorta ascendens auf die Beschaffenheit der Mündungen der abgehenden Arterien zu achten. Bemerkenswert erscheinen mir die bei der Mesaortitis der aufsteigenden Aorta sehr häufig vorkommenden Veränderungen in der Adventitia (Maresch). Sie finden sich auch in der gleichen Krankheit der Bauchaorta. Hier haben sie wahrscheinlich einen Anteil an der Empfindlichkeit der Aorta auf Berührung. Die meisten Fälle, die in der älteren Literatur als Arteriosklerose der Bauchaorta geführt wurden, wie solche auch in meiner Monographie „Gefäßkrisen" angeführt sind, gehören zur Mesaortitis luica, wie unzweifelhaft die, welche aneurysmatische Erweiterungen aufwiesen.

Die Schlängelung der Arterienwand ist als Krankheitszeichen nicht richtig beurteilt worden. Das gleiche gilt auch für die Härte der Arterien. Härte der Arterien und gar Schlängelung galt als das verläßlichste Zeichen der Arteriosklerose im Sinne der pathologischen Anatomen. Man versteht darunter die von Lobstein (1833) beschriebene Arteriosklerose, die später Atherometose (Förster) und nach Marchand Atherosklerose genannt wurde, zu der die noch von Mönckeberg isolierte Mediaverkalkung kommt. Die richtige Bezeichnung der Atherosklerose wäre Intimasklerose, womit auch ihre Trennung von der Mediaverkalkung im Sinne von Mönckeberg ausgesprochen wäre. Daß diese Trennung begründet ist, wird zwar noch bestritten.

Im Interesse der Klinik der Gefäßkrankheiten ist es gelegen, schon den Befund an der lebenden Arterie mit den organischen Veränderungen, die sich weniger in der tastbaren Arterie als an besonderen Teilen der Gefäße zu befinden pflegen, nicht zusammenzuwerfen. Es ist an der Zeit, den Tatsachen Rechnung zu tragen.

Der Härte, die wir in den Arterien tasten, liegt gewöhnlich nicht Arteriosklerose, sondern ein ursprünglich funktioneller Zustand, eine Hypertonie zugrunde. Die Bezeichnung dieser Härte der Arterie in vivo als Arteriosklerose muß vermieden werden, weil der Ausdruck in der pathologischen Anatomie einen Befund bedeutet, der dem tatsächlichen Zustand in der Arterienwand in den hier gemeinten so alltäglichen Erscheinungen gar nicht entspricht. Um die Bezeichnung Arteriosklerose für die hypertonische Härte der Arterien zu verwenden, müßte die Arteriosklerose aus den anatomischen Befunden ausscheiden. RUSSELL, FISCHER und SCHLAYER u. a., auch ich, haben bereits gefunden, daß palpatorisch harte Arterien in der Regel die angenommenen anatomischen Veränderungen nicht aufweisen. Anderseits hat sich ergeben, daß ausgesprochene Intimaveränderungen in vivo nicht tastbar waren. (FISCHER und SCHLAYER). Aus diesen Feststellungen ist weiter der Schluß zu ziehen, daß auch dort, wo bei hypertonischen Arterien gelegentlich am Leichentisch Intimasklerose gefunden wird, nicht diese getastet wurde, sondern wie in all diesen Fällen die hypertonische Media. Die Betastung der Arterien unter Ausschaltung des Blutstromes (s. oben) bietet die Möglichkeit, in dieser kaum mehr strittigen Angelegenheit zu einer übereinstimmenden Auffassung zu gelangen.

Bei der Erörterung dieser Frage ist auch die von Belang, wie sich die hypertonische Härte von Arterien überhaupt zur Intimasklerose verhält. Wir haben es hier ihrem Wesen nach mit verschiedenen pathologischen Erscheinungen zu tun, die in den Arterien eine getrennte Lokalisation haben. Aus dem bisher Vorgebrachten geht hervor, daß der Tastbefund weder für noch gegen die Annahme einer Intimasklerose zu entscheiden vermag. In bezug auf den Zustand der Aorta, im besonderen der Aorta ascendens, gestattet er gar keinen Schluß. Die Aorta kann schwer erkrankt sein, während die peripheren Arterien frei bleiben, und umgekehrt können die peripheren Arterien gelegentlich Intimaveränderungen aufweisen, während die Aorta normal ist. Es kommt zwar vor, daß Arterien eine Härte aufweisen, die auf Kalkeinlagerungen beruht, doch ist das so selten der Fall, daß in diesem Befund nicht die Härte der Arterien im allgemeinen ihre Erklärung findet.

Zwischen der Hypertonie der Arterienwand und der Atherosklerose der Aorta besteht überdies ein gewisser Antagonismus. In der Nachkriegszeit habe ich übrigens einen auffälligen Rückgang (vgl. auch ASCHOFF) der Atheromatose der Aorta bemerkt.

Nachdem die Hypertonie keine Alterskrankheit ist, so ist aus dem Umstand, daß die von lang her wohlbekannte Atherosklerose der Aorta ascendens bei der Hypertonie meist fehlt (s. Fall I), zu ersehen, daß die Hypertonie die Entwicklung der Atheromatose nicht begünstigt, wahrscheinlich sogar verhindert. Daß die beiden Krankheiten, die Atherosklerose und die Hypertonie, mitunter nebeneinander bestehen, verlangt im Einzelfall noch eines Studiums. Es dürfte da ein zufälliges Zusammentreffen zweier häufiger Krankheiten (FR. KOVÁCS) vorliegen. Hier sei nur noch kurz bemerkt, daß die allgemeine Hypertonie eine Systemerkrankung, während die Atherosklerose eine Herderkrankung ist, die sich an bevorzugten Stellen entwickelt und sich auch als Abnützungskrankheit erweist.

Hinsichtlich des Tastbefundes an den Gefäßen der halbseitigen und der allgemeinen Hypotonie und bei der Hypotension, die auch als akuter und als Dauerzustand vorkommt, verweise ich auf die betreffenden Abschnitte.

Bei der Betastung der Arterien ist noch eine Erscheinung bemerkenswert, die in gewissen Tonuskrankheiten der Arterien sehr deutlich hervortreten kann. Das ist die mechanische Reizbarkeit der Arterien, die sich in der Hypertonie bemerkbar macht. Aus diesem Grunde ist es wichtig, das Betasten der Arterien vorsichtig, d. h. ohne erheblichen Druck, vorzunehmen. Das grobe Zugreifen bei der Betastung einer solchen empfindlichen und reizbaren Arterie ändert das Verhalten der Arterienwand derart, daß sie härter wird, als sie sonst in Wirklichkeit ist. Sie kontrahiert sich unter dem mechanischen Insult mitunter krampfhaft. Ähnliches ist bei der Kompression solcher Arterien zu beobachten (vgl. K. Westphal, Jul. Bauer u. a.).

Es kommt vor, daß durch zentrale Blockierung der angiotonischen Nervenbahnen hypotonisch gewordene Arterien der Hypertoniker durch brüskes Anfassen wieder hypertonisch werden und sich sogar die früher bestandene Schlängelung wieder zeigt. Dieser Zustand verschwindet wieder, sobald man die Arterienwand sich erholen läßt.

Differentialdiagnostisch können nur aus der vergleichenden Betastung der erreichbaren Arterien sich wertvolle Anhaltspunkte ergeben, so z. B. der Art. carotis mit der Radialarterie bei der Mesaortitis und dem Aortenaneurysma und besonders bei der Unterscheidung der peripher bedingten Pulsdifferenz von der zerebralen tonischen Differenz. In ähnlicher Weise kann ein Vergleich der Karotiden und der Radialarterien mit der Femoralis die Aufdeckung eines Aneurysmas der Aorta descendens ermöglichen, das durch eine Durchleuchtung nicht zu finden ist.

Die Unterschiede im Puls und der Arterienwand der beiderseitigen Radialarterien bei einer Mesaortitis hat eine andere Grundlage wie die bei der zerebral bedingten Pulsdifferenz. Bei dieser ist die Hauptsache der Unterschied im Tonus, im ersteren Fall die Füllung, der zeitliche Verlauf des Pulses und weniger der Tonus, der den Unterschied kenntlich macht. Bei der peripher bedingten Pulsdifferenz gibt es deutiche Unterschiede im Blutdruck der beiden Seiten.

Die Füllung der Arterien, gewöhnlich erfolgt diese Untersuchung nur an den Radialarterien, kann uns Anhaltspunkte für die Beurteilung der Blutverteilung geben. Auch sie ist mannigfachen Schwankungen unterworfen, deren richtiges Erfassen im Einzelfalle von Belang sein kann. Die geringe Füllung der Extremitätenarterien spricht in der Regel dafür, daß die Hauptmasse des Blutes in splanchnischem Gebiete gelegen ist, wo nicht diese Enge durch Blutaustritt oder durch besonderes tonisches Verhalten des gesamten Kreislaufapparates bedingt ist, wie bei der toxogenen Hypertonie. Es können auch gewisse Organe größere Blutmengen außer Betrieb halten (Kronecker, Barcroft).

Der Tonus der Arterienwand ist oft nachweislich ein schwankender. Es gibt Schwankungen, die nur das Tonussubstrat betreffen und nicht die Fibrillen, wenngleich man manchmal diese Vorgänge für primäre Kontraktionsphänomene, also kinetische Vorgänge halten würde. Einschlägige besondere Beobachtungen gehen aus der Verfolgung der tonischen Reflexe hervor, die mit den Innervationsvorgängen besprochen werden.

Der Arterienkrampf ist unter „Angiospasmus" noch eingehend erörtert. Eine Bemerkung verdient an dieser Stelle der Tastbefund an den Fußarterien. Es ist, wie ich glaube, bereits genügend bekannt, daß die Bedeutung der Tastbarkeit der Fußarterien, auch ihr verschiedenes Verhalten an den beiden Seiten überschätzt wird.

Venen.

Das Verhalten der Venen ist sehr maßgebend für die Gestaltung des Krankheitsbildes und des Verlaufes der Tonuskrankheiten. Dieses Moment ist in einem wichtigen Punkt unbeachtet geblieben. Die Venen sind an den Tonuskrankheiten aktiv oder passiv beteiligt.

Die wenig aktive Leistung der normalen Venen findet in der geringen Masse ihrer Muskellager und dementsprechend auch des Tonussubstrates ihre Erklärung. Das rasche, unter Umständen sogar plötzliche Nachgeben bei Abflußhemmung, sobald das Hindernis der Venenklappen überwunden ist, entspricht dem Aufbau der Venenwand, über den wir noch wenig unterrichtet sind.

Man kann im allgemeinen bei spastischen Gefäßkrisen auf toxogener Grundlage, wie ich es gesehen und beschrieben habe, gelegentlich die Venen im Unterhautzellengewebe im Krampfzustand als Schnürchen sehen und tasten. Der richtige Einblick in diese Vorgänge ist allerdings gewöhnlich durch die Beschaffenheit des Unterhautzellengewebes schwer möglich. Besonders deutlich habe ich dieses Phänomen bei einer 36jährigen Frau gesehen, die eine primäre Hypertonie und dabei eine sehr zarte, durchsichtige Haut hatte. Nachdem sie an einer akuten Glomerulonephritis erkrankte, kam es bald zu pressorischen Gefäßkrisen von toxogenem Typus. In diesen Krisen war der Spasmus der Venen deutlich zu beobachten. Die Glomerulonephritis heilte ab und die Anfälle kamen nicht mehr zum Vorschein. Nicht nur in akuten toxogenen Hypertonien, auch in Fällen von chronischen wie bei sekundären Schrumpfnieren sind solche Venenkrämpfe in pressorischen Krisen zu finden. Bei ödemfreien mageren Kranken sind die gekrampften Venen in der Krise leichter zu verfolgen.

Über das Verhalten der Venen in tonischer Beziehung sind unsere Kenntnisse mangelhafte. Die Wege, die da eingeschlagen werden, können, wie die blutige Sondierung (BRANDT und KATZ), die Reizbarkeit der Venenmuskeln und ihre Ansprechbarkeit auf gewisse Reize erkennen lassen. Die Frage nach dem tonischen Verhalten ist damit nicht gelöst. Die Beschaffenheit der oberflächlichen Venen läßt sich nach ihrer Füllung sowie durch Abtastung bei ausgeschaltetem Blutstrom einigermaßen beurteilen. Bei alten Menschen sind die Venen gewöhnlich weiter und ihre Wand härter. Sie sind auch häufig geschlängelt und weisen oft sicht- und tastbare Einlagerungen auf. Die Schlängelung schwindet, wie man das leicht an den Venen des Handrückens findet, wenn man den Blutstrom ausschaltet. Bei vorgeschrittenen Wandveränderungen ist das weniger der Fall. Bei diesen Untersuchungen ist ein etwa bestehendes Hindernis im Abfluß zu beachten.

Die Venen haben in einzelnen Gebieten Drosselvorrichtungen, die mit Muskellagern ausgestattet sind, welche die Venen zu sperren vermögen. Diese Sperrvorrichtungen sind innerviert und reagieren auf Reizung ihrer Konstriktoren und auf diesem Wege auch auf gewisse Gifte. Die Wirkungen dieser Gifte sind bei verschiedenen Tierarten nicht die gleichen. Eine Reihe von Arbeiten aus neuerer Zeit, so die von H. MAUTNER und E. P. PICK, haben neue Gesichtspunkte über gewisse akute Störungen im Kreislauf, an welchen die Pfortader beteiligt ist, gebracht.

Die derzeitigen Kenntnisse über die Biologie der Venen bietet eine Gesamtdarstellung von KL. GOLLWITZER-MEIER.

Die Venen zeigen in den beiden Grundformen der Hypertonie Verschiedenheiten, an welchen der Tonus ihrer Wand entscheidenden Anteil hat. Stellen wir in dieser Betrachtung das Verhalten der Venen in unkomplizierten, doch ausgesprochenen Fällen einander gegenüber, so finden wir das Folgende: Die Venen der Hand des primären Hypertonikers sind bei horizontaler Haltung weit und werden bei Senken des Armes weiter und zyanotisch — anders als bei normotonischen Menschen, die noch keine Altersveränderungen haben. Die Leichtigkeit, mit der sich beim primären Hypertoniker Stauung in den Venen entwickelt, ist ein Zeichen, daß die Venenwand an dem Hypertonus primär nicht beteiligt ist. Mit dem Eintreten der venösen Stauung führt der Seitenwanddruck in ähnlicher Weise zu einer Tonussteigerung in der Wand der Vene, wie das in den Arterien der Fall ist. Zeigen die Venen bei direkter Messung einen erhöhten Druck auf (BRANDT und KATZ), so ist dieser erhöhte Druck primär durch Stauung bedingt und nicht ein Beweis für das Bestehen einer primären Hypertonie der Venenwand.

Bei der toxogenen Hypertonie sind die Venen enge und hypertonisch. Bei Lagerungswechsel der Hände zeigen sie nicht die auffälligen raschen Veränderungen wie beim primären Hypertoniker, im besonderen nicht die Zyanose. Selbst bei ausgesprochener Dekompensation entwickelt sich hier nicht so leicht die venöse Stauung, die wir sonst zu finden gewohnt sind. Diese auffälligen Unterschiede haben den Ausgangspunkt der Trennung der beiden Grundformen gebildet, zu der ich gelangt bin.

Im Bereiche der Venen der primären Hypertoniker ist die Schlängelung häufiger und meist früher zu finden als in den Arterien. Auch hier ist sie Ausdruck der veränderten Druckverhältnisse und der Stauung. Da die Venenwand muskelarm ist, kommt ihrem neuromuskulären Tonus keine erhebliche Leistung zu und ist sie schon bei geringer Stauung bald überdehnt. Bei älteren Individuen trägt die Altersveränderung und die etwa vorhandene Phlebosklerose und Varixbildung, die Insuffizienz der Venenklappen wesentlich dazu bei, um den Tonus durch Überdehnung herabzusetzen. Die tastbare erhöhte Resistenz der Venenwand ist auch hier nicht ohneweiters als Tonuszunahme zu werten. Sie ist oft durch Veränderungen in der Venenwand bedingt, die nicht funktioneller Natur sind.

Sehr interessante Unterschiede zwischen normalem und nichtnormalem Verhalten der Vene bietet der Augenhintergrund. Hier haben wir durch Guist eine von Stauung unabhängige Schlängelung der feinsten venösen Gefäße in der Makulagegend kennengelernt. Weitere Aufschlüsse über die Venen in den Hypertonien haben Untersuchungen von W. Kollmann gebracht, die die Stauungsreaktion nach Rumpel und Leede in den Kapillaren betreffen (s. Kapillaren). Die venösen Gefäße der ausgesprochen toxogenen Hypertoniker zeigen diese Erscheinung nicht. Sie sind hypertonisch und setzen den Kreislaufschwankungen einen anhaltenden Widerstand entgegen. Daher sind auch zerebrale Insulte von der Art, wie sie bei der primären Hypertonie ganz gewöhnlich vorkommen, bei der toxogenen weit seltener. (Vgl. Herxheimer und Schulz und die Statistik aus meinem Material von L. Popper.) Die Kenntnisse über den Bau der Venen, die Unterschiede in den verschiedenen Abschnitten ihres Verlaufes und Organen sind noch ungenügend, um sie für die Erklärung von funktionellen Störungen und ihrer Wandlungen zu verwenden. Das gilt auch für die Lungenvenen (s. Asthma cardiale).

Arteriolen und Venolen.

Von den Arterien zu dem arteriellen Schenkel der Kapillaren führt ein Abschnitt des Gefäßrohres, der gemeinhin als Arteriole oder auch als Präkapillare bezeichnet wird. Weder über die Bezeichnung dieser Strecke noch über ihre Abgrenzung besteht eine einmütige Anschauung (vgl. Rehshi Midsuno).

Mit der Rücksicht auf die primäre Hypertonie scheint mir ihre genauere Unterscheidung sehr erwünscht. Biologisch habe ich, wie bereits erwähnt, eine Abgrenzung zwischen Arterie und Arteriole in der Papaverinreaktion gefunden. Diese hört nämlich dort auf, wo die typischen glatten Muskeln aufhören und die Perizyten die kontraktilen Elemente des Gefäßrohres sind. Die Perizyten sind eine andere Art von kontraktilem Element wie die Fibrillen der glatten Muskelzellen. Die Arteriole unterscheidet sich von der arteriellen Kapillare durch ihren Aufbau, worauf ich hier nicht einzugehen habe.

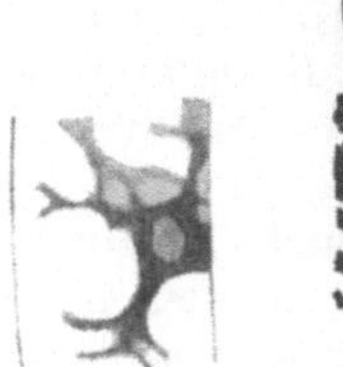

a) Venole. b) Ateriole.

Abb. 8 a und b.
Perizyten aus dem Gehirn (nach Plenk).

Ebenso wie auf der arteriellen Seite führt nach der postarteriellen, also venösen Kapillare eine postkapillare Strecke zur Vene, wo die glatten Muskelzellen einsetzen. Diese Strecke wird als Venole bezeichnet.

Arteriole und ebenso die Venole sind in den verschiedenen Geweben, wie ich vermute, ungleich lang. Ein Unterschied besteht zwischen ihnen jedenfalls insofern, als die Arteriole mehr und stärkere Perizyten aufweist als die Venole, wie das die nach der GOLGI-Methode fixierten Perizyten bezeugen, die ich einer Arbeit von H. PLENK entnehme (s. Abb. 8).

Kapillaren.

Die Biologie der Kapillaren ist ein noch aussichtsreiches Gebiet der Forschung, wie sich das im Bereich der Pathologie zeigt. Es ergeben sich da wertvolle Anhaltspunkte für die Beurteilung mancher Prozesse. Ganz besonders ist das in den Tonuskrankheiten des Kreislaufapparates der Fall.

Das Schrifttum hat eine Anzahl von Arbeiten gebracht, die als Wegweiser und Unterlagen meine Studien gefördert haben. Die wichtigsten dieser Arbeiten beschäftigen sich mit der Kontraktilität der Kapillaren, ihre Innervation, ihre Gestalt und Durchströmung. Zu diesen kommt auch der Versuch, durch Druckmessungen im Bereich der Kapillaren Aufschluß über die Kreislaufverhältnisse zu erlangen.

Manche von den Vorstellungen über die Funktion der Kapillaren bedarf einer Richtigstellung. Schon die ältere Annahme, daß die Kapillaren sich in einem gleichartigen Kontraktionszustand befänden, sowie die ihrer Selbständigkeit einerseits, anderseits die Art ihres Einflusses auf den Gesamtblutdruck hat sich als nicht zutreffend erwiesen. So ist auch der Wert der Kapillardruckmessung in dem kranken Kreislauf nicht nur wegen des Bestehens kurzer Verbindungen zwischen den terminalen arteriellen und venösen Strecken gering, sondern weil wir gar nicht feststellen können, in welchem Teil des Endgebietes wir den Kompressionsdruck erheben.

Auch haben die Lymphwege und das Zwischengewebe einen gewissen Anteil an dem Zustandekommen dieser Zahlen. Die direkte Messung des Druckes in den Kapillaren durch Einführung von Glaskapillaren in die Haargefäße hält diesen Einwenden nicht stand und ist als Methode für ausgedehnte klinische Untersuchungen nicht verwendbar.

Drosselung des Blutstromes in den feinsten Arterien setzt den Druck in den Kapillaren herab. Erschwerung des Abflusses aus den Kapillaren durch venöse Stauung steigert ihn. Erweiterung der Kapillaren in großem Umfang und in dominierenden Gefäßbezirken ist zwar imstande, den Blutdruck herabzusetzen, wenn der Zustrom aus den Arteriolen ein entsprechender ist, doch vermag eine Kontraktion, sagen wir Krampf der Kapillaren allein einen hohen Druck weder hervorzurufen noch zu halten (DURIG).

Die Einführung der Kapillardruckmessung in die obligatorischen klinischen Untersuchungsmethoden ist demnach nicht zu rechtfertigen. Sie ist schon vom Standpunkt des Physiologen (KROGH u. a.) nicht geeignet, veräßliche Anhaltspunkte für die Beurteilung des Kreislaufes zu geben. Lange nachdem die Kontraktilität der Kapillaren von STRICKER (1867) entdeckt wurde, ist bezweifelt worden, daß die Kapillaren innerviert werden.

STEINACH und KAHN (1903) haben an der Schwimmhaut des Frosches festgestellt, daß die kontraktilen Zellen der Kapillaren (ROUGET, S. MAYER) auf Reizung ihrer Nerven mit Kontraktion antworten. In toxikologischen und klinischen Beobachtungen, auch nach mikroskopisch-anatomischen Untersuchungen ist der Bestand einer Innervation erwiesen. Eine wertvolle Quelle für die Beurteilung des Verhaltens der Kapillaren ist der von OTFR. MÜLLER und seiner Schule eingeschlagene Weg der direkten Beobachtung der Kapillaren unter dem Mikroskop. Sie ist für die Erschließung der Tonuskrankheiten der Gefäße von Belang. Wenngleich die Ergebnisse dieser Kapillarstudien mehrfach als widersprechende bezeichnet wurden, ist in einwandfreien, richtig beurteilten Fällen aus diesen Befunden ein wichtiges Material zu holen. Ein dringendes Bedürfnis zur objektiven Fortführung dieser Studien ist die photographische Festlegung des Verhaltens der Kapillaren in den verschiedenen erreichbaren Geweben.

Für meine Studien war es eine Grundfrage, wie verhalten sich die Kapillaren in tonischer Beziehung in den beiden Hauptformen der Hypertonie. Daß die Wand der Kapillare wie jedes lebende Gewebe einen Tonus hat, darüber ist kein Wort zu verlieren. Sie hat einen Tonus ihres Zellinhaltes, der dem Sarkoplasma entspricht. Das ist durch ihre Kontraktilität und durch den Nachweis von Zellen, die diese Bewegung besorgen, sichergestellt. Ein Merkmal in dieser Richtung ist auch darin gelegen, daß sie, wie der Papaverinversuch zeigt, einem erhöhten Zustrom an Blut bei erweiterten Praearteriolen widerstehen, wenn sie nicht gleichzeitig erweitert werden.

SHERRINGTON hat (1920) von einer Stellung (posture) der normalen Kapillaren gesprochen und KROGH meint, unter Hinweis auf die Untersuchungen seines Schülers VIMTRUP, daß die Muskelhülle der Kapillaren einen gewissen Tonus habe. Was die physiologische Kapillare nicht erkennen läßt, zeigt deutlich ihr Verhalten in den Tonuskrankheiten.

Die Betrachtung der normalen Kapillaren unter dem Kapillarmikroskop läßt bekanntlich einen arteriellen Schenkel von einem venösen unterscheiden. Das läßt schon erkennen, daß der Aufbau der beiden Kapillarstrecken nicht der gleiche ist und daher auch ein Unterschied im Tonus besteht, d. h. daß das Substrat der kontraktilen Elemente, die hier den Muskelzellen entsprechen, in der venösen Kapillare ein quantitativ geringeres ist (s. Abb. 8).

Dieser Unterschied in dem Bau der arteriellen und der venösen Strecke der Kapillaren tritt in dem venösen Teil in Gefäßkrankheiten scharf hervor, in welchen das normale Verhältnis im Tonus der beiden Strecken eine Abänderung erfahren hat. Der Unterschied im Verhalten der venösen Strecken ist oft leicht zu erkennen, wo wir haarnadelförmige Kapillarschlingen vor uns haben. Er ist aber auch dort zu sehen, wo eine netzförmige Ausbreitung der Kapillaren besteht. Bei den haarnadelförmigen Formationen ist die Schlängelung der venösen Strecke, die bei primären Hypertonikern mitunter korkzieherartig wird, leicht zu unterscheiden. Bei der netzförmigen ist die Weite der venösen Gebiete

charakteristisch. Die Kapillarzeichen sind weder in allen Fällen gleichartig entwickelt, noch in allen Gefäßgebieten nachweisbar. Bei der entwickelten toxogenen Hypertonie fehlen diese Zeichen im venösen Teil.
Mitunter ist ihre Enge auffällig und an den Schlingen ist die kolbige
Auftreibung, mit welcher der venöse Abschnitt gewöhnlich einsetzt,
enger oder kaum angedeutet.

In diesem differenten Verhalten des venösen Schenkels der Kapillaren
einschließlich der Venolen liegt die Erklärung für das Zustandekommen
des roten und blassen Hochdruckes von VOLHARD. Die Röte des roten
Hochdrucks ist hauptsächlich Ausdruck der erweiterten venösen Strecke,
wie man das in ausgeprägten Fällen an den Wangen mit einer guten
Lupe feststellen kann. Dieses Verhalten hängt mit der Hypertonie der

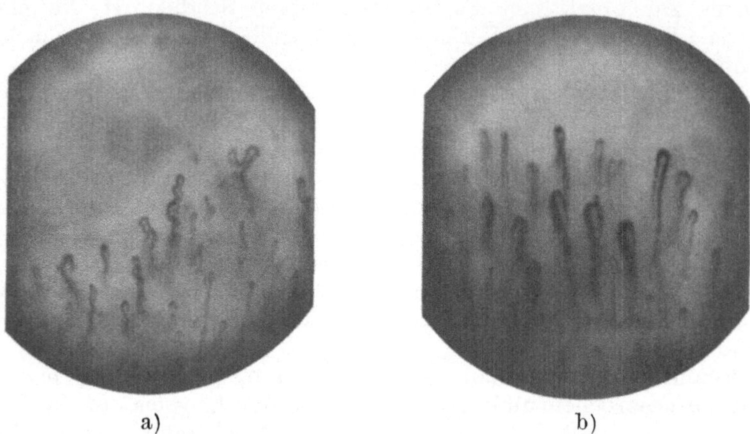

a)   b)

Abb. 9 a und b. Kapillaren am Nagelfalz.
a) Primäre Hypertonie.   b) Toxogene Hypertonie.

arteriellen Strecke der Kapillaren und der arteriellen Stauung zusammen.
Bei der entwickelten toxogenen Hypertonie sind auch die venösen
Kapillaren oft enge, daher die Blässe der Kranken. Das typische Aussehen
trifft sehr häufig zu, doch kann es nicht als ein zuverlässiges Symptom
bezeichnet werden. Bei primären Hypertonikern ohne renale Erscheinungen und sehr hohem Druck kann das Zeichen „roter Hochdruck",
ebenso bei der toxogenen Hypertonie das blasse Aussehen fehlen. Bei
jugendlichen Kranken dieser Type habe ich wiederholt ein rotes Gesicht
gefunden.

Ist die arterielle Strecke sehr resistent und verengt, so entwickelt
sich in den venösen Kapillaren eine Stase, die sich durch Zyanose kenntlich macht. Läßt man auf ein solches Gebiet, z. B. im Gesicht, eine körperwarme Kompresse einwirken, so verschwindet die Zyanose und es entsteht eine diffuse Röte. Die Wärme hat die arterielle Endstrecke entspannt
und damit die Stase — die nicht Ausdruck einer venösen Stauung war —
für die Dauer des Wärmeeffektes aufgehoben (s. S. 54). Übrigens sind

die Befunde nicht an jeder Kapillare und nicht in allen Gefäßgebieten gleich deutlich. Die Unterschiede im venösen Schenkel sind in den beiden vollentwickelten Hauptformen gewöhnlich sinnfällig. Sie zeigen ein analoges Verhalten wie die Netzhautgefäße nach GUIST. Dem entsprechen auch die Bilder einzelner Autoren, wie die von O. MÜLLER und G. HÜBENER. Nicht alle Schlängelungen der Hautkapillaren sind auf die primäre Hypertonie zu beziehen. So wie an den Netzhautgefäßen angeborene Schlängelungen vorkommen, und da auch in dem Kapillargebiet (Tortuositas) (s. Abb. 19), gibt es auch anormale Kapillarformation auf anderen Grundlagen (W. SCHARPFF) und auch in der Haut und den Schleimhäuten (LIEBESNY).

Daß die von KYLIN angenommene Capillaropathia universalis das Wesentliche eines toxogenen pathologischen Kreislaufkomplexes bilden würde, ist nicht begründet.

Für die Kapillarfragen von Interesse wäre auch eine genauere Abgrenzung der Arteriole und der Venole von der eigentlichen Kapillare. Wo nur Perizyten die Innervation aufnehmen, haben wir es mit Kapillargebiet zu tun.

Einen wertvollen weiteren Einblick in das differente Verhalten der Kapillaren in den beiden Hauptformen der Hypertonie gibt die Stauungsreaktion. Diese Reaktion ist ursprünglich von RUMPEL und LEEDE (1921) als eine für Scharlach und Endokarditis typische beschrieben worden. Später hat sie STEPHAN als Endothelsymptom bezeichnet und eine genauere Technik angegeben (SCHRADER). Unter Verwendung dieser Methodik hat auf meine Veranlassung W. KOLLMANN systematische Untersuchungen durchgeführt, wobei sich neue Momente für die Beurteilung dieser Dinge ergeben haben.

Die Methode besteht darin, daß nach Anlegung einer Stauungsbinde am Oberarm, so daß nur die Venen gesperrt werden, das Auftreten von punktförmigen Blutaustritten beobachtet wird.

Führt man die Stauung in den Kapillaren in der Weise durch, wie sie STEPHAN bzw. SCHRADER formuliert haben, so ergibt sich folgendes: Bei der primären (sogenannten essentiellen) Hypertonie treten im Bereich des Unterarmes zerstreute punktförmige Hämorrhagien auf. KOLLMANN hat sie in 65% der Fälle erhoben, während bei den entwickelten toxogenen Hypertonien dieser Effekt nicht eintritt. Daraus ist zu ersehen, daß der venöse Abschnitt der Kapillaren bei der toxogenen Hypertonie widerstandsfähig ist. Bei der primären Hypertonie ist der venöse Abschnitt des Kreislauforgans, wie ich erschlossen habe, an der Hypertonie nicht beteiligt und hat bei dem Stauungsversuch die Belastung zu tragen. Während aber unter physiologischen Bedingungen das gestaute Blut in den arteriellen Schenkel nach rückwärts ausweichen kann, ist das bei der primären Hypertonie durch die Einstellung der terminalen Strecke erschwert. Es hängt das natürlich auch vom Grade der hypertonischen Einstellung der arteriellen Endstrecke ab.

Liegt schon in diesem Versuch eine Bestätigung des differenten Verhaltens der venösen Abschnitte in den beiden Grundformen der Hypertonie, so ergibt die Untersuchung unter den besonderen Bed.ngungen, die durch den zerebralen Insult geschaffen werden, das Folgende. Tritt nach zerebralen Insulten auf der kontralateralen Seite nach Ablauf der Reizvorgänge eine Hypotonie der Arterien auf und führt man den Stauungsversuch in solchen Fällen an beiden Armen parallel durch, so zeigt sich, daß auf der hypertonischen Seite die Blutaustritte auftreten, während das auf der hypotonischen nicht der Fall ist. Mit dem Wegfall der Hypertonie in der arteriellen Endstrecke ist die Rückstauung der gesperrten Blutsäule nunmehr möglich geworden.

Das Kapillarsymptom von RUMPEL und LEEDE ist, wie aus den geschilderten Beobachtungen hervorgeht, hier nicht als Endothelsymptom, sondern richtig als kapillare Stauungsreaktion zu bezeichnen. Das Vorkommen der Blutaustritte bei der primären Hypertonie haben schon SCHRADER und namentlich WEISSMANN verzeichnet, ohne den Entstehungsmechanismus verständlich gemacht zu haben.

Eine ungewöhnliche Art des tonischen Kapillarschadens habe ich bei einem 54jährigen Chemiker gefunden. Der Kranke hatte Lues, eine Lungentuberkulose mit anhaltender Hämoptoe und anfallsweise Drucksteigerungen. An der Volarseite beider Hände hatte er hellrote Flecke und die Fingerspitzen waren in ihrem ganzen Umfang einschließlich des Nagelfalzes hellrot. Diese Röte verschwand nicht unter Kälteeinwirkung und trat bei höherem Druck besonders intensiv hervor, so daß man aus der Färbung seiner Hände ersehen konnte, ob der Druck ein höherer oder niedrigerer war.

Mikroskopisch erwiesen sich die Kapillaren erweitert. In körperwarmen Handbädern verschwanden die roten Flecke in einer gleichmäßigen allgemeinen Rötung der Haut. Die Ursache der Gefäßerscheinungen dürfte in der Lues gelegen sein.

Lymphgefäße.

Auch in den Lymphgefäßen sind Gefäße und Kapillaren zu unterscheiden. Der Aufbau der Lymphkapillaren ist noch nicht genügend erforscht. Von den Lymphgefäßen wissen wir, daß sie Muskelzellen haben. Meine Kenntnisse auf diesem Gebiete sind zu geringe, um Bestimmtes angeben zu können. Immerhin glaube ich, vermutungsweise das Folgende vorbringen zu dürfen. Die Lymphgefäße sind an der primären Hypertonie der Arterien ebensowenig beteiligt wie die Venen. Dagegen halte ich es für sehr wahrscheinlich, daß die Muskelzellen der Lymphgefäße in der toxogenen Hypertonie hypertonisch sind. Zu dieser Annahme veranlaßt mich der Umstand, daß das zur Erklärung der Ödeme der toxogenen Hypertonien erforderlich ist, zumal das Verhalten der venösen Kapillaren unter der Stauung (vgl. KOLLMANN) gegen die angenommene Durchlässigkeit der Kapillaren spricht. Die Stauungsreaktion fällt in den entwickelten Fällen toxogener Hypertonien negativ aus. Die hypertonischen Lymphgefäße hemmen, wie ich glaube, den Abfluß aus den subkutanen Geweben und fördern dadurch die Quellung dieser Gewebe, wobei auch die geänderte Zusammensetzung des Serums einen Einfluß haben dürfte.

2. Kleiner Kreislauf.

Die Veränderungen im Tonus der Lungengefäße sind weit schwieriger zu beurteilen wie die der Gefäße des großen Kreislaufs, dem die des Bronchialbaums angehören. Jedenfalls fehlt in den Lungengefäßen bisher die Möglichkeit, in vivo den Bestand einer Hypertonie oder einer Hypotonie in der Art zu verfolgen, wie es in dem großen Kreislauf wenigstens einigermaßen geschehen kann. Insofern wir im kleinen Kreislauf Erhebungen einleiten, so können sie sich nur auf die Erfahrungen stützen, die bei der primären wie der toxogenen Hypertonie an den Gefäßen des großen Kreislaufs bisher gemacht wurden. Es bezieht sich das nicht zuletzt auf den anatomischen und mikroskopischen Befund. Diesbezüglich verweise ich auf Äußerungen von K. DIETRICH (Magdeburg). Das einzige orientierende klinische Zeichen wäre in der Akzentuierung des zweiten Pulmonaltones gelegen, doch ist es bekannt, von welchen Momenten seine Hörbarkeit beeinflußt werden kann.

Es spricht alles dafür, daß zum mindesten hinsichtlich der Tonussteigerungen die Wand der Gefäße der Lungen den gleichen Reaktionen unterliegen wie die des großen Kreislaufs, doch ist zu bedenken, daß ihr Aufbau und speziell ihre Muskelschicht, auf die es ankommt, eine schwächere ist.

Daß die Arterien der Lungen innerviert, und zwar vom Vagus verengt und vom Sympathikus erweitert werden, erscheint mir sichergestellt. Ebenso sicher ist, daß auch in diesen Gefäßen der Seitenwanddruck den Tonus der Wand erhöht. Nur sind hier die Beziehungen zwischen Arterie und Vene nicht die gleichen wie im großen Kreislauf. Im besonderen ist der Einfluß der Stauung in den Lungenvenen auf den Abfluß aus den Arterien ein größerer, als es in den verschiedenen peripheren Gefäßbezirken der Fall ist. Es liegt das zum Teil an dem Querschnitt des Gefäßgebietes, an der Nähe des Herzens und an dem Mangel an Ausweichgebieten. Auch hier gibt es Krampf in den Arterien, wie z. B. in dem als Asthma cardiale bezeichneten Zustand und Stase in den Venen.

Im Querschnitt der Arterien sehen wir ähnliches Verhalten wie bei den hypertonischen Arterien im großen Kreislauf. Aus solchen Daten baut sich die Vermutung auf, daß die Lungenarterien ihrem Muskelbestand entsprechend an der primären Hypertonie beteiligt ist. Daß die Lungengefäße auch an der allgemeinen Hypertonie der toxogenen Art mitbetroffen sind, scheint mir in dem Verhalten des Lungenkreislaufs in den vorgeschrittenen Fällen dieser Krankheit erkennbar. Inwieweit der erhöhte Tonus der Lungenarterien imstande ist, die Durchblutung der Lunge zu erschweren, darüber fehlt uns die Möglichkeit der Orientierung. Jedenfalls kann dieses Hindernis mit Ausnahme des Krampfzustandes kein bedeutendes sein, wenn es auch das rechte Herz belastet. Es ist hier noch ein großes Gebiet für ernste Arbeit, das sich auf alle Arterien in Tonuskrankheiten und Kreislaufstörungen erstrecken sollte, deren Mechanismus verständlich ist.

In meinen experimentellen Untersuchungen habe ich erhoben, daß die Lungengefäße zum mindesten auf alle Agentien, die peripherisch angreifen, reagieren. Es betrifft ebenso die Papaverinreaktion, wie die Sympathikuserregung und auch die Nitritwirkung. Am deutlichsten ist das an der isolierten Lunge ersichtlich. Am ganzen Tier wird der Effekt der örtlichen Wirkung durch den auf die allgemeine Blutverteilung bei manchen dieser Substanzen getrübt. Die Ergebnisse dieser Untersuchungen sind auch für die Therapie von Wert.

Eine mit dem Tonus in Beziehung stehende Erscheinung ist ferner das Lungenödem, das noch manche offene Fragen aufweist. Das Entstehen des Lungenödems hängt mit der Permeabilität der Lungengefäße zusammen. Der gewöhnlichste Anlaß ihres Entstehens ist die Stauung im kleinen Kreislauf, die von einer Insuffizienz des linken Herzens ausgeht, wie wir das bei der kardialen Dekompensation sehen. Wie aus der Art der Entwicklung dieses Ereignisses zu schließen ist, kommen hier verschiedene Faktoren zur Geltung. So ist mir aufgefallen, daß bei Hypertonikern bei selbst ausgesprochener Dekompensation Lungenödem sich nicht so bald einstellt, wohl aber wenn entzündliche Herde auftreten.

Am raschesten kommt es zu Lungenödem im Anfalle von Asthma cardiale, wofür ich eine Begründung gefunden habe. Sehr rasch kommt es zu Lungenödem bei manchen Intoxikationen, wie z. B. bei der Jodintoxikation, die sich nicht nur in den Lungengefäßen, sondern auch in der Haut durch Ödem kenntlich macht und Folge einer erhöhten Durchlässigkeit der Gefäße sein dürfte.

Anhang.

Ödem.

Das Entstehen der Ödeme ist ein in mancher Hinsicht strittiges Problem. Im Rahmen der Tonuskrankheiten treten unter verschiedenartigen Bedingungen Ödeme auf. Sie bieten Einzelheiten, die ebenso für die Pathogenese des Ödems, wie für die Kenntnis der Tonuskrankheiten von Interesse sind. Bei der Entwicklung der Ödeme kommt dem tonischen Zustand der Gefäße eine Bedeutung zu.

Wir sehen mechanisch bedingte Ödeme vornehmlich bei der primären Hypertonie. Sie sind Zeichen venöser Stauung und Ausdruck kardialer Dekompensation. Die Erscheinungen setzen mit Leberschwellung und Knöchelödem ein, dann folgt Anasarca der unteren Körperhälfte, eventuell auch Ascites. Eine andere Art sind die bei der toxogenen Hypertonie auftretenden allgemeinen Ödeme, die gemeinhin als nephritische angesprochen werden. Sie sind toxogener Genese und extrarenalen Ursprungs, wie dies VOLHARD vertritt, und mit den Ödemen der Nephrose nicht gleichbedeutend.

Die toxogene Hypertonie ist nicht nephritischer Genese, und wo sie mit Nephritis einhergeht, ist diese eine Kombination, eine zweite Krankheit. Gelegentlich kommen unzweifelhafte toxogene Hypertonien vor, mit allgemeinen Ödemen, die dem Bild einer akuten Glomerulonephritis entsprechen und daher eine solche anzunehmen veranlassen. Allein die Zeichen der Nephritis bleiben aus. Derartige Fälle sind unter anderen von H. QUINCKE (1882), MARX und SCHMIDT, NONNENBRUCH u. a. beschrieben worden und habe ich solche beobachtet. Der älteren Auffassung folgend, wurde da eine etwa vorhandene Retinitis albuminurica als Beweis für den Bestand einer Nephritis angesehen. Es ist bekannt, daß dieser Schluß nicht berechtigt ist.

Ein auffälliger Unterschied im Verhalten der Stauungsödeme ist bei der toxogenen Hypertonie gegenüber dem der primären Hypertonie zu beobachten. Bei dieser sind die kardial bedingten Stauungsödeme, wenn auch in geringem Umfang, eine nicht selten frühzeitige Erscheinung. Die Gründe dafür liegen in dem Wesen dieser Krankheitsform, bei der die Venen ursprünglich an der Hypertonie nicht beteiligt sind. Bei der toxogenen Hypertonie dagegen kommt es nicht so leicht zu kardialen Ödemen, selbst bei nachweisbarer Erweiterung des rechten Herzens nicht. Sie entwickeln sich auffallend langsam auch dort, wo die charakteristischen allgemeinen Ödeme nicht bestehen.

Eine andere Art der Ödeme sind die regionären, meist halbseitigen, die nach zerebralen Insulten auf der Gegenseite des Herdes, auf der Hypotonie der Arterien sich eingestellt hat, auftreten. Sie sind durch die Durchlässigkeit der Gefäße bedingt. Sie können bedeutenden Umfang annehmen, aus dem zu schließen ist, daß die Hypotonie sich nicht nur auf die Arterien, sondern auch auf die anderen Teile des Gefäßrohres erstreckt. Damit ist die Durchlässigkeit der Gefäße, zu der wahrscheinlich auch die der Lymphgefäße hinzukommt, erklärt. Eine ähnliche Art der Ödeme gibt es bei der multiplen Neuritis, die ich (1891) beschrieben habe.

Wenn sich bei dieser Art von Ödemen zeigt, daß die Hypotonie der Gefäße das Entstehen der Ödeme besonders begünstigt, so muß dies Bedenken gegen die Annahme erwecken, daß die bei der toxogenen Hypertonie auftretenden Ödeme durch eine allgemeine Durchlässigkeit der feinsten Endabschnitte des Gefäßrohres zustande kommen. Das im entzündeten Gewebe auftretende Ödem ist Folge einer toxisch bedingten Hypotonie der Gefäße, doch besteht bei der toxogenen Hypertonie kein solcher Zustand.

Aus der Stauungsreaktion bei der entwickelten toxogenen Hypertonie ist überdies zu ersehen, daß die venösen Kapillaren und Venolen der akuten Stauung Widerstand leisten (s. S. 65). Bei den toxogenen Hypertonien besteht wahrscheinlich eine Quellung der Gewebe, und eine Störung der Resorption (vgl. O. REICHEL, H. EPPINGER), deren Auftreten auf das Verhalten der Lymphwege zurückzuführen sein dürfte.

Bei den Hypertonikern gibt es in zwei Gefäßbezirken regionäre Ödeme, deren Erscheinen zu kritischen Phasen der Hypertonie gehört. Es ist das Hirnödem und das Lungenödem. Bezüglich dieser Ödeme sei auf die Abschnitte Gehirn und kleiner Kreislauf sowie Asthma cardiale verwiesen. Die kachektischen Ödeme, auch das Hungerödem sind toxisch-hypotonischer Genese und beruhen auf Durchlässigkeit der Gefäße.

Überblicken wir die Ödeme, die mit Tonusänderungen in Zusammenhang stehen, so ergibt sich das Folgende. Wir können drei Gruppen unterscheiden. Ödeme mit primärer und Ödeme mit sekundärer Durchlässigkeit der Gefäße, ferner Ödeme, in welchen nicht die Durchlässigkeit der Gefäße die Ursache des Ödems ist.

Die häufigste Form sind die durch venöse Stauung bedingten, in welchen die Gefäße sekundär durchlässig werden. Ob auch die Lymphgefäße mitwirken, lasse ich hier unerörtert. Klinisch begegnen wir dieser Form bei der primären permanenten arteriellen Hypertonie. Sie ist eine gewöhnliche Folge der Hochdruckstauung (vgl. S. 46).

Primäre Durchlässigkeit der terminalen Gefäße für das Serum haben wir bei der regionären Hypotonie der Gefäße nach zerebralen Insulten, welche die angiotonische Bahn der Gefäße unterbrochen haben, ferner bei degenerativen Prozessen in den peripheren Nerven (Neuritis, Polyneuritis) und auf tonischer Grundlage u. a. bei Kachexien und dem Hungerödem.

Eine besondere Gruppe bilden die Ödeme der toxogenen Hypertonie, die nach der vorherrschenden Annahme einer Durchlässigkeit der Kapillaren zugeschrieben wird. Die Bedingungen für das Auftreten dieser Ödeme sind andere (s. oben).

Tonuskrankheiten des Herzens und der Gefäße.

Das Herz und Gefäße stehen in ihren Leistungen in engem Zusammenhang, doch gibt es Bedingungen, unter welchen das Herz unabhängig vom Gefäßapparat in seinem Sarkoplasma sich verändert. Im Gefäßsystem kann eine solche selbständige Veränderung ebenfalls auftreten, doch bleibt sie nicht ohne Einfluß auf das Herz, sobald größere und wichtige Gefäßgebiete befallen sind.

Das Herz kann durch Erkrankung seiner Klappen und durch regionäre Krankheiten seiner Muskeln tonuskrank werden. Im übrigen sind die einschlägigen Veränderungen Auswirkungen allgemeiner Krankheiten des Organismus oder die Folgen pathologischer Ereignisse im peripherischen Gebiet des Kreislaufs. Das Verhalten des Herzens ist in den Tonuskrankheiten der Gefäße ein wichtiger Faktor, der uns Einblick in die Art der Vorgänge und auch entscheidende Richtlinien für die Therapie gebracht hat.

Der Anteil der einzelnen Abschnitte des Kreislaufapparates liegt nicht immer so zutage, daß er ohneweiters leicht zu erkennen ist. Erst in neuester Zeit hat es sich gezeigt, daß die Vorstellung, daß die Grundlagen aller pathologischen Erscheinungen auf diesem Gebiete nur in den Arterien gelegen sind, nicht zutrifft und dem Verhalten der Venen ein wichtiger Anteil zufällt. Von diesem Gesichtspunkte ausgehend, war es möglich, Hauptformen zu unterscheiden und zu begründen, wodurch die Lehre von der Pathogenese dieser Krankheiten eine erhebliche Erweiterung erfahren hat. Die Untersuchungen haben ferner gezeigt, daß die tonischen Zustände auch in physiologischen Grenzen, besonders aber bei pathologischer Sachlage relativ ungleiche und schwankende sein können, wodurch das erforderliche Gleichgewicht im Kreislaufbetrieb beeinflußt wird. Die Vorgänge können akute sein und auch anhaltende oder bleibende. Sie erscheinen auch in Kombination. Daß das auch dazu beiträgt, die richtige Beurteilung im Einzelfalle zu erschweren, bedarf keiner breiten Auseinandersetzung.

Wir haben, wie ausgeführt, Tonuskrankheiten, die nur die Arterien betreffen oder auch nur einzelne ihrer Bezirke, ferner solche des ganzen Kreislaufapparates. Dabei müssen wir die Frage, inwieweit auch der kleine Kreislauf inbegriffen ist, noch offen lassen, wenngleich Anhaltspunkte gegeben sind, welche die Annahme begründen, daß auch seine Gefäße ihrem Muskelbestand entsprechend mitbeteiligt sind. Außer und neben den Hauptgruppen gibt es regionäre Zustände, unter welchen rein sekundäre Formen sich befinden.

In ihren Grundzügen sind die Tonuskrankheiten hypertonische oder hypotonische. Bei der Mannigfaltigkeit des Materials ist derzeit nicht daran zu denken, Abschließendes zu bieten und kann nur von geklärten Formen die Rede sein. Wir haben sonach die Hypertonie und die Hypotonie zu erörtern und wenden uns zunächst der Darstellung der Hypertonie zu. Es liegt im Interesse der Verständigung, bei den weiteren Ausführungen von den Gefäßen auszugehen, vorher aber die Frage der Ätiologie und Pathogenese zu erörtern.

Ätiologie und Pathogenese.

Die Quellen der Tonuskrankheiten sind noch wenig erschlossen. Die zahlreichen Arbeiten, die zu diesem Thema gehören, lassen reichlich Lücken unserer Kenntnisse erscheinen, deren Ausfüllung eine Voraussetzung der Klärung dieses wichtigen Teiles der pathologischen Biologie bilden. Auf drei Wegen ist man an diese Fragen herangetreten: auf dem des Experiments, der klinischen Kasuistik und der pathologischen Anatomie. Ihre Ergebnisse sind in vielen Punkten widersprechend und scheinen noch unüberbrückbar. Diese Dinge mit ihren Einzelheiten vorzubringen, würde über den Plan dieser Arbeit weit hinausgehen, wo es mir nur um den Tonus des Kreislaufapparates zu tun ist. Die Hauptfrage geht dahin: wie kommt es zur Hypertonie, wie zur Hypotonie. Am einfachsten liegt die Sache bei den regionären Tonusveränderungen. Doch sind es nicht diese, deren Erschließung die wesentliche Aufgabe der Forschung ist, sondern die allgemeinen Formen. In neuerer Zeit hat die Hypertonie die Aufmerksamkeit auf sich gelenkt, obwohl die Hypotonie mit nicht weniger Berechtigung ihre Würdigung verlangt. Beide verbindet derzeit der Gedanke, daß ihr Entstehen und Bestehen mit der inneren Sekretion zusammenhängt. Vier innersekretorische Drüsen werden in dieser Beziehung in Betracht gezogen, die Nebenniere, die Hypophyse, die Keimdrüse und auch die Schilddrüse.

Die herrschende Forschung auf diesem Gebiete beschäftigt sich, abgesehen von der Suche nach Zentren der Gefäßinnervation, hauptsächlich mit der Untersuchung des Blutes auf manifeste oder latente gefäßwirksame Stoffe und mit dem Verhalten der inkretorischen Drüsen in funktioneller Beziehung zueinander unter Berücksichtigung ihrer organischen Veränderungen. In der Prüfung der Stoffe konzentriert sich das Interesse auf die Reaktion der Vasomotoren und die von überlebenden Gewebsstücken, speziell der Gefäße. Fast unbekümmert um die Frage, ob alle Vorgänge, die hier beobachtet werden, mit der inneren Sekretion überhaupt und wenn, ob primär oder sekundär, zusammenhängen können, wird mit einer gewissen Voreingenommenheit alles der inneren Sekretion zugeschrieben. Trotzdem Dezennien mit dem Einsetzen der Arbeiten über die innere Sekretion verflossen sind, sind ihre bedeutsamen Ergebnisse für die Pathologie der Kreislauforgane noch unklare. Beobachtungen, in welchen Erscheinungen von seiten des Kreislaufs erhoben wurden, liegen zahlreiche vor, doch ist ihre Beziehung zu den Krankheiten der Kreislauforgane unsicher. Es erscheint mir aber in der Beachtung der tonischen Vorgänge, d. h. des Verhaltens des Sarkoplasmas, ein Moment gelegen, das geeignet ist, die Lösung obschwebender Fragen zu fördern. In der Verfolgung dieses Gesichtspunktes müssen in allen Kreislaufvorgängen die kinetische und tonische Reaktion nach Möglichkeit getrennt werden. Mag diese Trennung im Rahmen des Physiologischen schwierig sein, in gewissen krankhaften Prozessen tritt sie deutlich hervor und läßt die Bedeutung der tonischen Funktion klar erkennen. Es gibt Phänomene, die ohne die tonische Funktion ihre Erklärung nicht finden. Vielfach habe ich in meinen pharmakologischen Arbeiten wichtige Unterstützung in der Verfolgung der Probleme gefunden. Besonders war das bezüglich der Hypertonie der Fall, von der ich hier ausgehe.

Im Laufe der Jahre bin ich zur Erkenntnis gelangt, daß Hypertonus in der Wand der Kreislauforgane als Dauerzustand hauptsächlich — nicht ausschließlich in zwei Formen in Erscheinung tritt und das Wesentliche besonderer Krankheiten bildet. Diese Krankheitsformen sind schon von lange her unterschieden worden, doch habe ich in meinen Studien eine bestimmte Grundlage gefunden, die beide miteinander zu verbinden scheint und doch ihre Trennung ermöglicht. Aus diesen Momenten sind neue Fragen entstanden, die geeignet sind, in die Genese dieser Krankheiten weiteren Einblick zu bringen.

Unter den Hypertonien sind, wie bereits auseinandergesetzt, eine rein arterielle Form und eine allgemeine, die den gesamten Kreislaufapparat betrifft, zu unterscheiden. Beide sind funktioneller Natur. Schwierigkeiten hinsichtlich Ätiologie und Pathogenese bereitet die primär arterielle Krankheit. Sie geht, wie die Hauptmasse der Fälle lehrt, aus einer ererbten Anlage hervor, die unter dem Einfluß von Momenten, die den Tonus der Muskeln der Arterienwand zu steigern vermögen, sich weiter entwickelt. Sie ist genetisch zerebral bedingt.

Bei der Erforschung dieser Krankheit ist auf die Unterscheidung des Hypertonus, der auf hereditärer Grundlage entstanden ist, von dem, der bei Menschen ohne Anlage durch erworbene Einflüsse auftritt und zu anhaltender Hypertonie führen kann, zu achten. Es ist nicht überflüssig,

auch hier schon zu sagen, daß solche erworbene Anlässe zur Tonussteigerung nicht die Ursache der hereditären Form der Hypertonie sein
können.

Die allgemeine Hypertonie der Kreislauforgane ist eine erworbene
toxogene Krankheit. Ohne meinen weiteren Beweisführungen vorzu-
greifen, will ich hier im Interesse der Durchführung meiner Aufgabe nur
ein Moment gewissermaßen als Leitfaden in den Vordergrund stellen.
Das ist das Verhalten des Herzens in diesen Krankheiten.

Im Falle des Bestehens eines rein arteriellen Hypertonus zeigt das
Herz die Zeichen einer tonischen Dilatation der linken Kammer, die
aus einer sekundären Anpassung hervorgeht, d. i. die exzentrische Hypertrophie. In der zweiten Type besteht dagegen eine konzentrische Hypertrophie beider Ventrikel, eigentlich des ganzen Herzens. Von dieser
letzteren ist es lange her bekannt, daß sie die nephritische Herzgestalt
ist. Daß diese nicht zur Nephritis, sondern zur toxischen Ätiologie (toxogenen Hypertonie) gehört, ist nicht Gegenstand der weiteren Erörterung
an dieser Stelle.

Soll von irgend einer angenommenen Ursache der Nachweis geführt
werden, daß sie einen dauernden Hypertonus hervorzurufen vermag,
so muß sich, sei es experimentell oder in der klinischen Beobachtung
unter einwandfreien Bedingungen, eine Herzform ergeben, die einer
dieser Typen entspricht. Es müßte in dem einen Fall ein Agens sein, das
nur auf den arteriellen Kreislauf wirkt und hier in der Form, wie es für
die primäre Hypertonie charakteristisch ist, sich auswirkt, in dem anderen
den ganzen Apparat erfaßt und das Bild der toxogenen Hypertonie ergeben.

In dem Umstand, daß im Blut eine Substanz nachgewiesen wird,
die vasomotorische Wirkung hat, ist der erforderliche Nachweis, daß
sie die Ursache einer anhaltenden Hypertonie sei, nicht gegeben. Das
Wesentliche der Hypertonie liegt nicht in den Fibrillen, nicht in der kinetischen Funktion, sondern in dem Plasma der Muskelzellen. Das gilt
für die Dauerzustände.

In letzter Zeit ist von KONSCHEGG nach einer von ZUFRAGIRINI angegebenen Methode eine durch Lipoid inaktivierte Substanz aus dem
Blute hergestellt worden. Diese Substanz findet sich bei beiden Arten
von Hypertonikern reichlich und hat auf überlebende Gefäßstreifen der
Menschenleiche eine konstringierende Wirkung. So bemerkenswert diese
Befunde sind, ein Nachweis, daß das Vorhandensein dieser Substanz in
einem kausalen Zusammenhang mit der primär-arteriellen Hypertonie
steht, ist damit nicht gegeben.

Für die akuten Hypertonien, die aus einem hyperkinetischen Reiz
hervorgehen und Hypertension machen, wie in den allgemeinen pressorischen Gefäßkrisen, kommen andere Anlässe in Betracht. Da ist es, wie ich
gleich bemerken will, durchaus möglich, sogar in manchen Fällen sehr wahrscheinlich, daß die Angiospasmen durch inkretorische Vorgänge herbeigeführt werden. In jüngster Zeit haben BRANDT und KATZ angegeben, daß
sie in pressorischen Krisen im Blut Adrenalin nachweisen konnten.

Angiospastische Krisen gibt es in den beiden Gruppen, doch unterscheiden sie sich derart voneinander, daß an ihrer Gestaltung die Grundkrankheit zu erkennen ist. Auch das spricht dafür, daß wir es mit differenten Krankheiten zu tun haben. Sie haben aber das Gemeinsame, daß häufige angiospastische Krisen den Tonus der Arterienwand und den Blutdruck unabhängig von der Grundkrankheit erhöhen, die im Einzelfalle vorliegt.

Die auf diesem Gebiete immer wiederkehrende Frage gilt der Beziehung der Nebenniere zur Hypertonie. Es erscheint mir deshalb hier am Platze, zunächst das vorzubringen, was wir von der Stellung der Nebennieren zum Tonus und speziell zum Gefäßtonus sagen können. Bei Erörterung dieser Angelegenheit steht an erster Stelle die Frage, welche Vorgänge können für die Entwicklung eines Dauerzustandes in Betracht kommen.

Die ersten Kenntnisse über Beziehungen der Nebenniere zum gesamten Organismus hat uns die Beschreibung der Bronzekrankheit von THOMAS ADDISON (1855) gebracht. Als das anatomische Substrat hat er bekanntlich organische Veränderungen in den Nebennieren und in der Regel durch Tuberkulose gefunden.

ADDISON hat in dem Krankheitsbilde zwei Zeichen hervorgehoben: die Bronzefärbung und die allgemeine Schwäche, die sich auf die willkürlichen Muskeln erstreckt. Das leicht Faßbare ist die Färbung, das Wesentliche die allgemeine Schwäche, die, wie sich erst viel später gezeigt hat, auf die gesamte Muskulatur und auch auf den Kreislaufapparat sich erstreckt.

Die zweite Phase in der weiteren Gestaltung dieser Lehre setzt mit den Versuchen der Nebennierenexstirpation ein. Sie wurde zuerst von BROWN-SÉQUARD (1856) eingeleitet. Aus den experimentellen Untersuchungen ist der Schluß gezogen worden, daß die Nebennieren lebenswichtige Organe sind. Daran ist nicht zu zweifeln, nur ist die Anschauung, daß die Nebennieren *unbedingt* lebenswichtige Organe sind, nicht zutreffend. 1894 habe ich über einen Hund berichtet, dem ich beide Nebennieren vollständig entfernt habe und der den Eingriff überlebt hat. Das Tier wurde nach vier Monaten getötet und bei der Obduktion (A. BIEDL) und der histologischen Untersuchung (O. STOERK) haben sich keine Reste des Organs, noch im Bereiche des Operationsfeldes akzessorische Nebennieren gefunden. Die Entfernung beider Nebennieren ist bei verschiedenen Tierarten durchgeführt worden und haben Tiere den Eingriff überlebt. Es spricht das jedenfalls dafür, daß vikariierende Organe den Defekt ausgleichen können. Ob das immer akzessorische Nebennieren sind, scheint mir noch unentschieden.

Seitdem OLIVER und SCHÄFER die vasokonstriktorische Wirkung des Nebennierenextraktes (1894) entdeckt haben, hat dieser und besonders nach Reindarstellung der wirksamen Substanz des Adrenalins (TAKAMINE) das ganze Interesse auf sich gelenkt. Immerhin wurde auch das Suchen nach anderen endogenen Substanzen von ähnlicher Wirkung angeregt und hat auch zur Entdeckung der pressorischen Substanz im Hypophysenhinterlappen geführt. Eine weitere Etappe in dieser Forschung hat sich durch Sonderung des Nebennierenmarkes von der Rinde hinsichtlich ihrer biologischen Aufgaben ergeben. Es hat sich dabei gezeigt, daß die Rinde der Nebenniere eine besondere inkretorische Drüse ist.

Ehe ich auf die weitere Zergliederung der biologischen Beziehungen der Nebenniere eingehe, ist das folgende Moment zu besprechen.

Unter den klinischen Erscheinungen der ADDISONschen Krankheit ist die Adynamie die wichtigere. Sie ist es, die den tödlichen Verlauf herbeiführt. Die Pigmentbildung kann auch jahrelang bestehen, ohne daß die Adynamie ausgesprochen in Erscheinung treten müßte. Mitunter entwickelt sich dagegen die Adynamie, bei der auch die glatten Muskeln der Hohlorgane sehr hervortreten, geradezu subakut.

Bei der Adynamie im ADDISONschen Komplex haben wir es mit einer allgemeinen Störung im Sarkoplasma (Tonussubstrat) zu tun. An den willkürlichen Muskeln solcher Kranker sehen wir, daß nicht die Beweglichkeit betroffen ist, sondern nur die Kraft. Der systolische Blutdruck kann sehr gering werden und selbst auf 40 bis 60 mm Hg sinken. Auch hier liegt insofern eine Schwäche der Fibrillen, d. h. der kinetischen Funktion vor, als die Energiequelle im Sarkoplasma versagt. Daher ist auch der Effekt eines angiospastisch wirkenden Mittels unter diesen Bedingungen ein geringer.

In einem meiner Fälle war es ein 35jähriger Mann, den ich ein Jahr vorher als großen, muskelstarken Mann gesehen hatte, der von einer Adynamie befallen wurde. Der Zustand wurde als Neurasthenie gedeutet. Er hatte keine Hautverfärbung, wohl aber fand ich an der Mundschleimhaut typische Pigmentflecke. Der Fall endete nach ganz kurzem Verlauf tödlich.

Das Adrenalin sowie übrigens die ihm verwandten Substanzen wirken, nebenbei bemerkt, auf die Hohlorgane nicht unter allen Umständen verengend. Ihre Wirkung erstreckt sich in den Kreislauforganen nicht nur auf die Arterien, sondern auch auf die Venen und Kapillaren. Sonach wäre anzunehmen, daß, insofern das Adrenalin einen Dauerzustand zum Vorschein bringen könnte, dieser der toxogenen Hypertonie am Herzen wie an den peripheren Gefäßen entsprechen müßte. Man hat seinerzeit schon versucht, die Adynamie des Addison durch Adrenalininjektion zu beeinflussen, doch ohne Erfolg. Sobald das Tonussubstrat krank ist, kann, wie das meiner Zergliederung der Muskelzellfunktion entspricht, diese Medikation nichts nützen. Eine sehr traurige, wenn auch sehr lehrreiche Erfahrung haben wir im Jahre 1918 bei der sogenannten spanischen Grippe gemacht. In dieser Krankheit war es eine toxogene Adynamie, mit der wir es zu tun hatten, und hat sich die Adrenalineinspritzung in allen vorgeschrittenen Fällen als unwirksam erwiesen.

Dieser pathologische Zustand der Muskeln ist nicht auf Adrenalinmangel zu beziehen, da er sich doch auch auf die willkürlichen Muskeln erstreckt. Die Schwäche dieser Muskeln, die sich am Dynamometer feststellen läßt, und die Art der Funktionsstörung der glatten Muskulatur weist klar auf andere Beziehungen zwischen Nebenniere und Sarkoplasma hin, als diejenigen es sind, die auf Adrenalin oder die ihm verwandten Substanzen bezogen werden könnten. Eine Adrenalinreaktion der willkürlichen Muskeln, die hier in Betracht gezogen werden könnte, ist nicht festgestellt worden.

Das *Adrenalin* ist ein kinetisch wirkendes Agens, das in seinen typischen Effekten die kontraktilen Elemente in der Muskelzelle der Gefäßwand erregt und auf diesem Wege also indirekt eine Tonuserhöhung herbeiführen kann. Daß dieses Nebennierenprodukt direkt das Tonussubstrat erregt, ist nicht erwiesen. Das gleiche gilt für die bisher bekannten, dem Adrenalin chemisch verwandten Stoffe. Sie alle können, indem sie in wirksamer Form plötzlich in das Blut gelangen, angiospastische Krisen, d. h. akute Hypertonie bei Normotonikern auslösen. Dauernde Hypertonie und erhöhten Blutdruck können sie nur nach wiederkehrenden solchen Ereignissen herbeiführen. Daß es gelegentlich Hypertonien dieser Genese geben könnte, wird durch einige Beobachtungen wahrscheinlich, als deren Grundlage, am Obduktionstisch adrenalinbildende, d. h. chromaffine Geschwülste sich gefunden haben. Das sind aber nicht die sogenannten Hypernephrome, die eigentlich Nierengeschwülste sind (O. Stoerk). Für die Beurteilung solcher Fälle sind nur durch Leichenbefund verifizierte Fälle heranzuziehen. In meinem eigenen Material habe ich zwar sogenannte Hypernephrome, aber keine Beobachtung der erwähnten Art. Vereinzelte Fälle von sogenannten Hypernephromen hatten im Leben erhöhten Druck, waren aber primäre Hypertonien und hatten keine angiospastischen Krisen.

In einem Falle, der eine Frau mit beiderseitiger Lungentuberkulose und Endocarditis betraf, fanden sich in beiden Nebennieren chromaffine Tumoren. Hypertonie oder eine Andeutung von pressorischen Gefäßkrisen wurden nicht angegeben. Die vorhandene Herzhypertrophie entsprach dem Klappenfehler.

Was bei der weiteren Verfolgung dieser Angelegenheit mir erforderlich erscheint, ist eine genaue Feststellung der Vorgeschichte, ferner der Größe und Gestaltung des Herzens, Augenbefund usw., also ein eingehendes Zusammenarbeiten der Klinik und der pathologischen Anatomie. Es wäre im Zusammenhang mit genauen klinischen Feststellungen u. a. zu erheben, wieviel von der Rinde erhalten sein muß, um die Adynamie aufzuhalten, ferner das Verhalten der einseitigen zu der doppelseitigen Erkrankung speziell beim Addison.

Die mit den chromaffinen Tumoren zusammenhängenden Hypertonien kommen jedenfalls nur selten vor und sind Hypertonien besonderer Art (vgl. Fr. Paul). Keinesfalls sind sie geeignet, das Problem der primären permanenten Hypertonie zu lösen, wenngleich ich manche Analogien anerkenne. Der Verlauf der akuten Drucksteigerung ist bei der primären Hypertonie dem unter der Adrenalinwirkung ähnlich. Daß in den Fällen von chromaffinen Gewächsen auch die Herzhypertrophie, und zwar des linken Herzens gefunden wurde, ohne genauere Beschreibung der Herzgestalt, ist noch ein Mangel. Die Annahme, daß hier auch ein direkter Reiz auf den Herzmuskel mitwirkend sein dürfte (Erb jun., G. Bayer) klärt die Sache nicht auf. Eine solche Wirkung müßte sich in beiden Herzhälften und auch im Verhalten der Venen zeigen.

Wenngleich in solchen Fällen das klinische Bild als eine sekundäre Schrumpfniere — also ein Zustand, den ich als toxogene Hypertonie bezeichne — gedeutet wurde, fand sich keine Schrumpfniere, sondern eine chromaffine Neubildung.

Ein solcher Fall wurde von Fränkel (Freiburg i. B., 1886) beschrieben und zwei von Neusser (1897). Neusser hat aus diesen Befunden, von welchen er den genaueren Obduktionsbefund leider nicht angeführt hat, als erster es versucht, das klinische Bild einer chronischen Hyperfunktion der Nebenniere aufzustellen. Neusser bemerkte, daß Gehirnblutungen bestanden haben, wie sie bei hochgradigen Drucksteigerungen der Schrumpfniere vorkommen, daß aber weder in den Nieren, noch in den Schlagadern irgendeine Ursache zu finden war.

Ähnliche Fälle von Hypertonie bei Nebennierentumoren liegen von Orth, Biebel und Wichels, Oppenheimer und Fishberg, Vaquez, Douzelot und Geraudel, aus neuester Zeit von Fr. Paul, M. Goldzieher u. a. vor. Ihre Gesamtzahl ist gegenüber der der Hypertoniker ohne solche Erscheinungen von seiten der Nebennieren viel zu gering, um anzunehmen, daß chromaffine Tumoren für die Pathogenese der primären Hypertonie in Betracht kämen. Überdies sind sie erworbene Schädigungen. Im übrigen sei hier auf die Studie von Fr. Paul hingewiesen, die auch eigene Fälle bringt. Auf eine Erörterung von Meinungsverschiedenheiten kann ich hier nicht eingehen.

Die Genese der primären permanenten Hypertonie ist, nach allem, was mir über diese Krankheit bekannt ist, der bisher besprochenen Form nicht verwandt. Alle Versuche, durch endogene Stoffe ihr Entstehen zu erklären, sind mißlungen. Es sei hier auch an die Arbeiten von Volhard und seiner Schüler Hülse u. a. erinnert.

Die primäre permanente Hypertonie ist eben keine erworbene Krankheit. Es gibt bei dieser Hypertonie Drucksteigerungen, die einige Zeit anhalten können, so nach großen apoplektischen Insulten in Zusammenhang mit dem erhöhten Hirndruck und der Reizbarkeit der Arterien. Dieses Vorkommnis, auf das ich 1909 aufmerksam gemacht habe, gibt keinen Einblick in die Grundfragen der Hypertonie, ebensowenig die folgenden experimentellen Feststellungen.

W. Kretschmer hat durch Dauerinfusion von Adrenalin einen die Dauer dieser Infusion begleitenden Hochdruck erzeugt. W. A. Dixon und H. Heller haben mit Kaolininjektion in die Cisterna cerebellomedullaris einen nachhaltigen Hochdruck erzeugt, ein Verfahren, mit dem man experimentell die Folgen der Belastung der normalen Arterien des Tieres studieren kann (Vgl. L. Braun, Hamperl und Heller).

Die primäre permanente Hypertonie ist zentral neurogenen Ursprungs und hat mit der anderen Type der Hypertonie eines gemein, d. i. die erhöhte Erregbarkeit der Gefäße, die sich jedoch bei ihr nur auf die Arterien erstreckt. Die Art der angiospastischen Zustände ist von der toxogenen Form verschieden. Sie zeigen, wie erwähnt, eine gewisse Ähnlichkeit mit den Vorgängen unter der Adrenalinwirkung, doch dürfen diese akuten Ereignisse mit dem Entstehen der Dauerzustände nicht verwechselt werden.

Ein wertvolles Moment, das mit Bezug auf den Muskeltonus in den Vordergrund gekommen ist, ist durch die Trennung der Funktion der Nebennierenrinde von der des Markes aufgedeckt worden. SWALE VINCENT und A. BIEDL haben seinerzeit die Lebenswichtigkeit der Nebennierenrinde auf Grund von Versuchen angenommen. Klinische Beobachtungen verschiedener Natur haben auf Beziehungen der Nebennierenrinde zum Tonus der Arterien hingewiesen. Diese Angelegenheit zu besprechen erscheint mir am Platze, da sie sich jetzt anders beurteilen läßt, als das früher der Fall war. Eine Voraussetzung für diese Aussprache ist die Trennung der Leistungen von Rinde und Mark der Nebenniere.

Schon vor 35 Jahren brachten französische Autoren einen Gesichtspunkt vor, der mit der damals herrschenden Anschauung, die nur das Nebennierenmark als Agens gelten ließ, nicht in Einklang zu bringen war. Diese Arbeiten sind von H. VAQUEZ und seinen Schülern ausgegangen. Sie stammen aus einer Zeit, in welcher der Hochdruck mit der Adrenalinwirkung verknüpft wurde und die von mir vertretene Trennung der akuten Hypertonie bzw. Hypertension von den anhaltenden Zuständen und der familiären primären Hypertonie von der toxogenen noch nicht bekannt war. Damals wurde die „Hyperepinephrie" beschrieben. Ein Befund, auf den besonders hingewiesen wurde, war der von Adenomen in der Nebennierenrinde. In Fällen von Hypertension, in welchen ich nach dem Vorhandensein einer Adrenalinreaktion am Froschauge (R. EHRMANN) im Harn und im Blut vergeblich gesucht hatte, fanden sich bei der Obduktion mitunter solche Adenome. Diese Untersuchungen, die ich in Zusammenhang mit den Arbeiten von SCHUR und WIESEL geführt hatte, habe ich deshalb aufgegeben. In weiteren Studien habe ich gesehen, daß nahezu in allen meinen Fällen, in welchen sich solche Nierenrindenadenome fanden, Hypertonie bestand. Der Schluß, daß die Adenome die Ursache des Hochdrucks wären, habe ich nicht gezogen. Ich bin vielmehr der Meinung, daß das Entstehen dieser Adenome mit einer Hyperfunktion der Nebennierenrinde zusammenhängt und als eine Folge dieses Zustandes aufzufassen ist. Inzwischen hat die weitere Verfolgung der Nebennierenkrankheiten, insbesondere der ADDISONschen, auf die Nebennierenrinde als ein Organ hingewiesen, das mit dem Tonus der Muskeln in Beziehung zu bringen wäre.

In der ADDISONschen Krankheit ist, wie erwähnt, mit Bezug auf die Lebensgefahr nicht die Pigmentierung, sondern die Adynamie zu betonen. Diese beiden Symptome gehen bekanntlich durchaus nicht parallel. Es gibt Addisonkranke, die lange Zeit eine bedeutende Ausbreitung der Bronzefärbung ohne erhebliche Zeichen der Adynamie haben und solche, die bei hochgradiger Adynamie kaum Pigmentation zeigen (s. oben).

Die Obduktionsbefunde von Addisonkranken sind durchaus nicht gleichlautend und nicht immer leicht zu deuten, aber ein immerhin ansehnlicher Teil läßt erkennen, daß der Bestand der Nebennierenrinde für die Adynamie von Bedeutung ist. Auch das Auftreten der Adynamie in infektiös-toxischen Krankheiten und ihre anatomischen Befunde in der Nebennierenrinde sprechen für die gleiche Erklärung. Hier ist auch die von W. Kovács beschriebene zytotoxische Erkrankung der Nebennierenrinde zu erwähnen, von der H. G. Wells (1930) sechs Fälle beschrieben hat.[1] Ein überzeugendes Bild für die Beziehung der Nebennierenrinde zu den Kreislauforganen bietet die Apoplexie der Nebennieren. Über eine solche Beobachtung aus meiner Station hat E. Hitschmann (1902) berichtet.

Als bemerkenswert ist hervorzuheben, daß es bei erhaltener Rinde vorkommt, daß trotz Erkrankung des Markes weder die Kraftlosigkeit hervortritt, noch die Hypotonie der Gefäße, ferner daß bei typischer Pigmentation normaler und sogar erhöhter Blutdruck bestehen kann.

Bei einer jedenfalls nicht totalen Erkrankung der Nebennieren kommt es immerhin vor, daß ein permanenter Hochdruck verschwindet. Fr. Paul hat eine in dieser Richtung bemerkenswerte Beobachtung beschrieben, die die Knochenmarksbildung in der Nebenniere betrifft.

Die Kranke hatte klinisch alle Merkmale des Addison mit Hypotension. Bei der Obduktion fanden sich die charakteristischen Kennzeichen der primären Hypertonie. Bei der Tochter der Patientin fand ich eine primäre Hypertonie, die mich veranlaßte, ihren Familienkrankheiten nachzugehen.

Ein neues Argument, das für die Bedeutung der Nebennierenrinde spricht, ist die günstige Wirkung der Rindenextrakte bei der Addisonschen Adynamie und auch solchen anderer Genese sowie in Kachexien. Die Angelegenheit, der ich seit mehr als sechs Jahren nachgehe, ist allerdings noch immer zu jung, um Zuverlässiges zu sagen. Die Sachlage ist eine schwierige, weil schwankende Faktoren in Frage kommen, die Eigenheiten der Krankheitsfälle und der Präparate, die derzeit zu erreichen sind.

Eine weitere, zwar nicht unbedingt hierher gehörende Angelegenheit betrifft die Beziehung der Nebenniere zur Atherosklerose. Auf diesen Zusammenhang haben zuerst v. Neusser und A. Kolisko hingewiesen. Bezüglich der Auffassung von v. Neusser in diesen Dingen muß ich darauf aufmerksam machen, daß seine Betrachtungen in einer Zeit vorgebracht wurden, in welcher der Begriff der Hypertonie der Arterienwand nicht bekannt und die Ansicht herrschend war, daß Hochdruck und Arteriosklerose zusammenhängen. v. Neusser hat in der Deutung der oben genannten Fälle . toxischer Reaktionen des Adrenalins an eine Beziehung zur Arteriosklerose (Atherosklerose) gemeint, auf die ihn der pathologische Anatom A. Kolisko aufmerksam gemacht hatte, gedacht. Kolisko hat nämlich bei jugendlichen Individuen mit Nebennierenaffektionen Verdickungen der Gefäße von endarteriitischem Charakter gefunden — ein Zusammentreffen, das Neusser nicht als zufälliges aufgefaßt hat.

Diese Beziehungen haben durch die experimentellen Arbeiten von Josué eine Begründung erfahren. Josué hat (1903) an Kaninchen durch Adrenalininjektion eine Sklerose der Aorta erzeugt, die von verschiedenen

---

[1] Arch. of. path. 1930, 10, nach einem Bericht von Doz. Coronini Wr. m. W., 1933, S. 713.

Autoren mit der Atherosklerose der menschlichen Aorta als identisch aufgefaßt wird. Eine nicht geringe Zahl von Arbeiten haben sich mit diesem Thema beschäftigt.

Daß diese Art des exogenen Adrenalismus auch beim Menschen ähnliche Veränderungen wie beim Tier zu erzeugen vermag, habe ich (1921) mit einem Obduktionsbefund von A. KOLISKO illustriert.

Fall V betraf eine 40jährige Frau, die an Asthma bronchiale litt und an Adrenalismus starb. KOLISKO hat die Leiche sanitätspolizeilich obduziert. Sein Befund erscheint mir so wichtig, daß ich ihn hier wiedergebe:

Obduktionsbefund einer 40jährigen Frau: Herz klein, starr, kontrahiert, enthält reichlich locker geronnenes Blut in den Vorhöfen; Wände von gewöhnlicher Dicke, Klappen alle zart, auch die der Aorta; in dem Aortazipfel der Mitralis große gelbe Flecke. Aorta 6,5 cm im Umfang, ihre Innenhaut unmittelbar oberhalb der Klappen, teilweise auch innerhalb ihrer Buchten, in einer Breite bis zu 1 cm unter zackiger Begrenzung gegen oben verdickt und springt die Verdickung 2—3 mm vor; Gewebe der verdickten Stellen hart, grauweiß; von diesem sklerotischen Ring zieht ein etwa 4 cm langer sklerotischer Streifen an der linken Aortenwand nach aufwärts. Das linke Schlagkranzaderostium gleichmäßig weit, fällt unterhalb des sklerotischen Ringes, das rechte fällt in den Ring hinein und ist leicht verengt, hier aber das sklerotische Gewebe verkalkt. Innenhaut der Aorta ascendens sonst zart, rechte Kranzschlagader etwa 1,5 cm hinter der Mündung auf einer 1 cm langen Strecke stark verengt und an den Ästen hie und da mit dicken, gelben, kleinen Plaques besetzt, welchen entsprechend die Mündungen teilweise etwas verengt sind. Die linke Kranzschlagader hat an ihrem absteigenden Ast eine $^1/_2$ cm lange verengte Stelle, entsprechend einer plaqueartigen Verdickung der Innenhaut und etwas weiter aufwärts auch ein hirsekorngroßes Geschwürchen der Intima, der horizontale Ast mit hie und da kleinen plaqueartigen, gelben Intimaverdickungen. Im untersten Teil der Kammerscheidewand, nahe der Herzspitze, eine kleine graue Schwiele. Im Aortabogen einige kleine atheromatöse Geschwüre und an der unteren Peripherie desselben plaqueartige Verdickung der Innenhaut, entsprechend der Ansatzstelle des Lig. fibrosum. Die absteigende Aorta mit zahlreichen ockergelben, leichterhabenen bis halblinsengroßen Flecken dicht besetzt und weist einzelne kleine atheromatöse Geschwürchen auf. Diese Veränderung geht durch die ganze Bauchaorta hindurch, fehlt aber in den großen Ästen.

Die Ansicht, daß dieser Befund an der Aorta, dem der gewöhnlichen Aortensklerose (Atheromatose) entspricht, teile ich trotz mancher Ähnlichkeit nicht, doch will ich das hier nicht weiter diskutieren.

Bemerkenswert erscheint mir in dieser einwandfreien Beobachtung: „das Herz klein und starr", daraus geht hervor, daß hier ein Zustand im Kreislaufapparat, der dem heute bekannten typischen Befund einer primären Hypertonie der Arterien entsprechen würde, nicht bestanden haben konnte. Auch das Aussehen der Kranken, die ich einmal untersucht habe, war übrigens nicht das einer Hypertonikerin. Es kommt für die Erklärung nur ein toxogener Zustand in Frage.

Der toxische Effekt wird unter diesen Bedingungen dadurch herbeigeführt, daß in gewissen Abständen Adrenalin injiziert wird. Ob bei jeder subcutanen Injektion stets eine erhebliche Drucksteigerung ausgelöst wird, ist fraglich. Das Entstehen der sklerotischen Veränderungen steht, wie übrigens einige Beobachter angeben (A. BIEDL und L. BRAUN), nicht mit der Drucksteigerung in Zusammenhang. Es ist auch nicht etwa erwiesen, daß diese Injektionen Angiospasmus in den feinen Gefäßen der Aortenwand erzeugen, denn das Adrenalin macht eine Erweiterung der Arterien des Koronargebietes einschließlich der Aorta ascendens. Zu diesem Gebiet gehören wahrscheinlich auch die Vasa vasorum der Aorta. Immerhin haben wir eine toxische Reaktion dieser feinen Gefäße vor uns.

In dem Fall, den ich hier angeführt habe, war das Herz nicht hypertrophisch. In den experimentell durchgeführten chronischen Adrenalinversuchen findet sich stets auch eine teils auf Hypertrophie, teils auf Dilatation beruhende Herzvergrößerung verzeichnet, die nicht immer dem Grade der Gefäßschädigung proportional befunden wurde. Die Veränderungen sind, wenn auch nicht immer, an der linken Herzhälfte deutlicher als an der rechten (AUBERTIN, LOEPER und BOVERI, WOLFER u. a.).

Man war auch geneigt, diese Herzhypertrophie als Folge der sklerotischen Aortenerkrankung anzusehen. Diese Annahme ist nach den Erfahrungen bei der menschlichen Aortensklerose nicht begründet. Sie könnte als Folge einer toxogenen Hypertonie der Arterien oder aber einer direkten erregenden Herzwirkung des Adrenalins entstehen, wie durch ein exogenes Toxin (vgl. die Annahme von ERB jun). Das ist nach meiner Auffassung die Genese der Herzhypertrophie bei der toxogenen Hypertonie des Menschen, an der der gesamte Kreislaufapparat beteiligt ist. Sie erstreckt sich aber, wie in den typischen Fällen zu sehen ist, auf beide Herzhälften und führt zu einer konzentrischen Hypertrophie. Dieser Unterschied ist aber weder in den experimentellen Untersuchungen über die Adrenalinwirkung, noch in den pathologischen Befunden bisher beachtet worden.

Dem exogenen Adrenalismus ist der bereits erwähnte endogene gegenüberzustellen. Auch hier sind es zwei Komplexe, die getrennt zu untersuchen sind: der akute und der chronische.

Unter den Fällen, die da herangezogen werden, sind solche, in welchen nach dem anatomischen Herzbefund eine bereits anhaltende Hypertonie anzunehmen ist. In manchen spricht auch das klinische Bild dafür.

In einer Zahl dieser Fälle sind angiospastische Krisen beobachtet worden, die dem toxogenen Typus entsprechen. Daß die beiden Formen, die chronische und die akute Tonussteigerung, pathogenetisch identisch wären, ist jedenfalls unsicher. Wahrscheinlich ist nur, daß eine erhöhte Reizbarkeit der Arterien zumindest bestanden hat. Bei der Beurteilung der Beziehung der beständigen Hypertonie zu einer Hyperfunktion der Nebennieren ist einiges zu bedenken. Der exogene Adrenalismus erzeugt häufig Sklerose der Aorta. In den vorhin besprochenen Nebennierengeschwülsten haben sich sklerotische Veränderungen an der Aorta gefunden und sind manche Autoren nach diesen Befunden geneigt, die Atherosklerose überhaupt auf eine Überfunktion der Nebennieren zurückzuführen. Auf diese Angelegenheit kann ich hier nur insofern eingehen, als sie die Tonusfrage berührt.

Soweit unsere Kenntnisse derzeit reichen, kann diese Annahme nur für die toxogene Hypertonie in Frage kommen, nicht für die primäre Hypertonie der Arterien. Die pressorischen Krisen dieser Hypertonie haben andere Merkmale als die der toxogenen. Die primäre hat vor allem keine eklamptischen Anfälle und insofern Krampfzustände auftreten, ist ihre Genese eine andere.

Die Leichenbefunde der primären Hypertonie zeigen gewöhnlich eine glatte Aorta ascendens. Eine atherosklerotische Aorta ist derart selten, daß ich eine Gegensätzlichkeit annehme. Nur ganz vereinzelt sind die Fälle, die wesentliche Veränderungen der Aorta ascendens aufweisen. Die peripheren Arterien kommen hier nicht in Betracht. Bei der beständigen toxogenen Hypertonie habe ich gleichfalls nur ausnahmsweise sklerotische Aorta gesehen und eine ausgedehntere nicht bei jugendlichen Individuen.

Die von mir als primäre Hypertonie der Arterien dargestellte Type hat nicht die Merkmale eines allgemeinen toxischen Zustandes. Ihrem Wesen nach ist sie ein arterieller Stauungszustand, der auch mit der Zeit erst die Kennzeichen an den Arterien sowie am Herzen aufweist, die seiner Erklärung entspricht. Daß in diesen Fällen exogene Toxinwirkungen hinzutreten, ist bei infektiös-toxischen Komplikationen mitunter zu sehen. Soweit ich solche Fälle beobachtet habe, waren sie nicht imstande, den Grundzustand der primären Hypertonie zu verwischen. Sie war am Herzen zu erkennen. An den Netzhautgefäßen waren gelegentlich neben dem Befund der primären Hypertonie mitunter auch die charakteristischen Begleitstreifen an den Arterien und Venen zu sehen.

Aus einer toxogenen Hypertonie wird keine primäre Form von dem hereditären Typus. Ihre Gefäße können aber bei Einwirkung von Toxinen nach Art der toxogenen Form empfindlich werden. Die primären Hypertoniker reagieren bei der auch bei ihnen bestehenden Reizbarkeit der Gefäße mit akutem Hochdruck, doch sind ihre gewöhnlichen Hochdruckkrisen, worauf ich wiederholt nachdrücklichst hingewiesen habe, von denen der toxogenen Hypertonie verschieden.

Daß aus einer Hyperfunktion der Nebennieren hervorgehende Hochdruckzustände vorkommen, ist nach dem vorliegenden anatomischen Material nicht zu bezweifeln, doch können wir vorläufig nur behaupten, daß wir es da mit einer besonderen aufgesetzten toxogenen Form zu tun haben.

Man ist geneigt, aus dem Bestand von Lipoid in der Nebennierenrinde Schlüsse auf den Blutdruck bzw. den Tonus zu ziehen (KUTSCHERA). Ob namentlich der Reichtum an Lipoid als Ursache oder Folge einer Tonussteigerung anzusehen ist, darüber habe ich in den zahlreichen Obduktionen keinen zuverlässigen Eindruck empfangen, auch keinen Grund gefunden, in ihm die Ursache der primären Hypertonie anzunehmen.

Die Nebenniere als die direkte oder indirekte Quelle der anhaltenden toxogenen allgemeinen Hypertonie hinzustellen, ist nach dem gegenwärtigen Stand unserer Kenntnisse nicht zu begründen. Die Nebenniere ist auch nicht das einzige Organ, dessen Leistungen für den Tonus in Frage kommen. Das zweite Organ, das in dieser Beziehung in Betracht kommt, ist der Hirnanhang. Es sei gleich bemerkt, daß die klinische und anatomisch gestützte Kasuistik noch viel zu gering ist, um von einer klaren Fassung zu sprechen.

Aus der *Hypophyse* sind drucksteigernde und drucksenkende Substanzen hergestellt worden. Die erstere stammt aus dem Hinterlappen, die zweite aus dem Vorderlappen. Was die Hinterlappenextrakte anbetrifft, so sind sie in ihren Komponenten mit den schon herausgeholten nicht erschöpft.

Die Beobachtung an Menschen, die an Hypophysenschwund leiden (SIMMONDSsche Krankheit), zeigen manches, das dafür spricht, daß zwischen Hypophyse und Tonus Beziehungen bestehen. Wir finden bei solchen Personen eine Art der Asthenie, die noch genauerer Analyse bedarf. Von der durch Nebennierenrindenerkrankung bedingten Adynamie weicht sie nicht nur durch den Ausfall der Behaarung wesentlich ab, wenngleich auch eine Hypotonie besteht, die sich nach den Fällen, die ich gesehen habe, auch auf das Gefäßsystem erstreckt.

In einem Fall, der die Merkmale der Hypophysenschrumpfung hatte (52jährige Frau), wie vollständiger Haarausfall, Asthenie, Kachexie, wurde bei der Obduktion (Doz. H. CHIARI) an der Hypophyse keine Veränderung gefunden. Die Nebennieren waren bereits in Autolyse (vgl. L. POPPER).

An der Erforschung der Wirkungen des Hinterlappenextraktes habe ich mitgearbeitet und insbesondere seine Gefäßwirkungen studiert. In meinen experimentellen und klinischen Beobachtungen habe ich erhoben, daß dieser Extrakt in den Arterien verschiedener Gefäßgebiete nicht die gleiche Wirkung auslöst. Auch dort, wo eine angiospastische eintritt, ist sie in ihrem Ablauf ganz anderer Art als die des Adrenalins und die diesem verwandten Substanzen. Wird Adrenalin und der Hypophysenextrakt injiziert, so tritt ein anhaltenderer spastischer Druckeffekt auf als nach Adrenalin allein, der unverkennbar mit einer Tonusreaktion zusammenhängt.

Für die Beziehung der Hypophyse zum Hochdruck ist die Drucksteigerung nach Injektion von Hypophysenextrakt in den Liquor (LEIMDÖRFER) bemerkenswert. Auch das weist auf einen Einfluß der Hypophyse auf den Tonus hin, der aber nicht ein direkter sein muß, sondern durch eine Korrelation bedingt sein kann. Auch da fehlen Anhaltspunkte, um einen kausalen Zusammenhang mit der primären Hypertonie anzunehmen.

Wichtige Gesichtspunkte sind aus den Beziehungen zwischen Hirnanhang und den Keimdrüsen, namentlich bei Frauen, hervorgeholt worden, doch ist ihr Einfluß auf den Tonus noch zu erforschen. Durch klinische Beobachtungen gestützt ist die Beziehung der Keimdrüsen zu den Veränderungen im Tonus des Gefäßsystems bei Frauen im Klimakterium. Sie treten nicht bei jeder Frau in dieser Lebensphase ein, doch erscheint mir gerade dieses Moment erklärbar.

Die Erscheinungen, die da auftreten, bestehen in einer Tonuszunahme in der Arterienwand und einer gewöhnlich fortschreitenden Drucksteigerung. Sie sind meist erst akuter Natur (Wallungen), werden in weiterer Folge bleibende und stehen mit den endokrinen Vorgängen in Zusammenhang. Soweit meine Beobachtungen reichen, waren es Frauen, die eine Anlage zur primären Hypertonie hatten oder ihre Kennzeichen aufwiesen. Einen der toxogenen Hypertonie entsprechenden Befund habe ich in solchen Fällen nicht erhoben und in keinem eine dieser Hypertonie entsprechende angiospastische Krise und keinen eklamptischen Anfall. Meine Angaben beziehen sich auf Frauen mit natürlich eingetretener Menopause und solche mit künstlich herbeigeführter (s. Fall I).

Da die Beziehung dieser Gefäßerscheinungen zu den Keimdrüsen eine in vorgerückten Jahren erworbene ist, kommen sie für die Pathogenese der primären Hypertonie nicht in Frage. Nicht viel anders liegen die Verhältnisse für andere Drüsen mit innerer Sekretion, wie u. a. bei der Schilddrüse. Ihre Funktionsstörung hat auch keine kausale Beziehung zur toxogenen Hypertonie. Wohl hat das pathologische Produkt in der Hypersekretion eine Wirkung auf das Sarkoplasma, die sich in den Arterien als eine Art von Hypotonie äußert, an den willkürlichen Muskeln als Tremor.

Die krankhafte Funktion der *Schilddrüse* kann eine stabile sein, ist aber häufig eine labile und beruht auf Hyper- oder Hyposekretion und auch auf Retention. Genetisch steht sie mit der familiären Hypertonie in keinem kausalen Zusammenhang. Insofern sich Erscheinungen von seiten der Thyreoidea bei Hypertonikern melden, sind sie entweder sekundärer Natur oder zufällige Kombinationen.

Soweit ich den Stand der Kenntnisse über die möglichen Beziehungen der innersekretorischen Drüsen zu dem Tonus bzw. dem Sarkoplasma der Kreislauforgane überblicke, finde ich es außer Zweifel, daß tonussteigernde und tonusvermindernde Einflüsse nachweisbar sind. Die tonussteigernden gehören zu den erworbenen Phänomenen, die auch den hereditären primären Hypertoniker treffen können. Irgend ein Anhaltspunkt, daß die primäre Hypertonie der Arterien endokriner Ätiologie wäre, ist zwar behauptet, aber nicht erwiesen worden. Die Beobachtung, daß die Ausschaltung beider Nebennieren von einer Aufhebung der Hypertonie gefolgt sein kann, genügt nicht als Beweis in dieser Richtung. Überhaupt ist die Annahme, daß der Gesamttonus der Kreislauforgane nur von den Nebennieren abhängig wäre, nicht festgestellt worden.

Von den toxogenen Hypertonien wissen wir, daß sie durch Gifte erworben werden, die auf den gesamten Kreislaufapparat ihre Wirkung entfalten und sein Sarkoplasma in einen ganz charakteristischen hypertonischen Zustand versetzen. Wir kennen die chemische Konstitution dieser Substanzen bis auf das Blei und Kupfer nicht, aber wir kennen den Effekt. Wir können auf Grund dieser Erhebungen in vielen Fällen mit Erfolg therapeutisch vorgehen. Wir dürfen bei der Betrachtung solcher Krankheitsfälle nicht vergessen, daß unter den gegebenen Bedingungen aufgesetzte Reize, die hormonalen, auch renalen Ursprungs sein können, zur Geltung gelangen können.

Das Hauptproblem, das der Lösung harrt, ist die Genese der primären Hypertonie der Arterien. Auch hier ist die Grundtatsache der Anlage von den erworbenen Schädlichkeiten, welche die Entwicklung der Krankheit fördern, auseinanderzuhalten. Auch sind die zerebralen Einflüsse auf den Blutdruck, wie sie im Tierexperiment gefunden wurden, ebenso die Wirkungen von Sauerstoff und Kohlensäure, die differenten Effekte bei der primären und der toxogenen Hypertonie (vgl. W. RAAB, TIRALA u. a.) nicht geeignet, der Lösung der Frage näherzukommen, zumal die Ursache der verschiedenen Reaktionen in der Gefäßwand liegt.

Die Annahme, daß Schädlichkeiten, die den Tonus steigern können, wie Alkohol, Tabak, Sport u. v. a., mit der Ätiologie der Hypertonie etwas zu tun hätten, bedarf nach dem Gesagten keiner weiteren Auseinandersetzung. Es gilt das auch für die Syphilis (s. Hypotonie).

Die Ätiologie und Pathogenese der Hypertonie, die hier nur kurz berührt wurde, wird in den späteren Abschnitten besprochen.

A. Hypertonie.

Zum Begriff der Hypertonie haben mir die Arterien die ersten Grundlagen gegeben. Sie erscheint nach meinen Untersuchungen in zwei Arten: in einer selbständigen Krankheit, die nur die Arterien betrifft, in der anderen ist die Hypertonie der Arterien Teil einer Hypertonie, die den gesamten Kreislaufapparat umfaßt. Die Trennung dieser beiden Haupttypen ist ein wichtiges Stück der pathologischen Biologie. In beiden gibt es akute und anhaltende Formen. Bei den akuten, die häufig in den anhaltenden auftreten, zeigen sich je nach der Grundkrankheit Unterschiede. Sie sind darin gelegen, daß bei den rein arteriellen Krankheiten, auch an den akuten Ereignissen, nur die Arterien, bei den allgemeinen Hypertonien die Venen und venöse Strecken der Kapillaren beteiligt sind.

Dieser Unterschied war nicht bekannt.

Hypertension und Hypertonie.

Seit TRAUBE wurden schon unter den Hypertensionen zwei Gruppen unterschieden, eine arteriosklerotische — im Sinne der pathologischen Anatomen — und eine renale Form. Daß es sich jetzt um andere Grundbegriffe handelt, muß ich immer wieder hervorheben. Den pathologischen Zuständen in den Gefäßen, die hier in Betracht kommen, liegen primär nicht anatomische Veränderungen zugrunde, sondern funktionelle in den Muskelzellen der Gefäßwand. Sie sind aber in den Haupttypen in ihrer Entwicklung und Anordnung verschiedener Art.

Die Hypertension ist ein Symptom der Hypertonie der großen Kreislaufarterien. Ohne Hypertonie der Arterienwand gibt es keinen Hochdruck, wohl aber Hypertonie ohne Hochdruck. Gleichgültig, ob der Zustand ein ganz transitorischer oder ein anhaltender ist, muß in der Phase des Hochdrucks Hypertonie der Arterien bestehen und bei unveränderter Blutmenge das Herz sich den Widerständen angepaßt haben. Ist das linke Herz das nicht imstande, so sinkt der Druck, wobei der Tonus der Arterien zunächst nur insoweit vermindert wird, als er durch den Seitenwanddruck unterhalten wurde und daher fast unverändert bleiben kann, insofern nicht Umstände eintreten, die auch ihn herabsetzen.

Nachdem Hypertonie und Hypertension zwei Begriffe sind, die in der klinischen Beurteilung der Tonuskrankheiten auseinandergehalten werden müssen, ist es zweckmäßig, ihre Bedeutung gesondert zu betrachten. Es ist das im Interesse der therapeutischen Maßnahmen gelegen.

Aus dem Tierexperiment ist schon hervorgegangen, daß der Hochdruck die Folge gestörter Abflußbedingungen ist. Auch dort, wo er ein beständiger ist, ist er von Haus aus funktionell bedingt. Daß da in den feinsten Arterien der dominierenden Gefäßbezirke unter Umständen eine wesentliche Verengerung besteht, glaube ich nicht annehmen zu müssen. Die von STRASBURGER betonte Herabsetzung der Weitbarkeit der feinsten Gefäße erscheint nach neueren klinischen Beobachtungen ausreichend, um beträchtliche Drucksteigerungen auszulösen, vorausgesetzt, daß die anderen primär nicht beteiligten Gefäßgebiete bei unveränderter Herzleistung diesen Hochdruck halten. Der Hochdruck sinkt, wenn ein größeres Gefäßgebiet erweitert wird, wie das in akuter Weise auch anhaltend sich einstellen kann. Mit Erwägungen, die auf die Ergebnisse der Experimente am normalen Tier zurückzuführen sind, sind die möglichen und tatsächlichen Grundlagen des Hochdrucks nicht erledigt. Die Verhältnisse beim akuten Hochdruck, in den pressorischen Gefäßkrisen, bilden eine Analogie der unter akuten Reizen im Tierexperiment eintretenden Drucksteigerungen, doch haben sie in der Pathologie des Kreislaufapparates ihre Besonderheiten. Es kommt auf die Bedingungen an, unter welchen sich die angiospastischen Ereignisse einstellen, d. h. ob sie sich in normalen, reizbaren oder bereits veränderten Arterien einstellen. Auch ist die Art dieser Veränderungen von Belang.

Der beständige Hochdruck hat in seinen verschiedenen Formen nicht dieselben Grundlagen. Am besten wird diese Angelegenheit beleuchtet, wenn wir die beiden Hauptformen der beständigen Hypertonie, die primäre und die toxogene einander gegenüberstellen. Ohne die Zergliederung der Gegensätze wieder vorzubringen, begnüge ich mich hier mit dem Hinweis auf den grundverschiedenen Charakter der beiden Formen, speziell im Verhalten der einzelnen Abschnitte des Kreislaufapparates.

v. BERGMANN hat unter der Bezeichnung „Blutdruckkrankheit" die eine von den beiden Hauptformen, die primäre permanente Hypertonie, vom Standpunkt des Blutdrucks erörtert und zergliedert. Die Quelle der Hypertension sieht er da, wie es auch nicht anders sein kann, in dem Verhalten der Präarteriolen und Arteriolen, also im Endgebiet, ohne daraus weitere Schlüsse auf die andere Hauptform, der wir bei der Glomerulonephritis, der Bleikrankheit u. a. begegnen und die ich als toxogene erkläre, zu ziehen. Dieses Unternehmen ist schon deshalb fruchtbar, weil es ein Weg ist, das große Problem in Teilfragen zu zerlegen.

Wenngleich Hochdruck nur dann entstehen kann, wenn die peripheren Arterien hypertonisch sind, so ist dieser Hypertonus in den verschiedenen Gruppen und Gefäßgebieten weder an Intensität, noch an Extensität der gleiche. Wir finden ausgesprochene Hypertonie der Arterien — wir gehen da von der gewöhnlich untersuchten Radialarterie aus —, ohne daß Hochdruck bestünde. In diesen Fällen sind nicht in allen Teilen des Kreislaufapparates die Bedingungen vorhanden, um Hochdruck zu ergeben. Zu diesem gehören bei unveränderter Blutmenge anpassungsfähiges Herz und erschwerter Abfluß in den dominierenden Gefäßgebieten. Ist dieser in den Gefäßbezirken ungleich, so kann das Endergebnis insofern ein negatives sein, als eine Druckhöhe, die man als Hochdruck qualifiziert, sich nicht ergibt. Sie kann selbstredend nicht zustandekommen, wenn die Herzleistung nicht entspricht. Es kann Hochdruck lange bestehen und, wie das im Greisenalter vorkommt, unter Fortbestand der übrigen Kennzeichen der Hypertonie der Arterien infolge der Altersveränderungen des Herzmuskels (braune Atrophie) der Blutdruck auf ein niedrigeres Niveau sich einstellen.

Am leichtesten zu verstehen ist die Grundlage des Hochdrucks in den angiospastischen Krisen, wo die akute Tonuszunahme von der Fibrille ausgelöst wird. Das akute Hindernis setzt in den distalsten Strecken der Arterien ein. Auch die Kapillaren sind an dem Spasmus gewöhnlich beteiligt, doch sind sie allein für das Zustandekommen des hohen Drucks nicht entscheidend (Durig). Eine gewisse Analogie zeigt der Gang der Ereignisse bei der allmählichen Entwicklung des Hochdrucks in der primären Hypertonie der Arterien.

Eine andere Grundlage hat der Hochdruck in der toxogenen Gruppe, wo die Hypertonie in den Arterien, Präarteriolen, Arteriolen und Kapillaren mit einer gewissen Raschheit sich mehr gleichmäßig einstellt und gleichzeitig auch im Herzmuskel und im venösen Apparat. Der Gesamtquerschnitt der Gefäße ist, da eine Verengerung des Gefäßrohres eintritt, kleiner geworden. Dem entspricht auch die Menge des kreisenden Blutes. Während der primär arteriell bedingte Hochdruck zu einer arteriellen Stauung führt, ist das bei der toxogenen im Ruhezustand nicht der Fall. Das ist in den reinen Fällen am Herzbefund zu erkennen.

Die beiden Formen des Hochdrucks sind auch in pathogenetischer Beziehung die Grundtypen. Sie erschöpfen die Fälle von Hypertension bzw. Hypertonie in ätiologischer Hinsicht nicht. Von diesen anderen Formen führe ich die folgenden an: die Hypertonie, der wir bei der Mitralstenose begegnen, ferner den von Sahli als Hochdruckstauung bezeichneten Zustand, den Wenckebach als Stauungshochdruck auffaßt (s. S. 46) nnd die von Cushing beschriebene Krankheit (s. S. 144).

Der Hochdruck interessiert uns nicht nur vom Gesichtspunkt seines Entstehens, sondern auch von dem seiner Auswirkung. Da zeigen sich

wesentliche Unterschiede, die mit seiner Pathogenese zusammenhängen.
Sie betreffen das Herz, die Gefäße, die Blutverteilung, die Nieren, das
Gehirn und die Psyche und nicht zuletzt das Auge, aber auch andere
Organe und ihre Funktionen. Finden wir bei einer Person relativen oder
absoluten anhaltenden Hochdruck, dann ist die Frage zu erledigen, in
welche Gruppe der betreffende Fall gehört. Die Entscheidung bildet
nicht, wie man bisher geglaubt hat, der Harnbefund, sondern die Beschaffenheit der tastbaren Arterien, die Gestalt und Größe des Herzens,
speziell seiner linken Hälfte, und der Augenhintergrund. Wie sich diese
Teilzeichen zusammenfügen, wird an den betreffenden Stellen erörtert.

Wenn man sich mit dem Hochdruck lange genug beschäftigt, kommt
man zu der Erkenntnis, daß der Schwerpunkt nicht *nur* in der Blutdruckzahl zu suchen ist. Es kann jemand, wie ausgeführt, eine Hypertonie und sonst eine Hypertension haben, obzwar die Blutdruckzahl im
Zeitpunkt der Untersuchung nach der herrschenden Anschauung sich in
normalen Grenzen bewegt (vgl. Fall X).

Wo absolut hohe Druckzahlen gegeben sind, ist die Hypertension,
selbstverständlich auch die Hypertonie außer Zweifel. Der Kreis der
Hochdruckkranken ist von diesem Gesichtspunkte aus nicht abzugrenzen.
Die skalenmäßige Einreihung der Blutdruckzahlen wirkt irreführend,
weil die Blutdruckzahlen nur relativ zu werten sind. Am klarsten ist das
bei Jugendlichen zu sehen. Eine Druckzahl von 120 mm ist z. B. bei
einem 20jährigen kein Hochdruck, doch ein erhöhter Wert, für den sich
bei genauerer Untersuchung ein Anlaß finden dürfte. Die Betastung der
Arterien und der Befund an den Netzhautgefäßen kann die Richtlinien
geben.

Der Hochdruck kann in seiner Auswirkung einzelne Organe in Mitleidenschaft ziehen, doch sind diese Folgen in den verschiedenen Formen
nicht ganz gleichartige. Vielfach sind es Organzeichen, die sich da melden,
doch müssen die von der Hypertonie der Organarterien ausgehenden
Erscheinungen von den Folgen des Hochdrucks getrennt werden. In
dieser Beziehung verlangen die Organe, die Ausweichgebiete des großen
Kreislaufs sind, wie die Niere und das Gehirn, eine besondere Beachtung.

Der beständige Hochdruck führt speziell in den Nierenarterien zu
charakteristischen Veränderungen in den feinen Arterien, die als Ab-
nützungserscheinungen zu werten sind. F. v. MÜLLER hat für sie die
Bezeichnung Arteriolosklerose vorgeschlagen. Sie ist allgemein angenommen worden, doch ist es strittig, ob sie als eine Art der Atherosklerose zu deuten oder gar ihr gleichzustellen ist. Vielfach ist in Zusammenhang mit der seinerzeitigen, von GULL und SUTTON angenommenen arteriocapillary fibrosis eine organische Veränderung als eigentliche
Ursache des beständigen Hochdrucks und namentlich der Krankheit,
die ich als primäre Hypertonie der Arterien beschrieben habe, angesprochen worden (E. MÜNZER, FR. MUNK, A. STRASSER, W. FREY u. a.).

Dieser Annahme widerspricht, daß in dem Pfortaderwurzelgebiet die
arteriosklerotischen Gefäßveränderungen bei anhaltendem Hochdruck
selten vorkommen, während die Verstärkung der Media und die Starrheit

in den Mesenterialarterien also funktionelle Merkmale häufiger zu finden sind. Ebenso spricht der Umstand, daß die Arteriolosklerose in der Regel nur in besonderen Gefäßgebieten sich entwickelt, dafür, daß sie nicht die Ursache des Hochdrucks sein kann, wie auch die heute anerkannte Tatsache, daß anhaltender Hochdruck ohne Arteriolosklerose vorkommt. Dementgegen wird geltend gemacht, daß Arteriolosklerose in der Niere auch ohne Hochdruck vorkommt (vgl. HERXHEIMER und SCHULZ). Ob in solchen Fällen doch „Hypertonie" bestanden hat, ist nicht Gegenstand der Untersuchung gewesen. Es sind für eine objektive Wertung der verschiedenen Beobachtungen noch zu viel Lücken da. Diese Angelegenheit wird auch durch besondere Befunde beleuchtet. Es hat sich in einigen Fällen von primärer Hypertonie ergeben, daß der Blutstrom einer Niere gedrosselt war. In dieser Niere fehlte die Arteriolosklerose, während sie in der anderen nachweisbar war (MARESCH).

Der Blutdruck wird heute hauptsächlich gemessen, um festzustellen, ob er erhöht oder gar überhoch ist. Um den niedrigen Druck hat man sich erst in neuester Zeit ein wenig gekümmert. Man hat über die erhöhte Gefäßspannung schon vor der Blutdruckmessung viel gewußt. Die erste Frage, die im Beginn der Blutdruckmessung aufgeworfen wurde, war die: wie hoch ist der normale Blutdruck. POTAIN hat in umfangreichen Untersuchungen mit dem modifizierten v. BASCHschen Sphygmomanometer eine Staffelung aufgestellt, in der der normale Blutdruck bis 190 mm Hg geht. Demgegenüber hat S. FEDERN mit dem gleichen Instrument als normal 60 mm Hg angegeben. Die fortgesetzten Forschungen auf diesem Gebiete mit der Methode von RIVA ROCCI und der von GAERTNER haben immer größere Kreise gezogen und neue Daten geliefert. Es hat sich bekanntlich gezeigt, daß die angeführten Grenzwerte nicht richtig und daher nicht verwendbar sind. Die unblutigen Messungsmethoden geben nur relative Werte, die nur individuell einzuschätzen sind, insofern nicht überhohe Zahlen sich finden. Das Normale bewegt sich in einer gewissen Breite, die mit Körperbau und Größe, Alter und Geschlecht und auch konstitutionellen Bedingungen in Beziehung stehen. Thesen, die sich eine Zeitlang Geltung verschaffen konnten, haben auf Klärung des Wesens und der Bedeutung des Hochdrucks hemmend gewirkt. So die früher von v. ROMBERG vertretene Annahme, daß jeder Druck, der 160 mm Hg überschreitet, auf eine Krankheit der Niere zurückzuführen wäre. Demgegenüber steht heute die Ansicht im Vordergrund, daß der pathologische Zustand der Niere nicht die primäre Ursache des Hochdrucks ist.

Zwei Argumente werden da noch angeführt: die Zystenniere und die Blockierung der Harnwege, die mit erhöhtem Druck einhergehen. Daß in diesen beiden Krankheiten auch Drucksteigerungen vorkommen, ist mehrfach angegeben, doch trifft das nicht in jedem Fall zu.

Was die *Zystenniere* anbetrifft, so vertritt namentlich FAHR entschieden den Standpunkt, daß die Einengung des Nierenparenchyms durch die Zysten Hochdruck bedingt. Demgegenüber verfüge ich u. a. über eine Beobachtung, die wie ein Experiment dieser Auffassung widerspricht.

Fall VI. Zystenniere ohne renale Erscheinungen, ohne Drucksteigerung, ohne Herzhypertrophie auch nach Entfernung der linken Niere keine Veränderung am Kreislaufapparate. Nach zwei Jahren akute Glomerulonephritis, eklamptische Anfälle mit Hochdruck — Tod in Urämie.

W. Wilhelmine stand in den Jahren 1908—1912 fünfmal bei uns in Spitalspflege. Im Jahre 1908 war sie Magd und 22 Jahre alt. Sie hatte einen Tumor in der linken Seite des Oberbauches und funktionelle Beschwerden. Harnmenge 1400. Spez. Gew. 1007—1010, sonst o. B. Im Jahre 1910, 24 Jahre alt, klagte sie über heftige Beschwerden von seiten der linken Niere. Herz: Spitzenstoß an normaler Stelle, systolische Geräusche an allen Ostien, der zweite Aortenton etwas klappend. Blutdruck 120 mm Hg. Arterien weich. Harn: Tagesmenge 1200—1300 ccm, Eiweiß schwach positiv, spez. Gewicht 1014—1016. Diagnose Zystenniere. Am 14. IX. 1910 wird die linke Niere von Prof. HOCHENEGG herausgenommen und die Pat. 25. X. entlassen. Februar 1911, 25 Jahre alt, erfolgt die dritte Aufnahme. Abends Kältegefühl, ab und zu Kopfschmerzen. Spitzenstoß im 4. ICR in der Mamillarlinie, nicht hebend. Die zweiten Töne an der Basis klappend, der Pulmonalton lauter als der Aortenton. Blutdruck bei der Aufnahme 125 mm Hg., die Art. radialis mäßig gefüllt, die Wand nicht verdickt. Röntgenbefund des Herzens am 23. III. (Doz. Dr. HAUDEK): Herzform und Gefäße normal, keine Verplumpung der Herzspitze. Die rechte Niere höckrig. Harnmenge 2000—3000, spez. Gew. 1006—1009, Eiweiß positiv. Blutdruck im weiteren Verlauf bis 14. IV. 1911 90—120 Hg. Nach der Entlassung fühlte sich die Pat. bis zum 17. VI. 1911 wohl.

Am 28. VI. 1911 kam sie wieder. Am 17. VI. bemerkte sie nach einem Ausflug leichte Ödeme der Füße und erhöhte Harnmenge. Herz: Spitzenstoß leicht hebend, der zweite Aortenton akzentuiert; vereinzelte Ecchymosen an beiden Unterschenkeln. Die rechte Niere beträchtlich vergrößert. Harn: Tagesmenge 1400—2800 ccm. Eiweiß schwach positiv. Spez. Gew. 1006—1010, Sediment o. B. Blutdruck bei der Aufnahme 130, im weiteren Verlauf bis 21. VII. 1911 RR 90—110 mm. Nach Resorption der Hautblutungen entlassen.

V. Aufenthalt. 26 Jahre alt, Stickerin 30. IV.—15. V. 1912. Bis Weihnachten 1911 wohl. Im Dezember stellten sich nach einer Erkältung Kopfschmerzen, Abgeschlagenheit, morgendlich Erbrechen, Hautjucken, Nervosität ein. Aus dem Aufnahmebefund: Ödem des Gesichts. Herzspitzenstoß hebend im VI. ICR. An der Spitze systol. musikalisches Geräusch, der zweite Aortenton *klingend*, Blutdruck 130, P. 96. Art. rad. sin. verdickt, R 18, Sehnenreflexe gesteigert. Im Harn Eiweiß 4⁰/₀₀ Esb., im Sediment Leukozyten.

11. V. Abends große Atmung, eklamptisch-urämischer Anfall. Blutdruck 180. Aderlaß 500 ccm, dann Druck 115. Keine Kopfschmerzen, benommen. — 12. V. 11 Uhr vormittags wieder eklamptischer Anfall, anhaltende große Atmung, Blutdruck 130—115 mm. 15. V. Exitus.

Obduktionsbefund (Prof. O. STOERK): Kongenitale Zystenniere, Hypertrophie des linken Ventrikels mittleren Grades, Oedema pulm., Cystitis cystica, Gastritis hypertrophica, Narbe an der Pylorus circumferens nach Ulcus duodeni.

Diese Kranke hatte trotz der hochgradigen beiderseitigen kongenitalen Zystenniere normale Herzgröße, keinen erhöhten Druck. Auch nach der Exstirpation der einen Niere hat sich in dieser Beziehung nichts geändert. Erst nach der einige Monate vor dem Tode durch Erkältung entstandenen Schädigung setzten toxogene Zeichen ein, die schließlich unter eklamptisch urämischen Erscheinungen mit akuten pressorischen Krisen zum Tode führten. In viva wurde erst bei der letzten Aufnahme eine Herzhypertrophie, zweiter klingender Aortenton, erhöhter Blutdruck und hypertonische Arterien festgestellt. Das Herz war also ansprechbar und die Kranke nicht etwa vom Hause aus hypotonisch. Bei der Obduktion fand sich eine Hypertrophie des linken Ventrikels mittleren Grades, die der Dauer der letzten Krankheit entsprach.

2. Aus der Gruppe der ausgesprochenen chronischen Harnsperre durch Nierensteine bringe ich zwei überzeugende Beobachtungen. Beide sind von Doz. Dr. HAMPERL obduziert worden. Dem Befunde entnehme ich für diese Mitteilung die wichtigsten Daten.

Fall VII. O. Raimund, 53 Jahre, verh., Elektriker, Spitalsaufenthalt vom 18. IX.—3. X. 1931.

Anamnese: 1918 Keratitis par., mit Hg. behandelt. Vor fünf Wochen mit Schmerzen in beiden Seiten des Bauches erkrankt. Der Bauch war aufgetrieben; seit drei Tagen fast anurisch. Am 18. IX. Blut erbrochen.

Aus dem Befund: Herz nicht vergrößert. Am 19. IX. Blutdruck 115/70. Im Harn Eiweiß, Erythrozyten, vereinzelte grob granulierte Zylinder, RN 58 mg %. 24. IX. Erbrechen, RN 86, 25. IX. Harn in geringer Menge, spez. Gew. 1010, reichlich Eiweiß im Sediment: massenhaft Leukozyten, Erythrozyten, vereinzelte Zylinder. Am 3. X. Exitus.

Aus dem Obduktionsbefund: Herz nicht vergrößert. Nierenbecken erweitert. Beiderseits posthornförmige Konkremente.

Anatomische Diagnose: Pyelonephritis lat. sin., Nephrosis lipoides renis utriusque. Nephrolithiasis lateris utriusque cum incarceratione calculi in uretere sinistro subsequente hydronephrosi. Uraemia, Oedema cerebri.

Fall VIII. K. Maria, 66 Jahre alt, am 29. XI. 1932, 13 Uhr aufgenommen.[1] Seit zwei Tagen bewußtlos, laute schwere Atmung.

Aus dem Befund: Blutdruck 115/60, Puls 90. Radialarterien hypertonisch. RN 38 mg %. Im Harn reichlich Eiweiß, keine renalen Elemente, zahlreiche Leukozyten, vereinzelte Erythrozyten, 22 Uhr 10 Exitus.

Aus dem Obduktionsbefund: In beiden Nierenbecken pflaumengroße Steine mit zackigen, den Calices entsprechenden Fortsätzen.

Anatomische Diagnose: Nephrolithiasis et Nephrosis latens utriusque. Hypertrophia cordis ventriculi sinistri gradus levissimi. Uraemia, Oedema cerebri.

In den beiden Fällen von Nephrolithiasis hatten wir es mit einer hochgradigen Harnsperre zu tun, die, wie aus dem Umfang der Konkremente, der Veränderungen am Nierenbecken und den Nieren zu ersehen war, schon lange bestanden hat. Trotzdem hat sich diese Sperre, wie der Herzbefund zeigt, nicht in der Weise ausgewirkt, wie das nach der Ansicht der Autoren hätte sein müssen, die glauben, daß diese Art von Zuständen Hypertension machen.

---

[1] Einzelheiten dieses Falles s. S. 123 und Wr. med. Wochenschr. 1933, 1.

Diese Beobachtungen lehren, daß weder dauernde hochgradige Einengung des Nierenkreislaufs, noch die anhaltende hochgradige Sperre der Ureteren Hypertension und Herzhypertrophie machen muß. Es spricht alles dafür, daß auch unter diesen Bedingungen wie bei der Glomerulonephritis ein anderer Faktor zur Geltung kommt, der die Hypertonie und die Herzhypertrophie herbeiführt. Ist der Kranke nicht vom Hause aus primärer Hypertoniker, so ist die Mitwirkung einer toxogenen Komponente anzunehmen.

Hypertonie der Arterien.

Unter H. d. A. verstehe ich die Hypertonie, die primär nur die arterielle Strecke des peripheren Kreislaufs betrifft. Was über diese hinausgeht, sind da sekundäre Erscheinungen oder zufällige Kombinationen.

Die Hypertonie der Arterien ist keine Krankheitseinheit, zumal ihre Typen genetisch wie auch in ihrer Gestaltung Besonderheiten aufweisen. Vor allem müssen wir akute Formen von anhaltenden und bleibenden unterscheiden, die sich immerhin gegeneinander nicht abschließen. Zur H. d. A. kommt es pathogenetisch, wie bereits ausgeführt, auf zwei verschiedenen Wegen. Einerseits durch Reizung der Fibrillen der Muskelzellen, sobald sie aktive Arbeit leisten sollen, anderseits durch direkte Erregung des Tonussubstrates im Sarkoplasma. Diese beiden Entstehungsarten der Hypertonie lassen sich bei den akuten Formen, wie bei den anhaltenden trennen. Noch gibt es eine Genese der Hypertonie in den Arterien durch den Seitenwanddruck, die gesondert erörtert wird.

I. Die akute Hypertonie der Arterien.

Die akute Hypertonie hat nach ihrer Genese zwei Arten. Die eine ist kinetischen Ursprungs, d. i. der Arterienkrampf, und ist die bestbekannte Form, die andere ist eine rein tonogene Angelegenheit.

1. Die akute Hypertonie kinetischer Genese (Angiospasmus).

Der Spasmus ist, wie schon ausgeführt, ein durch maximale Erregung der kinetischen und von dieser ausgehend in der tonischen Funktion ausgelöster Reizzustand. Nach unseren derzeitigen Kenntnissen über die Anordnung der Muskeln in der Wand der Arterien kommen für das Zustandekommen des Krampfes Ringmuskeln in Betracht. Die Kranzarterien des Herzens bilden eine Ausnahme, da sie außer Ringmuskeln auch Längsmuskeln haben.

Für die Beurteilung des Angiospasmus in seinen Folgen ist es wesentlich zu wissen, daß er nicht immer und namentlich nicht in normalen Arterien Gefäßverschluß bedeutet. Mit Rücksicht auf gewisse empfindliche Organe ist das besonders zu beachten. Der Angiospasmus kann, ohne einen absoluten Verschluß des Gefäßrohres herbeizuführen, eine beträchtliche Hemmung des Abflusses verursachen. Es kommt daher auch auf die Beschaffenheit der Muskeln der Arterie, ihre Reizbarkeit und auf das auslösende Moment an.

Insolange in einer kranken Arterie ein Krampf auftreten kann, ist das ein Beweis, daß eine genügend aktionsfähige Muskulatur vorhanden ist. Öfters wird bei Gefäßverschluß ein Krampf angenommen, wo infolge organischer Veränderungen in der Gefäßwand die Möglichkeit für sein Zustandekommen und daher auch für eine Spasmolyse nicht mehr gegeben ist.

Gefäßkrämpfe in normalen Arterien lösen sich bald, ohne Veränderungen im Gewebe hervorzurufen. Manche Organe sind für eine herabgesetzte Durchblutung empfindlich und besonders unter gewissen Giftwirkungen. So können Angiospasmen der Netzhautgefäße schon nach kurzer Dauer zu einer Vernichtung des Sehvermögens führen (GUIST). Auch das Gehirn ist durch Gefäßkrämpfe, die sich nicht rasch genug lösen, gefährdet. Das ist namentlich bei der toxogenen Hypertonie der Arterien der Fall, die zu vornehmlich weißer Erweichung führen. Demgegenüber werden andere Organe selbst nach einige Zeit anhaltendem Angiospasmus wieder funktionsfähig, z. B. der Darm nach einer Bleikolik. Ähnliches kann man auch am Herzen nach Koronarspasmus bei intakten Koronararterien sehen.

Bei einem jungen Mann, den ich jahrelang beobachtet habe, der eine Zeitlang täglich mehrere Angina-Anfälle hatte, der dann an einer grippösen Bronchialpneumonie anfallsfrei starb, fanden sich die Koronararterien und auch der Herzmuskel ohne Veränderungen.

Besonders intensiv ist der Krampf in einer Arterie, wenn er von einem an der Intima einsetzenden Reiz ausgeht, wie er am stärksten von einem Embolus ausgelöst wird. Vorausgesetzt, daß die Beschaffenheit des Embolus geeignet ist, einen solchen Reiz auszulösen, so kann ein Krampf in dem Gefäß eintreten, der zum Gefäßverschluß führt, wenn der Embolus auch zu klein ist, um das Lumen der Arterie auszufüllen. Eine anschließende Thrombenbildung kann den Verschluß zu einem bleibenden machen. Ein Thrombus an und für sich setzt nicht den Intimareiz wie ein entsprechend beschaffener Embolus. Es ist experimentell gezeigt worden, daß Ölembolien keinen Gefäßkrampf machen (JACOBI und MAGNUS).

Dauerverschluß kommt nach Arterienkrampf bei nicht normalen Arterien vor, doch ist das nicht Dauerkrampf. Der Krampf ist immer ein akutes Ereignis, das allerdings zu einer Einstellung in einem verkürzten Zustand übergehen kann. Je nach der Bedeutung des Gefäßbezirkes, in welchem der Arterienkrampf sich einstellt, kann er im Blutdruck sich melden, wenn er nicht durch die Blutverteilung ausgeglichen wird.

Der Krampf im Bereiche der Arterien ist in verschiedenen Krankheiten ein häufiges und oft bedeutsames Vorkommnis. Bei differenter Ätiologie kommen auf Grundlage des Arterienkrampfes in heterogenen Krankheiten Symptomenkomplexe zustande, die ganz analog aussehen und auch verlaufen können. In manchen dieser Erscheinungsgruppen fehlt uns noch jede Handhabe, um ihre Veranlassung aufzuklären. Diese Tatsache hat mich seinerzeit veranlaßt, die verschiedenen akuten Gefäßzustände, die ich studiert habe, zu sammeln und zu gruppieren. Sie sind in meiner Monographie „Gefäßkrisen" enthalten.

Die Gefäßkrisen sind Symptomengruppen, die durch funktionelle Vorgänge im Gefäßsystem entstehen. Die Bezeichnung wird vielfach mit einer Einschränkung gebraucht, die ich darauf zurückführe, daß meine Studie nicht gelesen wurde. Es besteht nämlich die Meinung, daß „Gefäßkrisen" sich nur auf Erscheinungen des Hochdruckes beziehen und nur für Angiospasmus gelten. Zu den Gefäßkrisen gehören alle akuten Gefäßvorgänge, also ebenso angiospastische wie angiodilatorische, ebenso örtliche, regionäre oder allgemeine, gleichgültig ob sie im Blutdruck Ausdruck finden oder nicht. Gelangt der Gefäßvorgang im Blutdruck zum Ausdruck, dann führt die Gefäßkrise eine entsprechende Bezeichnung als pressorische bzw. depressorische. Das Kriterium für die Gefäßkrise ist darin gegeben, daß durch Aufhebung der Gefäßvorgänge die aufgetretenen Erscheinungen verschwinden.

Der vorliegende Abschnitt beschäftigt sich nur mit den spastischen arteriellen Krisen. Sie können pressorische sein oder aber rein örtliche. Die sich pressorisch im Blutdruck ausdrücken, sind nicht gleicher Genese. Sie können regionäre sein und durch sekundäre Einflußnahme auf die übrigen Gefäßbezirke den Blutdruck in die Höhe treiben. Solche Drucksteigerungen können unter Umständen höhere Zahlen erreichen, als sie auf Grundlage einer Beteiligung des gesamten großen Kreislaufs sich zu ergeben pflegen. Die absolute Höhe des Drucks ist für seine Grundlagen nicht entscheidend, zumal die Druckhöhe nicht nur vom Gefäßkrampf, sondern auch vom Herzen und der möglichen Blutverteilung beeinflußt wird. Um uns über die durch Angiospasmen zutage tretenden Krankheitszeichen zu verständigen, ist es, wie ich nachdrücklichst wiederhole, nötig, sich darüber klar zu sein, daß unter Angiospasmus nicht immer ein Verschluß des Gefäßes, also eine vollständige Unterbrechung des Blutstromes zustande kommt. Es gibt Bedingungen, unter welchen es zu einer völligen Sperre kommt und diese sich im Gegensatz zu den meisten anderen analogen Ereignissen nicht mehr löst. Die Folgen zeigen sich alsbald im Versorgungsgebiet der betroffenen Arterien, wobei es aber auf die Widerstandsfähigkeit des Gewebes ankommt. Was wir über diese Frage wissen, verdanken wir der experimentellen Kreislaufphysiologie. Das Verhalten des Menschen unter den experimentellen, analogen Bedingungen zeigt mannigfache Abweichungen von den Grundthesen der experimentellen Physiologie.

In dieser Beziehung ist auf eine experimentelle Beobachtung hinzuweisen, deren Erwägung im klinischen Rahmen mir wichtig erscheint. Wenn wir beim Tier einen sensibeln Nerven elektrisch erregen oder gar die Nn. splanchnici direkt reizen, so kommt es zu einer mächtigen Drucksteigerung, die aber nach kurzer Zeit, wenngleich der Reiz fortdauert, absinkt. Dieses Absinken des Blutdruckes ist, worauf besonders François-Franck aufmerksam gemacht hat, eine automatische Ausgleichserscheinung des normalen Organismus. Auch der normale Mensch zeigt die gleichen Vorgänge bei starken akuten Reizen. Bei kranken und reizbaren Arterien kann die Selbstregulierung ausbleiben und der hohe Druck länger anhalten.

Hinsichtlich der Reaktion im Blutdruck zeigen gesunde und kranke Arterien oft deutliche Unterschiede. Gewisse Kolikanfälle, so die der Gallenblase oder der Harnwege, erzeugen reflektorisch Blutsteigerungen. Der Effekt im Blutdruck ist bei sonst Gesunden gering, es kommt zu einem Anstieg von 20 bis 30% (vgl. H. CURSCHMANN). Bei Gefäßkranken ist er beträchtlicher, wobei begreiflicherweise immer auf den Ausgangsdruck zu achten ist. Bei von Haus aus hohem Druck kann der Anstieg nicht mehr so erheblich sein. In den Fällen, die ich hier meine, sehen wir den Effekt eines Schmerzreizes. Die Drucksteigerungen im Gefolge von schmerzhaften Reizungen gehören eigentlich nicht zu den Gefäßkrisen. Ich habe sie zwar in meiner Studie unter den pressorischen Zuständen vollständigkeitshalber angeführt.

Die Tatsache, daß gewisse Schmerzreize, wie insbesondere die der vegetativen Sphäre, Drucksteigerungen hervorrufen, hat zu der ganz irrigen Meinung geführt, daß die Drucksteigerungen in all den Komplexen, die mit Schmerzen einhergehen, nur Folgen des Schmerzes wären. Gewiß sind, wie eben erwähnt, schmerzhafte Koliken oder Krämpfe in den Organen imstande, Drucksteigerungen auszulösen und haben sie gelegentlich einen Anteil an Drucksteigerungen. Die bedeutenden Drucksteigerungen von 100 bis 150% und darüber, wie man sie gelegentlich bei schmerzhaften Krisen sieht, rühren nicht von den Schmerzen her. Die Drucksteigerung ist in diesen Fällen durch den Angiospasmus und seinen Begleiterscheinungen bedingt und er ist die Quelle der Schmerzen. Heben wir in diesen Fällen den hohen Druck allein auf oder lösen wir den Angiospasmus, so ist der Schmerz sofort beendet und darin liegt doch das wesentliche Zeichen der schmerzhaften pressorischen Gefäßkrisen. Ich konnte bei den verschiedenen Typen dieser Krisen in der objektivsten Weise feststellen, daß die Drucksteigerung der schmerzhaften Phase vorangeht und daß erst auf einer gewissen Höhe der Spannung der Schmerz einsetzt. Dieser Schmerz tritt auch nur in bestimmten Formen der Gefäßkrisen auf. Es müssen also besondere Umstände sein, die ihn bedingen. Unter den pressorischen Krisen sind es außer der Angina pectoris namentlich die abdominellen Formen, bei welchen Schmerzen auftreten. Die genaue Beobachtung solcher Fälle hat ferner ergeben, daß pressorische Vorgänge dieser sonst schmerzhaften Formen eine Zeitlang latent auftreten können, ehe sie durch Schmerz, gelegentlich schon durch anderweitige Zeichen (Erbrechen, Atemnot) sich ankündigen.

Daß nur gewisse pressorische Krisen von Schmerzen begleitet werden, gibt diesen eine Sonderstellung gegenüber anderen, die gleichfalls Drucksteigerungen machen, ohne örtliche, speziell abdominelle Empfindungen aufzuweisen. Um diese Angelegenheit zu beleuchten, ist es nötig, die angiospastischen Krisen einer Einteilung zu unterziehen.

Der Einteilungsgrund, den ich seinerzeit zur Darstellung der Gefäßkrisen benützt habe, erscheint mir mit wenigen Abänderungen auch jetzt noch geeignet, einen geordneten Überblick zu ermöglichen. Der Einteilung liegt die Ausbreitung der beteiligten Bezirke zugrunde. In der Art der Krisen und für ihre Einzelheiten ist die Grundkrankheit maßgebend. Auch hier ergeben sich Unterschiede, die auf die Ätiologie der Angiospasmen zurückzuführen sind. Nicht in allen Fällen ist die Genese klargelegt. Soweit ich die Dinge beurteilen gelernt habe, sind zwei Hauptgruppen da.

a) Rein arterielle Krisen, d. h. Spasmen, die nur die Arterien betreffen.

b) Spasmen der gesamten peripheren Gefäßwege mit und ohne Beteiligung des kleinen Kreislaufs.

In die erste Gruppe fallen die spastischen Gefäßkrisen der primären Hypertoniker, insofern sie nicht toxisch kompliziert sind. Zu ihnen gehören durch exogene Gifte herbeigeführte Spasmen der Arterien des großen Kreislaufs, ferner zerebral bedingte. Diese letzteren sind anläßlich von zerebralen Insulten durch diese ausgelöste pressorische Krisen.

In die zweite Gruppe gehören die angiospastischen Krisen der toxogenen Hypertonie. Sie zeigen Eigenheiten, die im renalen und zerebralen Gefäßbezirk und auch im muskulokutanen hervortreten.

Wenn ich hier die beiden Gruppen von akuten und in der Regel rasch vorübergehenden Angiospasmen gemeinschaftlich erledige, so geschieht es im Interesse der einfacheren Verständigung, da der Schwerpunkt der Vorgänge in beiden auf die Arterien fällt.

Nach den Gefäßbezirken habe ich die folgende Einteilung aufgestellt:

1. Allgemeine angiospastische Krisen.
2. Regionäre angiospastische Krisen:

    a) abdominelle spastische Krisen:

        1. spastische Bauchgefäßkrisen,
        2. spastische Nierengefäßkrisen;

    b) pektorale spastische Krisen;
    c) zerebrale spastische Krisen;
    d) angiospastische Krisen der Extremitäten;
    e) spastische Krisen in besonderen Gefäßbezirken.

Unter ihnen sind namentlich die allgemeinen, ferner die abdominellen, gelegentlich die pektoralen durch besonders hohen Druck in den Anfällen ausgezeichnet.

Die allgemeinen Krisen unterscheiden sich von den regionären dadurch, daß die allgemeinen schmerzlos, die anderen vorwiegend vom Schmerz an bestimmten Stellen begleitet sind. Dieser Unterschied ist so bemerkenswert, daß ich geneigt wäre, ihn als Einteilungsprinzip zu nehmen, doch bereitet die Durchführung Schwierigkeiten, auf die ich hier weiter nicht eingehe. Die schmerzhaften Krisen sind nur die regionären. Daraus ergeben sich Hinweise auf die Pathogenese des

Schmerzes. Der Schmerz ist sonach in den Eingeweiden in den hier in Betracht kommenden Fällen kein organisch bedingter, sondern ein Gefäßschmerz, der seine besonderen Bedingungen hat.

Hinsichtlich der regionären angiospastischen Krisen wäre noch das Folgende hervorzuheben. In einer Reihe von regionären Krisen kommt es erst sekundär zu Drucksteigerungen, auch sekundär in einem entfernten Gefäßbezirk, zu hypertonischen Zuständen auch Angiospasmen. Es gibt schließlich regionäre schmerzhafte Krisen, welche koordiniert mit Angiospasmen allgemeiner Ausdehnung verlaufen, welch letztere aber nicht obligatorisch mitgehen.

a) Allgemeine spastische Gefäßkrisen.

In diese Krisen wird zwar sofort der gesamte große Kreislauf einbezogen, doch sind seine verschiedenen Abschnitte nicht gleichsinnig beteiligt. Die Anfälle verlaufen ohne Schmerzen. Ohne lokalisierte Gefäßzeichen steigt der Druck rasch an und führt zu einer passiven arteriellen Hyperämie des Gehirns, insofern die Hirnarterien nicht Widerstand leisten. Dementsprechend treten Zeichen der akuten zerebralen Kongestion und des Hirndrucks auf. Das Hauptkontingent der allgemeinen pressorischen Krisen liefern die Hypertoniker. Weit seltener sind es nicht ihnen zugehörige Kranke, die unter einem zerebralen Insult oder durch eine akute Giftwirkung von solchen Krisen befallen werden.

Im kritischen Zustand sind es hauptsächlich drei Organe, die ihre Anteilnahme an diese Ereignisse erkennen lassen: das Gehirn, das Herz und die Nieren. Hinsichtlich des Verhaltens dieser Organe gibt es gewisse Unterschiede, die mit der Grundkrankheit in Zusammenhang stehen. Wir haben also auch hier zu trennen: die allgemein toxische Erkrankung des Kreislaufapparates, den toxogenen Typus von der primären Hypertonie der Arterien des großen Kreislaufs. Doch ist nicht zu übersehen, daß auch normotonische Menschen von allgemeinen Gefäßkrisen befallen werden können.

Bei den toxogenen Prozessen (den infektiös-toxischen, ferner den Schwangerschaftstoxikosen und der Bleiintoxikation) stellen sich im Gehirn auf der Höhe des Druckes ausgedehnte Angiospasmen oder solche in einzelnen arteriellen Strecken ein, wodurch die eklamptischen Anfälle und die gewöhnlich auch vorübergehenden Ausfallserscheinungen, wie Amaurose, Hemiopie, Hemiplegie, Aphasie, Taubheit entstehen. Es sind das Krankheiten mit einer besonderen Art Krampfbereitschaft der Gefäße auf toxischer Grundlage. Die Anfälle dieser Art treten unter der Einwirkung des akut erhöhten Blutdruckes auf, der aber nicht ein Hochdruck sein muß. Sie sind also sekundäre Phänomene und entwickeln sich in der Regel nur dann, wenn das Herz noch leistungsfähig ist (vgl. zerebrale Gefäßkrisen). Läßt der linke Ventrikel nach, so wirken sich ihre Folgen vorwiegend im kleinen Kreislauf aus, daher Hochspannungsdyspnoe, Lungenödem, Insuffizienz des rechten Herzens usw. Bei den konzentrisch hypertrophischen Herzen der toxogenen Hypertonie sind diese Ereignisse seltener als bei der primären Hypertonie.

Bei der primären Hypertonie, bei der ebenfalls eine erhöhte Reizbarkeit der Arterien, wenn auch auf anderer Grundlage, gegeben ist, treten die kardialen Folgen der akuten arteriellen Stauung häufig auf. Die zerebrale Auswirkung der pressorischen Anfälle ist da anderer Art. Wenngleich auch da Angiospasmen in den zerebralen Arterien in Betracht kommen, ist ihre Natur und der durch sie erzeugte Schaden gewöhnlich anders begründet, wie bei den toxogenen Hochdruckformen (vgl. S. 120).

Bezüglich des Verhaltens der Nieren will ich bereits auf einen sehr bemerkenswerten Unterschied aufmerksam machen, der den pressorischen Anfall in den beiden Hauptgruppen kennzeichnet. In den allgemein pressorischen Krisen der toxogenen Hypertoniker sind die Arterien der Niere in der Regel gleichsinnig beteiligt. Es äußert sich das in der Harnsekretion, indem Oligurie oder Anurie eintritt. Ausnahmsweise kommt es aber vor, daß die renalen Gefäße sich dem Pfortaderwurzelgebiet nicht anschließen und die Harnausscheidung im Anfall unverändert bleibt, sogar gesteigert sein kann. Bei der primären, rein arteriellen Hypertonie treten auch bei den schwersten Anfällen Störungen der Nierenfunktion, wie Oligurie oder Anurie, nicht in den Vordergrund. Es sind das Merkmale, die für einen differenten Angriffspunkt der Gefäßerregung in den beiden Hauptformen sprechen.

Bei den primären Hypertonikern ist es eine passive arterielle Hyperämie der Kopf- und hauptsächlich der Hirnarterien, die in der Phase des akuten Druckanstieges sich meldet. Daher die Zunahme der schon vorhandenen Kopfbeschwerden, die sich bemerkbar macht. Dahin gehören Wallungen, Kopfschmerzen, Schwindelgefühl (Unsicherheit), Ohrensausen, erhöhte Reizbarkeit. In diesem Zeitpunkt erscheinen die Blutungen im Auge und die zerebralen Insulte. Doch ist bei den letztgenannten auf die erwähnten sekundären Drucksteigerungen und ihre Folgen zu achten, die durch den Insult (Hirndruck) ausgelöst werden. Zu diesen gehören weder die eklamptischen Anfälle, noch die Ausfallserscheinungen oder die Atmungsstörungen, wie sie bei dem toxogenen Hypertoniker auftreten. Stellen sich bei der primären Hypertonie ähnliche zerebrale Symptome ein, so sind sie anderer Genese.

In den toxogenen Hypertonien haben wir es mit einem ganz anders gearteten Gefäßsystem und einer anderen Reaktionslage zu tun. Krampf und Drucksteigerung im großen Kreislauf genügt, um die übrigen ohnehin schon engen, wenn auch muskelschwächeren Bezirke durch akute starke Erhöhung des Seitenwanddruckes in Krampfzustand zu versetzen.

Zu diesen Erscheinungen der toxogenen Hypertonie, die sich bei akuten Drucksteigerungen einstellen, gehören hier: Kopfschmerz, Blässe, die laute Atmung, ausgedehnte Spasmen der Gehirnarterien, und zwar allgemeine, die sich in eklamptischen Anfällen äußern, ferner in regionären Ausfallserscheinungen, die in der Regel mit dem Sinken des Blutdrucks ablaufen. Eine weitere, diese Ereignisse begleitende Folge ist das Hirnödem, an dessen Zustandekommen auch die Lymphwege einen Anteil haben dürften. Die zerebralen Folgen in den Hirngefäßen müssen nicht in jedem Fall sich einstellen. In Zusammenhang mit den allgemeinen Angiospasmen sind auch in anderen Organen, wie in der Leber und Niere, Merkmale anatomisch nachweisbar.

Ein wesentliches Moment für die Bewertung des Druckanstieges bildet der Ausgangsdruck, denn eine geringe Erhöhung bei hohem Druck bedeutet mehr als ein großer Anstieg bei niedrigem. Auch die Beschaffenheit der neu belasteten Gefäße, gewöhnlich sind es die zerebralen, ist für die Folgen der pathologischen Blutverteilung von Belang.

b) Regionäre angiospastische Krisen.

Diese Krisen sind zu einem beträchtlichen Teil durch Schmerzen gekennzeichnet, die typisch in gewissen Gegenden lokalisiert werden. Durch Herabsetzung des Blutdruckes allein oder durch Erweiterung der beteiligten Gefäße hört der quälende Schmerz auf. Solche Gefäßkrisen gibt es im abdominellen Gefäßgebiet, im pektoralen, im zerebralen, in den Gefäßen der Extremitäten und auch in einzelnen Organen.

α) *Abdominelle spastische Gefäßkrisen.*

Das abdominelle Gefäßgebiet, insofern es unter dem Einfluß der Nn. splanchnici steht, umfaßt zwei Bezirke: das intraperitoneale Pfortaderwurzelgebiet, die Bauchgefäße und das retroperitoneale renale — die Nierengefäße. In beiden gibt es angiospastische Krisen. In den allgemeinen toxogenen Hochspannungskrisen gehen beide Gebiete meist gleichsinnig mit, in den Krisen der primären Hypertoniker ist, wie vorhin erwähnt, nur das Pfortaderwurzelgebiet beteiligt, nicht die Nieren. In anderen Prozessen sind nur die Nieren betroffen, nicht das übrige abdominelle Gebiet.

In der klinischen Einteilung bezeichne ich aus praktischen Gründen als Bauchgefäßkrisen die des Pfortaderwurzelgebietes und die des renalen Gebietes als Nierengefäßkrisen. Außer diesen beiden gibt es noch ein drittes Gefäßgebiet, das der Beckenorgane, über deren angiospastischen Ereignisse ich zu wenig Erfahrung habe, um sie zu beschreiben.

Spastische Bauchgefäßkrisen.

Unter den Bauchkrisen gibt es drei Typen. Die eine betrifft eine Art der toxogenen Hypertonie, d. i. die Bleikolik, die zweite ist eine Angina abdominis, die dritte ein mit und ohne Hypertonie der Arterien auftretender Angiospasmus bei organisch kranken Arterien.

Das Gemeinschaftliche dieser Krisen ist, daß sie in der Regel mit erheblicher Drucksteigerung einhergehen, die schon im Beginn des Anfalles einsetzt, ehe der charakteristische Schmerz sich einstellt. Der Schmerz wird gewöhnlich in der Magengrube angegeben, wo er entsteht. Gefäßerweiternde Mittel in ausgiebiger Dosierung heben ihn vorübergehend auch nachhaltig auf. Das gleiche besorgt eine plötzliche Herabsetzung des Blutdrucks durch eine Blutentziehung. Differentialdiagnostisch war mir die Amylnitritinhalation ein wertvoller Wegweiser, wie dies FR. RIEGEL für die Bleikolik angegeben hat.

Die Lokalisation des Schmerzes hängt mit seiner Genese zusammen. Er wird durch die arterielle Stauung, die sich in Streckung, Dehnung und Schlängelung der gekrampften Mesenterialarterien unter dem erhöhten Druck einstellt, im Bereich des Plexus solaris ausgelöst. 1. Die *Bleikolik* ist eine Kombination von Gefäßkrampf, den schon FR. RIEGEL gefunden hat, mit einem tonischen Krampf des Verdauungskanals speziell im Dünndarm. Die Bezeichnung des Zustandes als Kolik ist nicht richtig (s. S. 12). Dieser tonische Krampf, der zwar nicht immer gleich stark sich einstellt, hat auch die kahnförmige Einziehung des Bauches zur Folge. Ausnahmsweise fehlt sie und findet man den Bauch auch aufgetrieben (NOTHNAGEL). Der Umstand, daß hier Gefäßkrampf und Darmkrampf zusammenfallen, spricht dafür, daß der Reiz hier von einer zentral gelegenen Nervenstelle ausgeht (vgl. A. SCHIFF).

Die Bleikolik hat noch Begleiterscheinungen, die für die toxogene Hypertonie besonders bemerkenswert sind. In der Bleikolik treten auf der Höhe der Drucksteigerung Angiospasmen in den Hirnarterien mit Ausfallserscheinungen auf, wie bei den toxogenen allgemeinen Gefäßkrisen, die ich in diesem Zusammenhang 1903 beschrieben habe. Sie verschwinden mit dem Ablauf der Gefäßkrise, können aber durch Amylnitrit sofort aufgehoben werden (RIST). Auch eklamptische Anfälle kommen bei der Bleikolik vor, d. i. die sogenannte Encephalopathia saturnina (s. zerebrale Gefäßkrisen).

2. Die zweite Gruppe der abdominellen spastischen Gefäßkrisen ist die der Tabiker, die ich 1903 beschrieben und 1905 mit einer Anzahl von Beobachtungen beleuchtet habe. Diese Angelegenheit habe ich seither weiter verfolgt und kann darüber mehr sagen. Die tabischen Bauchgefäßkrisen stehen mit einer Mesaortitis luica der Bauchaorta in Zusammenhang und bieten pathogenetisch eine Analogie der Angina pectoris vera, die auf einer Mesaortitis luica der Aorta ascendens beruht und der als Angina pectoris eine Sonderstellung gebührt.

Da bei Mesaortitis der Bauchaorta fast in jedem Fall auch die Aorta ascendens betroffen ist, so ist es begreiflich, daß man bei diesen Kranken neben den abdominellen Schmerzanfällen häufig auch pektorale vom Typus der Angina pectoris vera begegnet.

Die Mesaortitis der Aorta ist die Grundlage dieser abdominellen spastischen Gefäßkrisen. Wenn man von der ursprünglichen Aufstellung einer Angina abdominis von BACCELLI ausgeht, so käme ihr die Bezeichnung Angina abdominis vera zu. Ob es nicht sachlicher wäre, dieses Ereignis seinem Wesen entsprechend als spastische abdominelle Gefäßkrise zu bezeichnen, will ich hier nicht weiter diskutieren.

Klinisch habe ich, wo die Bauchaorta bei der Palpation erreichbar war, in den vorgeschrittenen Fällen im Anfall, also in der Phase des Hochdrucks, eine bedeutende Empfindlichkeit der Aorta, eine deutliche Erweiterung und sogar Linksverschiebung beobachtet. In den Obduktionen hat sich die Mesaortitis luica in verschiedener Ausbreitung gefunden und waren die Mesenterialarterien nicht beteiligt, was dem Wesen der Mesaortitis entspricht. In manchen Fällen war aneurysmatische

Erweiterung an der Bauchaorta vorhanden. Es sind das analoge Verhältnisse, wie wir sie bei der Angina pectoris luischer Genese an der Aorta
ascendens finden.

POTAIN und nach ihm TEISSIER (1902) haben klinisch an der Bauchaorta Veränderungen erhoben, die sie als „Aortite abdominale" beschrieben
haben und die gleichen Zeichen an der Aorta anführen, die ich in den
Bauchgefäßkrisen der Tabiker gefunden habe. Dieser Angelegenheit
habe ich 1908 einen besonderen Aufsatz gewidmet.

Im Schrifttum ist eine bemerkenswerte Zahl von Fällen angeführt,
die zu dieser Gruppe gehören, doch sind die meisten zu einer Zeit veröffentlicht, zu der die Mesaortitis luica noch nicht bekannt oder nicht
anerkannt war. Vielfach ist die auffallende Empfindlichkeit der Arterien
des Bauches und speziell der Aorta hervorgehoben. In der Anamnese ist
oft Lues vermerkt. Nur ist Beziehung dieser Veränderung der Bauchaorta, die mit dem Fortschreiten der Krankheit deutlicher werden (Erweiterung, Verbiegung) und der hohe Blutdruck in den Anfällen übersehen worden. Daß diese Mesaortitis auch zu Veränderungen in der Adventitia führt, wie das nach MARESCH bei der Mesaortitis der Aorta ascendens der Fall ist, ist besonders zu bemerken, weil sie gewiß an der Sensibilisierung der Nerven der Adventitia einen Anteil hat.

Die anderen abdominellen Gefäßkrisen, auch wenn sie häufiger auftreten, sind von Zeichen an der Bauchaorta nicht begleitet. Hinzufügen
muß ich noch, daß ich nicht behaupte, daß in jedem Fall von Mesaortitis
der Bauchaorta abdominelle Gefäßkrisen auftreten.

MAX BUCH, der sich mit den einschlägigen Fragen sehr viel beschäftigt hat, ist noch von der Arteriosklerose ausgegangen. Er hat 1904
in einer kritischen Studie über das „arteriosklerotische Leibweh" diese
Erscheinungen erörtert und da neben eigenen Beobachtungen auch solche
aus der Literatur vorgebracht. Darunter befinden sich Fälle von v. LEYDEN,
HUCHARD, TEISSIER, NEUSSER, KAUFMANN und PAULI, ORTNER,
R. BREUER. Meine Aufgabe ist es nicht, diese Arbeiten hier zu zergliedern
und ihre Zugehörigkeit zu den tabischen abdominellen Gefäßkrisen zu
beweisen. Es würde das zu weit führen mit Rücksicht auf die wesentliche
Wandlung in der Lehre der Gefäßpathologie, die zum Teil Gegenstand
dieser Schrift ist.

NOTHNAGEL hat die Gefäßschmerzen bei Spasmen der Arterien
nach seiner Auffassung des Wesens der Darmkolik als *Gefäßkoliken*
gedeutet und das Auftreten des Schmerzes in die Gefäßwand verlegt.
Dieser Erklärung ist zugestimmt worden, sie ist auch abgelehnt worden
(vgl. BUCH, a. a. O.).

Die Bezeichnung gewisser schmerzhafter Angiospasmen als Gefäßkolik ist nach meiner Ansicht zutreffend, nur ist die Pathogenese des
Schmerzes in der Deutung von NOTHNAGEL nicht erklärt, die er in seinen
Ausführungen auch als unsicher offen gelassen hat. Solche Gefäßschmerzen, also Gefäßkoliken, gibt es nur unter bestimmten Bedingungen.
Sie entsprechen auch der Darmkolik nach meiner Analyse dieser Erscheinung. Die Kolik ist ein hyperkinetischer Krampf eines Hohlorganes,

das sich seines Inhaltes entledigen will (vgl. S. 12). Ein Arterienkrampf, der sich auf die ganze Arterie gleichmäßig erstreckt, löst keine derartigen Schmerzen aus, wie sie in den von NOTHNAGEL als Gefäßkolik bezeichneten Zuständen auftreten. Der tote Finger z. B. macht eine unangenehme Empfindung, aber keinen Schmerz. Zu diesem kommt es, wenn der Abfluß aus der Arterie gehemmt ist, der proximale Abschnitt unter dem Seitenwanddruck zur Dehnung und Steifung gebracht wird und durch diese von mir seinerzeit beschriebene akute arterielle Stauung die periarteriellen sensiblen und sensibilisierten Nerven gereizt werden. Die Quelle des Schmerzes ist also nicht im Krampf der distalen arteriellen Strecke gelegen, sondern in der proximalen an der Mündung in die Aorta, wo es auch periarteriell viel schmerzempfindliche Nerven gibt.

Für die Bedeutung der Veränderung der Bauchaorta in den abdominellen Gefäßkrisen erscheint es mir bemerkenswert, daß in einem Fall von solchen Krisen bei einer jugendlichen Tabes sich die Aortenerkrankung gefunden hat. Die Kranke starb in einer Atmungskrise.

Die tabischen pressorischen Bauchkrisen sind identisch mit dem Krankheitsbild, das FOURNIER als „grande crise gastrique" geschildert und von der gastrischen Krise abgesondert hat. Daß die große Krise auf angiospastische Vorgänge zurückzuführen ist und nicht primär auf gastrische Reizzustände, habe ich 1903 angegeben. Die rein gastrische Krise geht mit geringfügigen Drucksteigerungen einher, die durch den Schmerz ausgelöst werden. In den großen Krisen lokalisieren die Kranken ihre Schmerzen allerdings auch in der Magengrube — im Plexus solaris — und glauben oft, daß die Ursache ihrer Beschwerden im Magen gelegen sei, namentlich wenn sie den Ausdruck „Magenkrise" hören. Sie bemühen sich auch, Erbrechen auszulösen, ohne unter diesem gewöhnlich effektlosen Reiz irgend eine Erleichterung zu finden.

Auf der Höhe solcher Anfälle steigt der Blutdruck namentlich bei jüngeren Individuen ganz beträchtlich an, weniger bei älteren Personen. In solchem Anstieg habe ich das Zwei- bis Dreifache des Normaldruckes gemessen, dabei werden die tastbaren Arterien enge, hypertonisch und geschlängelt. Trotzdem habe ich Anurie in keinem Fall erhoben, wohl Albuminurie, einmal auch Glykosurie im Anfall. Nur selten habe ich zerebrale Erscheinungen auf der Höhe der Drucksteigerung beobachtet. wie Atemkrisen, Sehstörung und vereinzelt eklamptische Zustände. Die Erklärung für das Entstehen der Schmerzen habe ich im Experiment gefunden, und zwar in einer arteriellen Stauung im Gefäßkrampf, deren Bestand bei offener Verbindung zwischen Aorta und den Baucharterien nur dann möglich wird, wenn der Druck in der Aorta ein genügend hoher ist (vgl. Angina pectoris). Sinkt der Blutdruck ab, so kann der spastische Zustand in den Baucharterien, also der kritische Gefäßzustand fortbestehen. Nur der Schmerz fällt weg. Dieses Ereignis kann von selbst eintreten, aber auch herbeigeführt werden.

Überaus lehrreich waren in dieser Beziehung Beobachtungen, in welchen eine Blutdrucksenkung eintrat, die nicht durch Erweiterung der gekrampften Arterien, sondern durch das Verhalten anderer peripherer

Gefäßgebiete herbeigeführt wurde. Das Auftreten von heftigen Beinkrisen geht häufig mit erheblicher Drucksenkung einher. Treten in diesen Bauchkrisen Beinkrisen (lanzinierende Schmerzen) auf, so werden die Bauchschmerzen sofort unterbrochen. Sie alternieren sogar öfters, wie ich das beschrieben habe. Die Blutdrucksenkung in den Beinkrisen ist auf die Erregung der Vasodilatatoren der Hinterwurzeln zurückzuführen. Sie sind da von STRICKER entdeckt worden. Drucksenkung tritt nicht in jeder Beinkrise auf, doch wenn, ist sie mitunter eine sehr ausgiebige. Das spricht dafür, daß die Gefäßerweiterung sich nicht nur auf die Beingefäße, sondern auch auf die Gefäße des Beckens erstreckt (vgl. S. 47).

In einer Beobachtung wurden die abdominellen Krisen durch das Einsetzen eines Anfalles von paroxysmaler Tachykardie unterbrochen. Mit der Tachykardie trat jedesmal ein Drucksturz ein, z. B. von 160 auf 55 mm Hg. Mit dem Ablauf des tachykardischen Anfalls war wieder die Bauchkrise da.

Der Schmerz, der die Krise gewöhnlich meldet, ist nicht in allen Fällen und nicht gleich vom Anbeginn vorhanden. Es gibt, wie erwähnt, *latente* solche *pressorische Krisen*, d. h. Drucksteigerungen ohne Schmerz, die erst im weiteren Verlauf durch das Auftreten der Schmerzen, den Anfall manifest werden lassen. Diese latenten Krisen zeigen, daß die Drucksteigerungen nicht die Folge, sondern die Ursache der Schmerzen sind.

Die Beachtung dieser Gefäßvorgänge ist mit Rücksicht auf die irrtümliche Beurteilung derartiger schmerzhafter Ereignisse wichtig, da sie häufig genug zu chirurgischen Eingriffen veranlaßt haben. Es ist vorgekommen, daß bei solchen Kranken wiederholte Laparotomien ausgeführt wurden. Besonders häufig sind mir hierher gehörige Fälle unter der Annahme einer Cholelithiasis eingeliefert worden.

Mit der Bleikolik und den Gefäßkrisen bei Mesaortitis der Bauchaorta der Tabiker ist das Gebiet der abdominellen Krisen nicht erledigt. Als Grundlage solcher Anfälle wird Atherosklerose der Baucharterien angenommen (vgl. PERUTZ). Mit dem Beweismaterial in Obduktionsbefunden steht es da schlecht. In vielen Fällen liegen Diagnosen vor ohne anatomischen Befund und ohne Aufklärung des Zusammenhanges der Bauchschmerzen mit der Angina pectoris. Daß diese Art von Fällen oft auf Mesaortitis luica zurückzuführen sind, habe ich hier ausgeführt, dazu kommen Fälle von Embolie der Art. meseraica, die sich gewöhnlich durch Darmblutungen ankündigen. Vergleiche mit der Angina pectoris sind hier am Platze, wie aus meiner Parallele hervorgeht. Angina pectoris gibt es auch bei Intimasklerose der Kranzarterien und überdies verlaufen Embolien dieser Arterien unter den Zeichen der Angina pectoris. Die Verhältnisse an den Mesenterialarterien sind andere, als im Koronargebiet. Vor allem ist die Atherosklerose der Mesenterialarterien nicht so häufig, wie das behauptet wurde, dann ist die Anordnung der Arterien eine andere und das Gebiet ein größeres, so daß die Embolie solche Ereignisse wie in der Kranzarterie nur dann möglich macht, wenn der Stamm verlegt wird.

Es gibt Erkrankungen der Mesenterialarterien, die Schmerzen, auch intestinale Störungen hervorrufen, wie das der von R. KRETZ obduzierte Fall von JUL. SCHNITZLER beweist, doch begegnen wir ihnen nur selten.

Bezüglich der nicht luischen Form der abdominellen Gefäßerscheinungen kann die richtige Beurteilung des einzelnen Falles sich schwierig gestalten. Es fehlt an Leichenbefunden aus neuerer Zeit, fast alle Angaben beziehen sich auf klinische Beobachtungen.

Bei einem 72jährigen Mann, Hypertoniker mit Altersveränderungen der Arterien, traten eigenartige abdominelle Schmerzanfälle auf, die sehr verschieden gedeutet wurden. Es war das schon deshalb nicht einfach, weil der sehr intelligente Kranke nur über Schmerzen in der linken unteren Bauchgegend klagte. Als ich den Kranken (Privatfall) zum erstenmal sah, tauchte mir der Verdacht auf, daß wir es mit angiospastischen Zuständen zu tun haben. Bei Anwendung spasmolytischer Gefäßmittel verschwanden die Schmerzen. Im weiteren Verlauf wurde das schmerzhafte Gebiet in den Oberbauch lokalisiert und bald darauf traten manifeste Anfälle von Angina pectoris auf.

Derartige Fälle habe ich nur wenige gesehen. Sie sind mit der intermittierenden Dysperistaltik von Jul. SCHNITZLER nicht identisch. Oftmals haben wir es nur mit ausstrahlenden Schmerzen bei Angina pectoris (Angine pseudogastralgique von HUCHARD) zu tun, mitunter mit einer komplizierenden Cholecystopathie oder Gallenblasenkolik.

Spastische Nierengefäßkrisen.

Das renale Gefäßgebiet verlangt, wie schon an anderen Stellen erörtert, eine gesonderte Betrachtung. Das Verhalten der Nierenarterien hat manche Ähnlichkeit mit dem der Hirnarterien. In gewissen großen kritischen Gefäßvorgängen zeigen die Nierenarterien eine Selbständigkeit, die dadurch bedingt ist, daß die Niere in diesen sich als Ausweichgebiet verhält. Die Feststellung dieses Verhaltens ist aus dem Harn, namentlich seiner Menge zu ersehen.

Es gibt angiospastische Krisen, in welchen beide Nieren beteiligt sind, wie das bei den toxogenen allgemeinen pressorischen Krisen der Fall ist. Sie sind durch Oligurie und Anurie gekennzeichnet und zeigen, insofern Harn abgeschieden wird, neben Eiweiß ein reichliches renales Sediment. Ist in einem solchen Fall eine Nephritis nicht vorhanden, wie z. B. bei der Eklampsie, so verschwindet der schwer pathologische Harnbefund rasch. Doppelseitige angiospastische Ereignisse gibt es in den Nieren ferner reflektorisch durch Konkremente.

Die Angiospasmen in den Nierenarterien sind vorübergehende Erscheinungen, doch kommt es vor, daß die Spasmen sich nicht lösen und die Arterien in tonischer Stellung bleiben.

Bei einem 46jährigen Mann habe ich eine 17tägige Anurie beobachtet. Der Kranke starb unter den Erscheinungen einer chronischen Urämie ohne Hautödem, ohne eklamptischen Anfall. Prof. KUNDRAT bezeichnete der damaligen Nomenklatur (1887) entsprechend den Fall als Morbus Brightii renum acutus.

Die Differentialdiagnose kann unter Umständen beträchtlichen Schwierigkeiten begegnen. Einen besonders schwierigen Fall möchte ich hier kurz wiedergeben.

Fall IX. 1905 kam ein 52j. Mann mit Erscheinungen einer linksseitigen Nierenkolik zur Aufnahme. Er gab an, solche Anfälle schon oft gehabt zu haben. Lues wurde negiert. Der Schmerz wurde im Oberbauch links, diesmal auch im linken Testikel lokalisiert. Im übrigen bestand Anisokorie, Detrusorparese, typische renale Headsche Zone links. In den nächsten Tagen trat Anurie ein. Am vierten Tage Nephrotomie und Dekapsulation der linken Niere (Klinik EISELSBERG). Es fand sich weder ein Stein noch eine Hydronephrose. Drainage des linken Nierenbeckens. Durch das Drain flossen in den nächsten Tagen Tagesmengen von 1800 ccm ab, während die rechte Niere durch 14 Tage noch anurisch blieb. 1912 kam der Patient in einem Anfall von Angina pectoris wieder zum Vorschein. Nach der Operation hatte er lange Zeit Ruhe gehabt, dann wieder die Anfälle an der gleichen Stelle wie 1905, jedoch ohne Anurie. Inzwischen wurde die WaR. bekannt, die positiv ausfiel.

Erklärung: Luische Gefäßerkrankung mit Krisen in verschiedenen Gefäßbezirken. Der Kranke hat dann die Lues zugestanden; es entwickelte sich eine Taboparalyse.

Bemerkenswert zu diesem Kapitel ist, daß einseitige Nierengefäßkrisen vorkommen, die auf Erkrankung der Arterien beruhen. Analoge Erscheinungen können auch die Embolien der Nierenarterien machen. Bezüglich der organischen Erkrankung dieser Arterien scheint es, daß meist Lues zugrunde liegt. In einem obduzierten Fall ist sie anatomisch gefunden worden, in einem anderen wurde wegen heftiger Schmerzanfälle eine Operation unternommen und die Erkrankung der Nierenarterie festgestellt.

Es gibt auch und nicht selten vasodilatorische Gefäßkrisen in den Nieren (s. S. 202).

β) *Pektorale spastische Gefäßkrisen.*

Die pektoralen Gefäßkrisen bilden einen Teil der pektoralen Krampfzustände. Unter diesen gibt es eine Art, in welcher der Kreislaufapparat primär nicht im Vordergrund steht, d. i. die bronchospastische Dyspnoe (Asthma bronchiale nervosum). Ferner Formen, an welchen die Kreislauforgane beteiligt sind, wie die Angina pectoris und das Asthma cardiale. Für die Erörterung der pektoralen Gefäßkrisen erscheint es mir nötig, die Aufgaben des Parasympathikus und Sympathikus in den hier in Betracht kommenden Organen — Lunge und Herz — einander gegenüberzustellen.

Der Parasympathikus (Vagus) besorgt die Hemmung der Herztätigkeit, die Verengerung der Kranzarterien sowie der Lungenarterien und der Bronchien. Diese Effekte in den einzelnen Organen treten in der Pathologie des Menschen auch getrennt auf. Nur in den Lungenarterien sind isolierte Spasmen bisher nicht erhoben worden, doch ist eine Kombination ihrer Konstriktion mit anderen der hier erwähnten Vaguseffekte, namentlich in Asthma cardiale, nachweisbar.

Der Sympathikus besorgt Beschleunigung der Herzfrequenz, die Erweiterung der Kranzarterien, der Lungenarterien und die der Bronchien.

Diese Innervationsgruppierung findet in den pharmakodynamischen Effekten der Substanzen Ausdruck, die den Parasympathikus oder Sympathikus, sei es zentral oder peripher, erregen. Eine Sonderstellung nimmt die Reaktion der Nitrokörper ein. Da bei der Besprechung der Therapie der Hypertonie diese Dinge weiter zergliedert werden, sei auf diesen Abschnitt verwiesen.

Als pektorale Gefäßkrisen kommen die Angina pectoris und das Asthma cardiale, ferner die Aortalgie vornehmlich in der Aorta ascendens in Frage, die in gleicher Weise wie die Kranzgefäße innerviert erscheint. Auch der kleine Kreislauf nimmt an Gefäßkrisen teil, doch ist nur der indirekte Beweis bezüglich seines Anteiles zu erbringen.

Angina pectoris (Koronarspasmus).

Meine Ausführungen stützen sich auch hier auf eigene Studien, welchen experimentelle Untersuchungen, wie klinische Beobachtungen und anatomische Befunde, zugrundeliegen. Es ist mir vornehmlich um die Angina pectoris vera zu tun, die auf Angiospasmus beruht.

Das Historische der Angina pectoris ist nicht Gegenstand dieser Arbeit. Sie ist von HANS KOHN und von E. HIRSCHFELD kritisch dargestellt worden.

Die in den reichlichen Aussprachen über die Angina pectoris hervorgetretenen Bemühungen einzelner, die angiospastische Genese der Erscheinungen zu widerlegen, sind fruchtlos, weil sie einer objektiven Kritik nicht standhalten. Es genügt nicht, Fälle von sogenannter Angina pectoris gesehen zu haben, denn es wird mancher Anfall als Angina pectoris angesprochen, der es gar nicht ist. Den Kern bildet die Angina pectoris vera, und ihre genaue Betrachtung führt zu der Erkenntnis, daß ihr ein Koronarspasmus zugrunde liegt. Koronarspasmus ist auch die richtigere Bezeichnung der Krankheit und würde auch die Fälle einbeziehen, in welchen die als charakteristisch bekannten Hauptsymptome teilweise oder auch ganz im Stiche lassen.

Die Angina pectoris vera ist ein Symptomenkomplex, für den drei Hauptsymptome angeführt werden: retrosternaler Schmerz mit seinen Ausstrahlungen in den Rücken und die oberen Extremitäten, gelegentlich auch in das abdominelle Gebiet, das Vernichtungsgefühl (Herzangst, Angor mortis) und hoher Blutdruck im Anfall. Jedes dieser drei Zeichen kann fehlen. Auch alle drei können fehlen, obwohl wir es mit dem kritischen Vorgang und dann meist in seiner katastrophalen Form des Koronarverschlusses zu tun haben. Zu den charakteristischen Symptomen kommt es nur dann, wenn der Koronarspasmus sich unter bestimmten Bedingungen abspielt. Das ist häufig, aber nicht immer der Fall.

Für die Beurteilung der Vorgänge bei der Angina pectoris ist es wichtig, Einiges über den Bau und die Innervation der Kranzarterien in Erinnerung zu bringen. Die Koronararterien haben nicht nur Ringmuskeln, sondern auch eine Schicht von Längsmuskelfasern. Ihre Innervation hat ihre Besonderheiten. Sie werden vom Parasympathikus (Vagus) konstriktorisch, vom Sympathikus vornehmlich dilatatorisch innerviert. Sie haben auch, wie alle Gefäße, eine besondere tonische Innervation, doch ist der Verlauf dieser Nerven noch nicht sichergestellt. Der Krampf der Ringmuskeln in den Kranzarterien wird sonach auf dem Wege des Vagus ausgelöst, doch macht dieser Angiospasmus nicht immer einen akuten absoluten Verschluß. Häufiger kommt es zum Verschluß bei Embolien und kann er bei anschließender Thrombose ein bleibender werden. In den meisten Anfällen erschwert er in den Endstrecken der Arterie den Abfluß des Blutes und entwickelt sich im proximalen Teil der Zustand in der betroffenen Kranzarterie, den ich als arterielle Stauung bezeichnet habe. Sie äußert sich in Steifung der proximalen Strecke. Auch sie befindet sich im Krampf und ist, wie unter analogen Verhältnissen an den Mesenterialarterien (s. S. 44) zu ersehen, in Steifung, d. i. hart, längs gedehnt und geschlängelt. Die distale Strecke ist aber enger als der proximale Abschnitt. Durch diesen Umstand werden im Wurzelgebiet der Arterien die periarteriellen, sensibilisierten Nerven gereizt. Hier entsteht, wie ich das schon 1903 ausgeführt habe, der furchtbare Schmerz, wenn die periarteriellen Nerven sensibilisiert sind. Der proximale Abschnitt der Kranzarterien ist gelegentlich ebenso wie die Mündung weit (vgl. ,,Gefäßkrisen'').

Die Voraussetzung der Steifung ist, daß die Arterie kontraktionsfähig ist und bei genügend weitem Koronarostium der Blutdruck in der Aorta und daher der Druck, unter dem das Blut in die Koronararterie hineingetrieben wird, ein entsprechend hoher ist. Sinkt der Blutdruck in der Aorta, so fehlt die Ursache zur Dehnung der gekrampften Kranzarterie und der Schmerz hört auf, so z. B. nach einer Blutentziehung. Mitunter genügt die Abbindung der vier Extremitäten oder das warme Handbad. Das Aufhören des Schmerzes bietet aber keine Gewähr, daß der Koronarspasmus nicht weiter besteht. Das ist die Gefahr der zentralen Schmerzstillung, z. B. unter Morphinwirkung. Der Angiospasmus besteht weiter und der Kranke kann trotz Morphin im Anfall zugrundegehen.

Anders wie bei offenem Ostium der Koronararterie liegen die Verhältnisse bei einer hochgradigen Verengerung, wie das häufig bei der Mesaortitis luica der Fall ist. Hier kann beim Koronarspasmus die arterielle Stauung bestehen bleiben, wenn auch der Blutdruck sinkt. Das Sinken des Blutdrucks kann durch Nachlassen der Kraft des linken Herzens bedingt sein oder durch Reaktionen im Bereich des Depressors.

Einen besonders lehrreichen Fall dieser Art, bei dem 60 Anfälle beobachtet wurden, habe ich 1923 beschrieben. Er ist interessant, weil hier der Anfall mit einer Herzkrise und einer depressorischen hypotonischen Gefäßkrise vergesellschaftet war.

Die Pat. war 28 Jahre alt, hatte mit 18 Jahren Lues akquiriert, war Trinkerin und Raucherin (Beobachtung 1905); Befund: Mesaortitis mit Aortenklappeninsuffizienz. Das diastolische Geräusch war nur bei erhöhtem Druck hörbar. Im Anfall retrosternaler heftiger Schmerz und in Rücken und beide Arme ausstrahlend. Jeder typische Anfall verlief mit Drucksenkung. Der systolische Druck in Ruhe 120 sank z. B. auf 75 mm Hg., dabei stieg die Pulsfrequenz auf 150, auch bis 170, Erhöhung der Atemfrequenz bis 48, Zyanose. Der Puls zeigt im Anfall ausgesprochene Dikrotie, auch graphisch. Gegen Ablauf des Anfalles beginnendes Lungenödem, hämorrhagisches Sputum, Wiederanstieg des Blutdruckes über den Normaldruck um 15—30 mm bei Abnahme der Pulsfrequenz.

Dieser Fall ist durch seine in den Anfällen genau studierten Einzelheiten besonders beachtenswert und wertvoll. Er lehrt, daß die Angina pectoris mit niedrigem Druck, sogar mit erheblicher Drucksenkung verlaufen kann, wie das wiederholt beschrieben wurde. In meiner ersten Mitteilung über diesen Gegenstand 1904 habe ich ausgeführt, daß es zwei Typen der Angina pectoris vera gibt, solche mit pressorischen Gefäßkrisen, die also mit Drucksteigerung einhergehen, und solche, die unter dem Bilde der Herzkrisen verlaufen. Der skizzierte Fall ist eine Besonderheit, nicht weil die Anfälle mit Drucksenkung verliefen, sondern weil bei dieser Depression ein hypotonischer Zustand der Arterien nachweisbar war. Er ist noch beachtenswert wegen des mit dem Wiederanstieg des Blutdrucks gegen Schluß des Anfalls einsetzenden Lungenödems.

Im Laufe der Jahre habe ich verschiedene Fälle mit Herzkrisen gesehen, doch war ich nicht in der Lage, einen solchen hypotonischen Gefäßzustand festzustellen. Die Fälle beweisen, daß Drucksteigerung für den Anginaanfall nicht unbedingt erforderlich ist und daß bei niedrigem Druck der charakteristische Schmerz eine Zeitlang bestehen kann, um bei Zunahme der Insufficienz des Herzens abzuklingen. Es sind Fälle von Mesaortitis luica, in welchen eine so hochgradige Stenose des Koronarostiums besteht und der Aortendruck auf die Steifung keinen unmittelbaren Einfluß üben kann. Diese Beobachtungen bezeugen ferner, daß die Annahme, die Angina pectoris werde durch Aortendehnung infolge der Drucksteigerung, also durch eine allgemeine Gefäßkrise (arterielle Stauung) ausgelöst, wie dies von CLIFFORD ALLBUTT ursprünglich, in neuerer Zeit von WENCKEBACH vertreten wurde, nicht haltbar ist.

Daß ALLBUTT seine ursprüngliche Auffassung verlassen hat, will ich noch später berühren. Wichtig erscheint mir aber die Feststellung, daß bei Menschen, die Anfallsbereitschaft für echte Angina pectoris haben, beträchtliche akute Drucksteigerung vorkommt, ohne Zeichen von Angina pectoris, ferner daß bei ihnen die Drucksteigerung, wie gelegentlich nachweisbar, früher da ist als der Schmerz der Angina pectoris. Das habe ich schon seinerzeit (1905) erhoben und ist auch von PELLER beobachtet worden. Es ist das gegenüber der noch vielfach angenommenen Erklärung von Belang, daß die Drucksteigerung eine Folge des Schmerzes wäre.

Zur Beziehung der akuten Drucksteigerung zur Angina pectoris habe ich hier noch einiges vorzubringen. Vor allem, daß auch exzessive akute und dauernde Drucksteigerungen, wie solche über 300 mm Hg, ohne Zeichen, die auch nur andeutungsweise an Angina pectoris erinnern würden, bestehen können.

Ein interessantes Beispiel bot ein 23jähriger echter Hermaphrodit mit einer akuten Glomerulonephritis und Intimasklerose der rechten Koronararterie (anatomischer Befund von Doz. CHIARI). Blutdruck während des Spitalsaufenthaltes 260—270 mm Hg., dabei keine Andeutung einer Angina pectoris.

Es gibt auch Aortalgien bei empfindlichen periaortalen Nerven. Sie sind verschiedener Genese, worauf ich in einem besonderen Aufsatz aufmerksam gemacht habe. Zum Thema dieser Schrift gehören sie nicht.

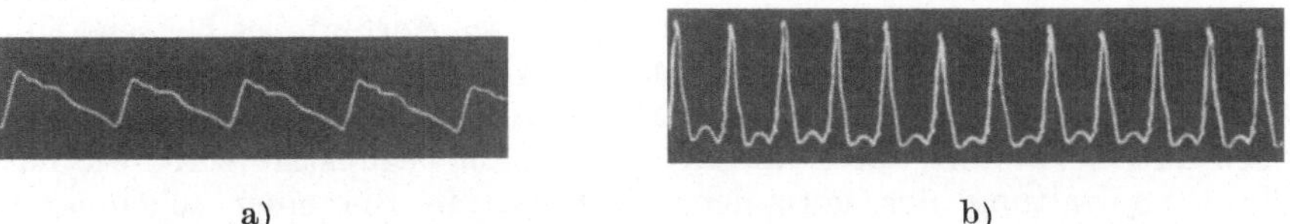

a)   b)

Abb. 10 a und b. 20 jähriger Mann (nach J. GOTTESMANN).
a) Vor der Adrenalininjektion (s. c.).   b) Nach der Adrenalininjektion.

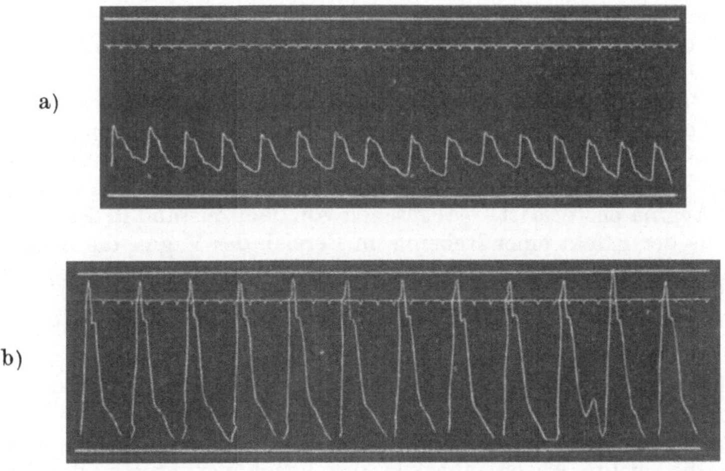

Abb. 11 a und b. Angina pectoris. 46 jähriger Mann. Aorteninsuffizienz.
a) Rechte Radialarterie im Anfall. Blutdruck 190 mm auf der Höhe der Erscheinung.   b) Nach dem Anfall. Blutdruck 95 mm.

Wir sehen unzweifelhafte Aortalgien bei akuter Erweiterung der Aorta ascendens, auch retrosternale Schmerzen in der Gegend, in der gewöhnlich die der Angina pectoris angegeben werden. Es gibt da auch anhaltende Schmerzen, die nicht durch Angina pectoris ausgelöst werden und von ihr diagnostisch getrennt werden können.

Als ein Argument, daß die allgemeine arterielle Stauung Angina pectoris auslöse, ist von WENCKEBACH die Adrenalinwirkung herangezogen worden. WENCKEBACH bezieht sich dabei auf den Effekt einer Adrenalininjektion bei einem Arzt, der Erscheinungen bot, die einer Angina pectoris entsprachen. Ähnliche peinliche Ereignisse sind auch sonst bei älteren

Menschen nach Adrenalininjektionen, z. B. bei Asthma bronchiale, wenn sie zufällig in die Venen gemacht worden sind, beobachtet worden. Daß die Wirkung des Adrenalins nicht dem der Angina pectoris gleichzustellen ist, habe ich in einer Aussprache zu Ausführungen WENCKEBACHs und später in einer Analyse der Adrenalinwirkung erörtert.

Hier will ich zu dieser Frage nur kurz folgendes bemerken: Adrenalin macht eine allgemeine arterielle Stauung und belastet durch sie die Aorta ascendens. Es kann also durch Dehnung dieses Aortenteiles bei sensibilisierten periaortalen empfindlichen Nerven eine Schmerzsensation (Aortalgie) eintreten, um so mehr, als das Adrenalin die Aorta ascendens auch aktiv erweitert, die Dehnung somit noch begünstigt wird, wie das die Umgestaltung der normalen Pulskurve in die einer scheinbaren (Pseudo-) Aorteninsuffizienz bezeugt (vgl. J. GOTTESMANN). Überdies erweitert das Adrenalin, wie seit den Untersuchungen von LANGENDORFF u. a. bekannt ist, die Koronararterien. Diese werden also aktiv erweitert und durch den Hochdruck belastet. Daß unter diesen Umständen in den periarteriellen Nerven, wenn sie sensibilisiert sind, Schmerz ausgelöst wird, ist begreiflich, doch ist dieser Vorgang nicht mit Angina pectoris identisch.

Als Beweis führe ich hier den Puls der Radialarterie eines Gesunden unter Adrenalinwirkung an und stelle den Puls von einem Fall von Angina pectoris bei einer Mesaortitis mit Aorteninsuffizienz und Hochdruck im Anfall gegenüber (vgl. Abb. 10a und b, Abb. 11a und b).

Die Angina pectoris ist — abgesehen von dem Zustand in der Koronarembolie — der Effekt einer Reizung im Bereich des Vagus, die Adrenalinwirkung der einer Sympathikusreizung — also das Entgegengesetzte.

Die Tatsache, daß doch ein ganz beträchtlicher Teil der Anginaanfälle erhöhten Blutdruck, eine selbst 100 bis 150%ige Erhöhung des Normaldrucks aufweisen, ist kein Beleg dafür, daß in der allgemeinen arteriellen Stauung die Ursache des Anfalles gelegen ist, sondern daß eine Bereitschaft der Kranzarterien besteht.

Das Wesentliche der wiederkehrenden Anfälle von Angina pectoris vera ist die leichte Ansprechbarkeit der Vasokonstriktoren, der Kranzarterien, die sich mit den sympathisch innervierten Vasokonstriktoren des allgemeinen Kreislaufs assoziieren, die den Hochdruck herbeiführen und gelegentlich, wo nicht· einfache Irradiation vorliegt, auch abdominelle Schmerzsensationen verursachen können (vgl. Angina abdominis). Es kommt vor, daß bei solchen Kranken eine Zeitlang Anfälle von abdominellen Schmerzen auftreten, die auf gefäßerweiternde Mittel gut reagieren und erst später ein Anfall von unzweifelhaftem Charakter der Angina pectoris den Prozeß aufklärt (s. S. 104).

Die Angina pectoris mit ihren typischen Merkmalen ist ein Symptomenkomplex, dem wir auch bei der Koronarembolie begegnen. Hier sehen wir die Ursache des Spasmus vor uns. Die Koronarembolie führt zu einem Krampf, wie wir das von den analogen Vorgängen in den peripherischen Arterien kennen. Der durch den Intimareiz herbeigeführte Spasmus ist eine Form des Krampfes, bei dem es zu einem Verschluß der

Arterien kommen kann. Oft wird er durch eine rasch folgende Thrombose ein definitiver.

Eine besondere, hierher gehörige Type ist die, in welcher durch Loslösung oder Zerfall eines atherosklerotischen Plaques in der Koronararterie der Angiospasmus erfolgt, dem sich, von der defekten Stelle ausgehend, eine Thrombose anschließt. Der Mechanismus des Eintretens der Schmerzerscheinungen ist dann der gleiche, wie sonst beim Koronarspasmus.

Die Annahme, daß die Thrombose die Ursache von Angina-pectoris-Anfällen wäre, teile ich nicht. Der Anlaß zum Auftreten des Angina, pectoris-Komplexes ist nicht in der Thrombose, sondern in der Ursache der Thrombose gelegen. Schließlich ist wiederholt darauf hinzuweisen, daß Kranzarterien, die durch Atherosklerose völlig starr sind, keine Angina-pectoris-Anfälle haben, auch wenn sie Thrombosen aufweisen. Auf einen Vergleich mit analogen Ereignissen in anderen Arterien verzichte ich hier.

Kranzarterien, die in ihrem Wurzelgebiet, also im proximalen Abschnitt unmittelbar nach dem Ostium durch Embolie oder Thrombose verlegt gefunden werden, haben keine Anginaanfälle, vorausgesetzt natürlich, daß nicht früher mehr peripher gelegene Anlässe zu solchen Anfällen da waren. Unter meinen obduzierten Fällen habe ich eine Anzahl von solchen Thrombosen, die niemals Zeichen von Angina pectoris hatten. Demgegenüber stehen Fälle, in welchen hochgradige Verengerung der Koronarostien bestand und heftigste Anfälle von Angina pectoris verzeichnet sind (s. oben).

Die Annahme, daß der Angina pectoris Angiospasmus zugrunde liegt, ist aus dem Erfolg der Amylnitritwirkung, den LAUDER-BRUNTON 1867 entdeckt hat, hervorgegangen. LAUDER-BRUNTON hat dabei die Blutdrucksenkung betont, da er, wie noch in neuerer Zeit MACKENZIE, in dem erhöhten peripheren Widerstand die Ursache des Anfalles angenommen hat.

Wesentlich zur Gestaltung dieser Lehre hat die Angina pectoris vasomotoria von NOTHNAGEL beigetragen. Eine Trennung dieser Form von der echten A. p. erscheint mir nicht begründet. Wenn sie auch als gutartige Form angeführt wird, so ist sie ihrem Wesen nach mit der anderen identisch. Es spricht in diesem Sinne auch, daß wie bei der Angina pectoris vasomotoria bei der vera angiospastische Zeichen an den oberen Extremitäten vorkommen (s. Hochspannungsdyspnoe).

Damit die Zeichen der Angina pectoris auftreten, dazu gehört also ein Krampf unter Bedingungen, unter welchen eine retrograde Stauung in der Kranzarterie möglich ist. Der Vorgang, der sich da entwickelt, würde in einem anderen Hohlorgan als Kolik bezeichnet werden.

NOTHNAGEL hat gelegentlich im allgemeinen den Begriff Gefäßkolik vertreten. Der Anfall von Angina pectoris vera mit den markanten Zeichen wäre richtig als Koronarkolik aufzufassen (vgl. Angina abdominis).

Sind die Bedingungen für dieses Ereignis nicht gegeben, so kann ein Krampf der ganzen Krampfarterie sich einstellen, ohne daß der Schmerz sich melden würde. Da ist an die Angina pectoris sine dolore zu erinnern, die von GAIRDNER, BALFOUR u. a. angegeben wurde. Der Tod kann ja unter den Zeichen der Herzschwäche als Herzkrise eintreten.

Bei der Erörterung dieser akuten Erscheinungen ist auf eine wiederholt beobachtete Tatsache hinzuweisen, daß ein Herz trotz dauernden Verschlusses der beiden Koronararterien fortschlagen kann. Die Ernährung des Herzens erfolgt da durch die Vasa Thebesii.

Unter meinen Beobachtungen habe ich einen Fall, in dem die Koronararterien bei jedesmaligem Anschlagen der Semilunarklappen, also in jeder Systole, durch eine auf den Klappen aufsitzenden Fibrinpropf geschlossen wurden. Die betreffende Kranke stand seit 10 Jahren in ärztlicher Beobachtung und hatte in dieser Zeit bis zu ihrem Tode keine Anzeichen von Angina pectoris.

Eine weitverbreitete Ansicht ist die, daß der Schmerz durch Ischämie ausgelöst werde. Daß es im Koronarspasmus häufig zu Ischämie kommt, ist unzweifelhaft richtig, doch ist es nicht verständlich, warum Fälle, in welchen Koronarverschluß im Wurzelgebiet besteht, ohne Anginazeichen verlaufen und der Schmerz fehlt.

Der Wert des Ekg. für die Deutung der Herzmuskelveränderungen wird in neuerer Zeit sehr in den Vordergrund gestellt. Es kann der Herzinfarkt diagnostiziert werden, auch die Aktionsstörung in einzelnen Gebieten des Herzmuskels. Solche Veränderungen im Herzmuskel zu erheben, ist sehr wertvoll, doch bringt ihre Feststellung allein nicht die Lösung des Anginaproblems.

Unter den Merkmalen, welche die spastische Genese der Angina pectoris vera erkennen lassen, ist die Tatsache, auf die ich bereits 1905 nachdrücklichst aufmerksam gemacht habe, daß sobald Fieber bei Bestehen der Anfallsbereitschaft auftritt, die Anfälle ausbleiben, da Fieber den Tonus der Muskeln herabsetzt. Die Tonusherabsetzung betrifft auch das übrige Gefäßsystem und das genügt auch dann, wenn die Kranzgefäße sich nicht beteiligen würden.

Bevor ich die Behandlung der Angina pectoris bespreche, will ich Betrachtungen vorbringen, die sich auf Fälle stützen, welche in vivo als Angina pectoris aufgefaßt wurden und deren anatomisches Bild ich gesehen habe. Bekanntlich haben die anatomischen Befunde der Fälle, die das klinische Bild des typischen Symptomenkomplexes hatten, Varianten, die aber eine Gruppierung gestatten. Sie scheint mir geeignet, die Pathogenese der Erscheinungen auf eine verständliche Grundlage zu bringen. In diesen Untersuchungen habe ich vier Typen gefunden, die in Betracht kommen:

1. Intimasklerose der Koronararterien. Die Aorta kann dabei intakt sein. Sie ist eine häufige Form, der wir oft bei der primären Hypertonie begegnen.

2. Mesaortitis luica der Aorta ascendens, eine häufige Type, der eine Sonderstellung gebührt. Die Koronararterien selbst sind meist frei, ihre Mündungen sind verändert, oft verengt, auch verschlossen, mitunter auffallend weit (s. Gefäßkrisen).

3. Endokarditis der Aortenklappen (subvalvuläre Form), ohne Veränderung der Aorta ascendens und der Kranzarterien. Seltener Befund.

4. Embolie einer Kranzarterie. Die Thrombosen sind, wie schon bemerkt, nicht die Ursachen des Anginakomplexes.

Ist der Anfall ein schwerer und vereinzelter, so spricht das für Embolie. Serien von Anfällen beruhen auf Anfallsbereitschaft. Diese Fälle betreffen oft primäre Hypertoniker, nur selten toxogene und unter diesen die Bleiintoxikation (vgl. HANS KOHN, ENRST HIRSCHFELD).

Als Ausgangspunkt wäre nach den vier Typen das Innervationsgebiet des Vagus anzusprechen, und zwar die Intima der Kranzarterien, der Aorta ascendens einschließlich des Ansatzes der Semilunarklappen.

Bei gehäuften Anfällen infolge von Anfallsbereitschaft können Reize zerebrogenen bzw. psychogenen Ursprungs, auch Reflexe, speziell solche durch mechanische Vorgänge, die Anfälle auslösen. Dahin gehören u. a. die Pneumatose des Magens und die durch Hiatushernien bedingten Reize (v. BERGMANN).

Die ersteren lösen bei Anfallsbereitschaft für Angina pectoris Anfälle aus, die auch tödlich enden können. Einzelne Beobachtungen von Angina pectoris haben mir den Eindruck erweckt, daß die Pneumatose auch eine Begleiterscheinung des Anfalls sein kann. Wiederholt habe ich erhoben, daß im Anfall die Aufblähung des Magens zunimmt und das Zwerchfell hinaufdrückt. Es waren Individuen, die eine Insuffizienz der Kardia hatten und auch die Zeichen der Pneumatose aufwiesen, wie ich das beschrieben habe.

Vielfach werden die durch den akuten Zwerchfellhochstand hervorgerufenen Beschwerden irrtümlicherweise als Angina pectoris vera gedeutet. Häufig bin ich dieser Annahme bei älteren Ärzten begegnet, die an Pneumatose leiden. Mit der Beseitigung dieser hören diese Zustände auf.

Die *Prognose* der Angina pectoris vera ist immer eine sehr zweifelhafte. Wenngleich auch bei Anfallsbereitschaft und entsprechendem Verhalten die Anfälle auf Jahre hindurch ertragen werden und sogar ausbleiben, ist daraus keine Regel zu schaffen. Bei Embolien kommt es öfter vor, daß, wenn das große Ereignis überwunden wurde, unter entsprechender Schonung anhaltende Ruhe eintritt.

Die Richtlinien für die *Behandlung* der Angina pectoris vera, d. h. des typischen Symptomenkomplexes, wird durch die Tatsache gegeben, daß dem Anfall ein angiospastischer Vorgang, der auch durch eine Embolie herbeigeführt sein kann, zugrunde liegt. Dementsprechend kommen alle Maßnahmen in Betracht, die geeignet sind, die auslösenden Faktoren des Anfalls bzw. des Schmerzes zu beseitigen. Der Schmerz, dessen Aufhebung der Kranke vor allem verlangt, ist eine sekundäre Erscheinung des Grundvorganges und ein wichtiges Signal des bestehenden Anfalles. Sein Aufhören bietet keine Gewähr, daß der kritische Zustand aufgehört hat. Die Anwendung von Methoden, die nur den Schmerz lindern, sind nicht die richtigen. Daß ein Aderlaß den Schmerz aufheben kann, ohne die Gefahr des Koronarspasmus für das Herz zu beseitigen, ist schon vorhin begründet worden, ebenso die Schattenseiten der ausschließlich schmerzlindernden Mittel, wie speziell der Morphinmedikation.

Die Methoden, die zum Ziel führen sollen, können 1. auf physikalischer Wirkung, 2. auf medikamentösem Effekte beruhen, oder 3. chirurgische Eingriffe sein. In allen drei Arten kommt es darauf an, den Spasmus der Kranzarterien aufzuheben. Zu den mitunter ausreichenden physikalischen Methoden gehören die Wärme, die Abbindung der Extremitäten.

Die Anwendung der Wärme ist keineswegs der Wirkung des Fiebers gleichzustellen, doch genügt sie oft genug in leichteren Fällen. Das einfachste Verfahren, das in jedem Falle sofort unternommen werden soll, ist das körperwarme Handbad (zirka 36⁰ C). Es macht in dem erwähnten Gebiete eine Erweiterung der Gefäße (s. S. 64) und das scheint zu genügen, um die Entspannung in den Kranzarterien zu ermöglichen. Ob auch reflektorisch eine Erweiterung dieser Gefäße eintritt, habe ich nicht feststellen können. Ähnlicher Erfolg ist gelegentlich mit der Abbindung der Extremitäten (blutloser Aderlaß) zu erzielen, doch ist in beiden Fällen nicht sicher, daß die Koronararterien sich erweitern. Jedenfalls sind, sobald der Effekt nicht sofort ein ausreichender ist, andere Wege einzuschlagen.

Eine meiner Kranken hat gefunden, daß das Trinken von sehr warmem Wasser den Anfall aufhebe.

Bei gewissen Arten der Wärmeanwendung, wie Diathermie, Bestrahlung, können die Kranzarterien direkt getroffen werden und sind so öfters ausreichende Effekte zu erzielen.

Die medikamentöse Behandlung der Angina pectoris ist in vielen Fällen sehr leistungsfähig, insofern die Mittel die Kranzgefäße erweitern. Die meisten der herangezogenen Substanzen wirken nicht nur auf die Koronararterien, sondern auch auf die anderen des großen Kreislaufs, wodurch sich auch Vorteile ergeben können.

Aus der Anwendung von spasmolytischen Agentien haben sich die ersten und wichtigsten Belege für den Koronarspasmus im Anginaanfall ergeben. Den ersten Schritt auf diesem Wege verdanken wir LAUDER-BRUNTON, der entdeckt hat, daß der Anginaanfall durch Amylnitritinhalation sofort unterbrochen werden kann. Der Einwand, daß dabei auch der Druck herabgesetzt wird, ist nach dem vorhin vorgebrachten ebenso gegenstandslos, wie der seinerzeit von E. A. SCHÄFER, daß die Koronararterien nicht innerviert sind und auf Amylnitrit nicht erschlaffen. FRANÇOIS-FRANCK hat das widerlegt. Außer Amylnitrit wird insbesondere das Nitroglyzerin perlingual (M. GROSSMANN) mit Erfolg verwendet. Mit der Darreichung muß man ökonomisch vorgehen, weil es sehr bald zu einer Angewöhnung kommt.

Bei einem 18jährigen Individuum, das täglich wiederholt Anfälle hatte, war eine derartige Angewöhnung eingetreten, daß 60 g einer 1%igen alkohol. Nitroglyzerinlösung auf einmal eingenommen wirkungslos wurde, desgleichen die Inhalation mehrerer Tropfen von Amylnitrit. Ein amerikanischer Arzt gab mir an, daß er seinen Anfällen schließlich mit 100 Pastillen Nitroglyzerin-Merck pro die nicht mehr beikommen kann.

Im Sinne des Koronarspasmus als Grundlage der Angina pectoris vera sprechen die Mittel, die elektiv auf die Kranzarterien erweiternd wirken, indem sie den Sympathikus erregen. Das sind die Xanthinverbindungen: Koffein, Theobromin (Diuretin), Theophyllin u. v. a., die den Blutdruck nicht erheblich beeinflussen. Immer kommt es aber bei habituellem Auftreten der Anfälle, z. B. bei Nacht, darauf an, die Mittel rechtzeitig in genügender Menge in den Abendstunden zu geben. Auch die in jüngster Zeit empfohlenen verschiedenen organischen Präparate wirken dadurch, daß sie die Kranzarterien auf dem Wege über die Fibrillen erweitern. Gleichartig wirken alle Mittel, welche die Papaverinreaktion üben, d. h. die Fibrillen der Muskelzellen zur Erschlaffung bringen, wie Eupaverin, Perparin, Octin, ferner der Kampfer und seine Ersatzpräparate, wenn sie in genügender Gabe intravenös injiziert werden.

Von besonderer Bedeutung für die Analyse der Angina pectoris vera ist der Effekt der Atropininjektion. Sie wurde von CLIFFORD ALLBUTT und unabhängig von ihm von PELLER bei mir gefunden. Der Atropinerfolg bei der Angina pectoris vera ist ein Beweis, daß Vaguslähmung den Anfall aufhebt. ALLBUTT hat damit erwiesen, daß nicht Aortalgie (s. oben), sondern Koronarspasmus die Ursache der Angina pectoris vera ist. Vorteilhafter habe ich übrigens das Novatropin gefunden, das erheblich weniger toxisch ist als das Atropin und unbedenklich im Anfall in Dosen von 3 bis 4 mg intravenös injiziert werden kann. Sehr empfehlenswert ist die Kombination von Novatropin und Papaverin und wie z. B. das Troparin oder analoge andere Präparate, die man intravenös geben kann, und man da zwei Angriffspunkte gleichzeitig trifft. Nur ist immer vorausgesetzt, daß eine Angina pectoris vera besteht, um eine entsprechend große Gabe zu geben. Die Papaveringaben, die empfohlen werden, sind gewöhnlich zu niedrig. Es können 0,08 g, auch mehr injiziert werden und tunlichst intravenös, um den Erfolg sofort herbeizuführen.

Alles, was den Krampf der Kranzarterien löst, sei es dadurch, daß es die Fibrillen lähmt oder den Tonus herabsetzt, hebt den echten Anginaanfall auf. Bezüglich des Papaverins im besonderen ist hervorzuheben, daß es sich im Tierexperiment bei den intensivsten Krampfzuständen der Kranzarterien, wie sie sich unter der Einwirkung der Hinterlappenextrakte der Hypophyse ergeben, als das wirksamste Mittel erwiesen hat (R. RÖSSLER).

Eine spezielle Sorgfalt verlangt die Behandlung der habituellen Anfälle, der Anfallsbereitschaft. Unter diesen Bedingungen leisten das Dimethylxanthin (Theobromin) und seine Verbindungen gelegentlich Vorzügliches. Ihr großer Wert ist darin gelegen, daß sie nicht stürmisch und sogar nachhaltig wirken, sobald sie in entsprechender Anordnung und Menge gegeben werden. Ihre Wirkung klingt nicht so rasch ab, wie die des Koffeins und macht keine störenden Nebenerscheinungen. Sie können am besten nachmittags und abends in gehäuften Dosen selbst jahrelang mit dem Erfolg verabreicht werden, daß die Anfälle ausbleiben. (Weiteres über diese Gefäßtherapie s. S. 154.)

Bezüglich der Mesaortitis luica betone ich, daß ich die Salvarsanbehandlung auch in kleinen Dosen nicht empfehle. Die besten Erfahrungen habe ich mit der Jodtherapie gemacht. Die Gaben und die Dauer der Behandlung ist nach dem einzelnen Fall einzurichten. Im allgemeinen vertragen diese Kranken relativ große Jodgaben gut. Man hat auch, der Angina pectoris durch chirurgische Eingriffe beizukommen, versucht. Von diesen ist ein Effekt nur dann zu erwarten, wenn sie den gefäßverengernden Nerven der Kranzarterien des Vagus oder den tonischen treffen. Der harmloseste Weg war in der paravertebralen Injektion gegeben, wie sie für die Blockierung von schmerzempfindlichen Nerven von SELLHEIM und von LÄWEN empfohlen wurde.

Für die Angina pectoris habe ich nur die Novokaininjektion verwenden lassen, ohne Zusatz von Suprarenin (vgl. F. MANDL). Die Einspritzung muß zuerst links ausgeführt werden, und zwar möglichst von C_5 bis D_4 (GEHRKE). Wenn das nicht genügt, so auch rechts.

Die Injektion kann nur die sensible Bahn oder die tonische treffen. Die Blockierung der sensiblen Nerven allein hat ungefähr die gleiche Bedeutung wie die zentrale Schmerzstillung. Sie beseitigt nicht die Gefahr des Koronarspasmus. Was die Blockierung des Sympathikus betrifft, so wird zwar der Dilatator der Kranzgefäße unter Umständen ausgeschaltet, aber auch die tonische Innervation, und darauf kommt es an.

Auf die verschiedenen Operationsmethoden einzugehen und ihre Chancen und Erfolge zu besprechen, ist nicht Sache meiner Ausführung. DANIELOPOLU hat sich sehr eingehend mit dieser Frage beschäftigt und eine besondere Methode empfohlen. Selbstverständlich kommen diese Eingriffe nur für sehr häufige und anhaltende Beschwerden (sog. Status anginosus) in Betracht. In einem nach dem Vorschlag EPPINGERS und HOFERS operierten Fall habe ich die Entwicklung eines Aortenaneurysmas bei einem Kranken beobachtet, bei dem zur Annahme einer Mesaortitis kein Anlaß vorlag.

Asthma cardiale.

Die Begriffsbestimmungen des Asthma cardiale, auch die aus der neuesten Zeit, zeigen offensichtlich die Unsicherheit, die über das Wesen dieser eigenartigen Form der paroxysmalen Dyspnoe besteht. Es wird mit Recht der Ansicht Ausdruck gegeben, daß viele Äußerungen über das Wesen des A. c. darauf zurückzuführen sind, daß die betreffenden Autoren das A. c. mit reiner akuter kardialer Dyspnoe verwechseln. Das ist auch im Tierexperiment geschehen.

Suchen wir im Schrifttum nach dem Wesen des A. c., so erfahren wir übereinstimmend, daß es ein Anfall von paroxysmaler Dyspnoe mit Beklemmung sei, dem eine Insuffizienz des linken Herzens zugrunde liegt, die zu einer akuten Stauung im kleinen Kreislauf und zu Lungenödem führt.

Verfolgt man die Lehre vom Asthma in seiner Deutung und Begriffsbestimmung, so gelangt man zu der Ansicht, daß es zweckentsprechend wäre, die Bezeichnung Asthma aus der wissenschaftlichen Medizin verschwinden zu lassen. Es werden dagegen Einwände erhoben, doch erscheint es mir für die weitere Entwicklung der Atmungspathologie förderlich, die Ursache der Atmungsstörung auch in der Benennung zu kennzeichnen. Die Atmungsstörung, die Dyspnoe, ist nach ihrer Quelle zu differenzieren. So ist die bronchiale Dyspnoe entsprechend ihrer Untergruppen in eine spastische und eine mukös-fibrinöse Form einzuteilen, die kardiale, die pulmonale, die zerebral bedingte Form usw. abzugrenzen und dabei auf ihre Kombinationen zu achten. Es werden dadurch weitere Gesichtspunkte eröffnet, die für die Behandlung von Belang sind.

Die Erklärung des Wesens des A. c. ist in experimentellen und toxikologischen Untersuchungen gesucht worden. Wenngleich ihre Erörterung nur zum Teil in diese Arbeit gehört, so erscheint mir das zweckdienlich, weil ich mich hier auf eigene Studien beziehen kann, die neben klinischen Beobachtungen die Unterlagen meiner Auffassung des A. c. bilden.

Das A. c. ist eine eigenartige Form der paroxysmalen Dyspnoe, die durch spastische Vorgänge und darunter angiospastische hervorgerufen wird.

Im Mittelpunkt der Auseinandersetzung über das Wesen des A. c. stand früher und steht auch noch die v. BASCH-GROSSMANNsche Lehre von der Lungenschwellung und Lungenstarrheit. Sie stellt diese als Folge einer akuten Stauung im Lungenkreislauf hin, der in der Pathologie das A. c. entspricht. Das große Interesse, das ich in Zusammenhang mit den Gefäßen für die Zergliederung dieses Symptomenkomplexes hatte, veranlaßte mich, die mir wichtig erscheinenden Versuche von MICHAEL GROSSMANN zu wiederholen. Durch sie bin ich zu verschiedenen toxikologischen Untersuchungen veranlaßt worden, die Gesichtspunkte brachten, die mir bei der Betrachtung des A. c. sehr förderlich waren.

Nach GROSSMANN sollte die Lungenschwellung und die Lungenstarrheit ein Effekt der Insuffizienz des linken Herzens, speziell des linken Vorhofes sein. Die wichtigsten Belege seiner Versuche bildete die Verlegung des linken Herzens und die Muskarinvergiftung. Schon EINTHOVEN machte darauf aufmerksam, daß in den Erscheinungen der Muskarinwirkung der Krampf der Bronchialmuskeln nicht unterschätzt werden darf.

In klinischen Beobachtungen habe ich erhoben, daß die akuteste kardiale Dyspnoe dem A. c. nicht entspricht. In experimentellen Untersuchungen, namentlich der Muskarinwirkung, habe ich (1912) gesehen, daß der Bronchospasmus ein wesentlicher Faktor der Lungenstarre ist und mit dem Eintritt des Bronchospasmus da eine weitere Erscheinung sich zeigt, die ich schon vorher (1907) für das A. c. postuliert habe, die Erregung der Vasomotoren der Lungengefäße.

Gelegentlich meiner Studien habe ich die Wirkung des Koffeins in diesen Zuständen entdeckt. Für unseren Gegenstand bemerkenswert ist, daß nach einer ausgiebigen Koffeininjektion der Effekt einer Muskarininjektion insofern oft ein anderer ist, als der Bronchospasmus sofort aufhört, während die Herzwirkung noch ausgeprägt ist. Die Lunge ist da trotz kardialer Muskarinwirkung aufblasbar. Es besteht keine Lungenstarre, wohl aber kardiale Stauung im kleinen Kreislauf.

1912 hat A. Fränkel auf den Bronchospasmus als einen wichtigen Faktor im Komplex des A. c. aufmerksam gemacht und auf die gute Wirkung des Koffeins hingewiesen, die er auf die Erweiterung der Kranzarterien bezog. A. c. wäre sonach eine Kombination von kardialer Insuffizienz und Bronchospasmus. In den Schilderungen der Dyspnoe im A. c. wird immer die inspiratorische Dyspnoe hervorgehoben. In Wirklichkeit ist diese nur deutlicher, weil die Lunge das in den Bronchien bestehende Hindernis in der Exspiration infolge der perakuten Stauung (Lungenschwellung) gewöhnlich nicht zum Vorschein kommen läßt. Wenn ein Kranker, der eine Anfallsbereitschaft für Bronchospasmus hat, in einem bronchospastischen Anfall eine kardiale Insuffizienz sogar mit Lungenödem bekommt, so ist das noch kein A. c. Da ist noch ein weiteres Moment mitwirkend, und das kann nur ein spastischer Zustand in den Lungenarterien sein. Darunter hat man sich aber nicht eine Sperrung vorzustellen, wie das in den experimentellen toxischen Bedingungen vor sich geht.

Das A. c. entsteht durch einen Reiz, der über das Atemzentrum auf einem Teil des Vagus abläuft. Besonders bemerkenswert ist, daß die Ausschaltung eines der Komponenten ausreicht, um den Anfallszustand aufzuheben. Es ist natürlich einfacher, die Hauptquellen zu fassen, doch sind die Folgen zu bedenken.

Das A. c. wird durch eine Insuffizienz des linken Herzens ausgelöst. Der Anlaß ist, wie ich in den entsprechend beobachteten Anfällen gesehen habe, vor dem Einsetzen der manifesten Erscheinungen eine akute Drucksteigerung, die ein krankes linkes Herz trifft. In keiner meiner Beobachtungen war es ein normales Herz oder ein Herz mit einer allgemeinen Muskeldegeneration, sondern ein durch Myokarditis, durch Krankheit der Herzgefäße kranker, hypertrophischer linker Ventrikel (Myomalazie). Die dem Anfall vorangehende Drucksteigerung ist schon von v. Basch, Huchard, Doazan u. a. von mir als einleitende Erscheinung des A. c. hervorgehoben worden. Bei der Beschaffenheit des Herzmuskels ist es begreiflich, daß der initiale Druckstoß nicht immer festgestellt wird und bald ein schlechter und unregelmäßiger Puls da ist, der die Vorgeschichte nicht erkennen läßt.

Die Stauung im kleinen Kreislauf ist aber besonderer Art, sie zeigt auffallend rasch die Zeichen des Lungenödems, wovon man sich überzeugen kann, wenn man die Lunge vom Moment des Einsetzens des Anfalls in kurzen Abständen abhorcht und die ersten Zeichen des Ödems erfaßt. Dieses rapide Auftreten des Ödems gehört nicht zur einfachen kardialen Dyspnoe.

Der Gang der Ereignisse ist akuter Druckanstieg im großen Kreislauf, Insuffizienz des linken Herzens bzw. Vorhofs und von da ausgehend über den Zentralapparat ein Reflex auf die Bronchialmuskeln und die Lungenarterien. Die Verengung der Lungenarterien verursacht Stase in der postarteriellen Strecke und setzt der venösen Stauung Grenzen, durch welche das rasche Entstehen des Lungenödems begünstigt wird. Die spastischen Grundlagen des A. c. machen es ebenso wie bei der Angina pectoris vera begreiflich, daß bei Eintritt einer Fieberbewegung die Anfälle ausbleiben.

In Zusammenhang mit diesen Anhaltspunkten ist auch die Erklärung für die Erfolge der therapeutischen Maßnahmen gegeben. Es ist das zunächst der Aderlaß, vor allem der unblutige Aderlaß, d. i. Abbindung der Extremitäten (S. PELLER, H. EPPINGER) mit Stauungsbinden, wie sie von Hippokrates bei Lungenblutungen ausgeführt wurde. Sie setzt die Blutzufuhr zum Herzen herab, ist einfach und oft erfolgreich. Nötigenfalls ist eine Blutentziehung (Aderlaß, Venenpunktion) zu machen und eine genügende Menge (250 ccm, auch mehr) abzulassen. Da die Wiederholung eines Eingriffes bei Anfallsbereitschaft nicht ratsam ist, müssen für diesen Fall andere Maßnahmen ergriffen werden.

Ein solcher Weg ist die Herabsetzung der Erregbarkeit des entsprechenden zentralen Reflexzentrums, wodurch die Auswirkung des zentripetalen Reizes herabgesetzt wird. A. FRÄNKEL hat für diesen Zweck (1912) das Heroin empfohlen, weil er angenommen hatte, daß es nicht so leicht zur Angewöhnung führt. Gerade diese Gefahr ist beim A. c. begreiflicherweise eine große. Die Erfahrungen haben gezeigt, daß das Heroin gar nicht harmlos ist.

Wir sind auf Rauschgifte in der Behandlung des A. c. überhaupt nicht angewiesen. Die krampflösenden Mittel heben das A. c. auf. Es genügt doch einen der Komponenten der A. c. zu schwächen, um den Anfall vorübergehend oder dauernd aufzuheben. Daher wirkt die Wärme, mitunter genügt auch da schon ein warmes Handbad, und unter den Arzneimitteln alle, die in den Hohlorganen auf die glatten Muskeln spasmolytisch wirken — immer in ausreichenden Dosen —, günstig. Da wir es mit einem Erregungszustand im Bereich des Vagus zu tun haben, kommt Atropin als vaguslähmendes Mittel, und da eine ausgiebige Dosis erforderlich ist, seine weniger toxischen Ersatzpräparate, dann die nach dem Typus des Papaverins wirkenden Mittel, dann die Kombination der beiden Gruppen (Troparin, Papavydrin usw. i. v.) in Betracht. Eine andere Art der Wirkung, eventuell in Kombination mit den vorher genannten, ergeben die Xanthinpräparate, wie vor allem das Koffein (0,3 bis 0,4 s. c.), Theobromin, Diuretin, Euphyllin usw. Weniger sind die Nitrite am Platze. Die intravenöse Injektion von Koffein verwende ich nicht, weil sie gefährlich ist. Trotzdem habe ich in einem Fall bei einem 82jährigen Mann, der nahezu moribund war, als ich ihn sah, eine verdünnte Lösung Koffein 0,1 : 10 intravenös langsam injizieren lassen. Schon während der Injektion schwanden die Anfallserscheinungen.

Unter den medikamentösen Versuchen, den Anfall von A. c. zu lösen, sind die mit dem Extrakt aus dem Hinterlappen der Hypophyse von FR. BRUNN zu nennen. Der Erfolg ist kein zuverlässiger, doch in manchen Fällen ein sehr guter. Wie dieser Unterschied im Effekt aufzuklären wäre, kann ich hier nicht erörtern.

Mit meiner Auseinandersetzung ist das Thema keineswegs erledigt Es wäre zur Beleuchtung der Anfälle auch die Beziehung des A. c. zur Angina pectoris zu erörtern. In diesem Punkt müßte ich an meine Studien über die paroxysmale Hochspannungsdyspnoe anknüpfen, was hier zu weit führen würde. Immerhin möchte ich bemerken, daß im Beginn des A. c. öfters die Zeichen von Angina pectoris, bzw. der Koronarspasmus zu erkennen sind. Man kann auch den Übergang eines Anginaanfalles in eine A. c. beobachten, doch nicht das Umgekehrte.

A. p. und A. c. und die bronchospastische Dyspnoe bilden, wie einleitend bemerkt, die Gruppe der pektoralen Krampfzustände. Dieser Gesichtspunkt ist für den Praktiker von Interesse, weil sich daraus eine therapeutisch einfache Orientierung ergibt. Gegen alle drei ist die spasmolytische Medikation in richtigen Gaben wirksam. Nur bezüglich des Asthma bronchiale ist hier einzuschalten, insofern sie überhaupt erforderlich ist.

γ) *Zerebrale angiospastische Krisen.*

Gelegentlich der Beschreibung dieser Krisen (1903) habe ich auf ihren Zusammenhang mit akuten Drucksteigerungen in toxogenen Krankheiten des Gefäßsystems aufmerksam gemacht. Den Ausgangspunkt bildete die transitorische Amaurose. In diesen Kreis gehört die Bleiintoxikation, bei der die Bleikolik den Anlaß bildet, ferner die sogenannte akute Urämie und die Eklampsie. Daß die Amaurose in der Bleikolik auf einem Angiospasmus im Hinterhauptslappen des Gehirns beruht, habe ich nach einem Augenspiegelbefund von ELSCHNIG angenommen. ELSCHNIG hat in einem Ausnahmsfall bei einer Bleikolik mit Amaurose einen Spasmus der Netzhautarterien mit Ausfall der Pupillarreaktion beobachtet. Meine Auffassung hat sich in den weiteren Beobachtungen bestätigt. In allen anderen mir bekannten Fällen war der Befund an den Netzhautgefäßen negativ. RIST hat bei einer solchen Amaurose Amylnitrit inhalieren lassen, worauf das Sehvermögen sofort zurückgekehrt ist. Das läßt sich kurz nach dem Einsetzen der Amaurose auch in anderen toxogenen Hypertonien erreichen. Bei der Amaurose oder Hemianopsie der primären Hypertonie halte ich den Nitritversuch nicht für angezeigt.

Daß diese toxogenen zerebralen Angiospasmen nicht nur im Hinterhauptslappen, sondern auch in anderen Hirnregionen vorkommen, habe ich in weiterer Folge erörtert. In die Reihe dieser genetisch gleichartigen pathologischen Ereignisse gehört die transitorische Hemianopsie, Aphasie, Taubheit, Hemiplegie. Das Maximum des angiospastischen zerebralen Zustandes ist der eklamptische Anfall. In den „Gefäßkrisen" ist diese Frage ausführlich besprochen. Die Angiospasmen sind in der Regel bald vorübergehende Ereignisse. Doch kommt es vor, daß sie sich nicht lösen, das hat in der Regel eine hauptsächlich weiße Erweichung zur Folge. Ein solcher Fall, in dem die Erweichung beide Hinterhauptslappen betraf, ist unter den zerebralen Insulten (S. 166) angeführt.

Kürzlich habe ich bei einem 23jährigen Mann, der eine akute Glomerulonephritis hatte, eine vorübergehende Amaurose beobachtet. Im akuten Druckanstieg hatte er 270 mm Hg. Bei der Obduktion, die einige Tage später stattfand, konnten im Hinterhauptslappen keine Spuren dieses Anfalles erhoben werden.

Das Auftreten von derartigen zerebralen Angiospasmen ist bei den toxogenen Hypertonien selbst bei hohem Druck nicht obligat. Daß die zerebralen Gefäßerscheinungen nicht mit der Nephritis, sondern mit der Beschaffenheit der Gefäße zusammenhängen, habe ich bereits 1903 hervorgehoben. Ähnliche Gefäßzustände gibt es auch bei der Hirnschwellung (s. S. 174) und da auch bei niedrigem Blutdruck.

Die bisher geschilderte Type der zerebralen Gefäßkrisen gehört zur toxogenen Hypertonie. Hinsichtlich der Gefäßvorgänge, im besonderen bei der primären Hypertonie, verweise ich auf die zerebralen Insulte (s. S. 166).

Angiospasmen der Netzhautgefäße.

Diese Gefäßspasmen gehören in das Beobachtungsgebiet des Augenarztes. Wenngleich ich über eigene Beobachtungen verfüge, bin ich nur Berichterstatter und beziehe mich hier kurz auf meine Ausführungen in den „Gefäßkrisen".

Angiospasmen in den Netzhautarterien wurden bei der Malaria im Froststadium (SCHNABEL), bei der Migräne (SIEGRIST), bei der Epilepsie (KNIES), bei der normalen Entbindung (L. KÖNIGSTEIN), auch bei der RAYNAUDschen Krankheit beobachtet. Sie wurden bei verschiedenen Intoxikationen, so nach Chinin, Salizyl, Ergotin beschrieben. In allen genannten Fällen sind es rein funktionelle Ereignisse, mit welchen wir es da zu tun haben. Diesen gegenüber stehen Fälle, in welchen organisch erkrankte Arterien in Krampf treten. Das sind arteriosklerotische Arterien. Den ersten mir bekannten Fall dieser Art hat WAGEMANN 1893 beschrieben. Hier war die Sehstörung eine einseitige und schon dadurch den doppelseitigen, gewöhnlich funktionellen gegenüber als eine besondere Krankheitstype gekennzeichnet. Die einschlägigen Fälle und Literaturangaben sind in dem ophthalmologischen Schrifttum zu finden.

Zu dieser Frage ist zu bemerken, daß nicht alles, was früher als Arteriosklerose bezeichnet wurde, wirklich dem anatomischen Begriff entspricht und daß auch an luische Gefäßerkrankungen und im besonderen an die hereditär-luetischen Angiopathien zu denken ist (E. KRAUPA und L. HAHN).

Atmungs- und Gefäßkrisen.

Im Bereiche des Atmungszentrums gibt es kritische Ereignisse, die mit Gefäßkrisen in kausalem Zusammenhang stehen. Es gibt zwei Formen, die auf der Höhe von pressorischen Gefäßkrisen auftreten.

Die eine habe ich bei Tabikern zum ersten Male (1903) in abdominellen spastischen Gefäßkrisen gesehen und später (1905 und 1908) ausführlicher geschildert. Die Anfallserscheinungen sind: Atemstillstand mit Bewußtlosigkeit, rasch zunehmende Zyanose, Verbreiterung des rechten Herzens, Muskelzuckungen. Die Unterbrechung der Atmung kann mehrere Minuten anhalten und auch zum Tode führen. Der Atemstillstand kann ohne Vorboten plötzlich einsetzen, mitunter werden die Atemzüge vorher seltener. Auch der Übergang zur normalen Atmung setzt oft ganz unvermittelt ein oder es erfolgen zuerst vereinzelte tiefe Respirationen. Kehrt das Bewußtsein wieder, so besteht Amnesie für den Vorgang.

Beim Einsetzen der Apnoe muß sofort künstliche Atmung gemacht werden, doch scheint diese die Dauer der Atempause nicht zu beeinflussen, aber sie erhält den Kranken. Die meisten Anfälle treten zuerst bald nach einer wennauch kleinen Injektion von Morphin auf. Das Morphin scheint nicht nur das Auftreten der Atemstörungen zu veranlassen, sondern eine Disposition hervorzurufen. Die Anfälle stellen sich im weiteren Verlauf nicht gleich nach der Morphingabe ein, sondern oftmals erst nach Stunden. In einem Fall traten sie zwei Tage nach der letzten Injektion auf. Ist einmal die Disposition (Angewöhnung) gegeben, so treten die Anfälle unregelmäßig scheinbar ohne·Anlaß auf.

Behandelt man die Gefäßkrisen mit Spasmolytika, so müssen Nitropräparate, soweit sie einen Drucksturz auslösen, tunlichst vermieden werden. Der abdominelle Schmerz hört zwar auf, aber die Atemkrisen treten im Tiefstand des Druckes wieder auf. Es spricht alles dafür, daß wir es mit Anfällen akuter Anämie des Atemzentrums zu tun haben. Meine Ansicht über die Beziehung des Morphins zu diesen Atemkrisen hat im Laufe der Jahre eine Unterstützung gefunden. Seitdem ich den Tabikern in den Schmerzzuständen grundsätzlich kein Morphin, auch kein Morphinderivat gebe, habe ich solche Anfälle nicht mehr gesehen.

Eine zweite Art der akuten Atmungsstörung, die ich unter den Hirndruckerscheinungen erwähne, ist eine unter hohem Liquordruck sich ergebende Reizung des Atmungszentrums. Auch hier ist eine pressorische Krise die Ursache. In diesem Anfall beherrscht das hochgradige subjektive Erstickungsgefühl des Kranken, ohne Zyanose, ohne irgend ein Hindernis in den Atmungswegen und eine bedeutende Steigerung der Atmungsfrequenz das Bild. Therapie: Lumbalpunktion oder Aderlaß. Der hohe Hirndruck, der das Atemzentrum belastet, ist die Ursache des Zustandes. Derartige Anfälle sind in den toxogenen akuten Drucksteigerungen, aber auch in solchen der primären Hypertoniker ungewöhnliche Erscheinungen (vgl. „Hochspannungsdyspnoe“, ferner FR. BRUNN).

δ) *Die spastischen Gefäßkrisen der Extremitäten.*

Angiospasmen in den Extremitäten kommen nicht selten vor, NOTHNAGEL hat 1867 solche Zustände beschrieben. Sie sind verschiedener Genese und treten zuweilen als Teilerscheinung bei Kranken auf, die in anderen Gefäßgebieten von Gefäßkrisen befallen werden. Ihre Ursachen sind in den Gefäßnerven, bzw. in dem Zentralnervenapparat zu suchen, doch können sie durch eine Krankheit der Gefäßwand und dadurch eingetretene Anfallsbereitschaft entstehen oder von der Intima aus durch einen Reiz, der diese trifft, ausgelöst werden (vgl. H. SCHLESINGER, Die Krankheit der Gefäßwand kann auch neurogenen Ursprungs sein). Ob die nach Nervenerkrankungen auftretenden Gefäßspasmen wirklich zu endarteriitischen Veränderungen führen, wie das angenommen wurde, erwähne ich hier, ohne das weiter zu erörtern.

Von speziellem Interesse für die Analyse dieser peripherischen Gefäßvorgänge ist die Feststellung, ob der Angiospasmus sich nur auf die arterielle Strecke oder auf das ganze Endgebiet erstreckt. Differential-diagnostisch ist die Farbe der Haut führend. Wo das ganze Kapillar-gebiet in Krampf getreten ist, wie z. B. beim toten Finger, ist die Haut leichenblaß, wo nur die arterielle Strecke betroffen ist, wird die Haut zyanotisch, livid. Diese Zyanose ist durch eine Stase in der venösen Strecke bedingt. Von der Richtigkeit dieser Erklärung kann man sich gewöhnlich auf zwei Wegen überzeugen. Sobald man das betroffene Gebiet, am einfachsten ist das bei einer Extremität, in körperwarmes Wasser legt, wird das zyanotische Gebiet hellrot. Der andere Weg ergibt sich durch Einspritzung von spasmolytisch wirkenden Mitteln, wie Papaverin, Eupaverin, Perparin, Octin u. dgl., die ich zweckentsprechend und zu-verlässig gefunden habe. Für die orientierenden Versuche genügt es, diese fast atoxischen Mittel intravenös zu injizieren, worauf der Effekt sich sehr bald zeigt.

Derartige Gefäßzustände können ganz akute Ereignisse sein, sie können sich auch stabilisieren, wenn eine Einstellung in der verengerten Lage eingetreten ist. Auch da ist es in der ersten Zeit möglich, das Schwinden der Zyanose durch Wärme zu erreichen. Ein sehr geeignetes Objekt für solche Untersuchungen sind Hände und Füße nach starken Kälteeinwirkungen. Bei diesen speziell kann Wärme auch in späteren Phasen die Stase zum Schwinden bringen. Mitunter erfolgt unter Kälte-einwirkung auch vorübergehend Krampf in der venösen Strecke, dann tritt an Stelle der Stase Blässe auf.

Eine in dieser Angelegenheit bemerkenswerte Beobachtung war die folgende:

Fall VIII[1]. 66jährige Frau, 29. XI. 1932, um 13 Uhr bewußtlos aufge-nommen. Gesicht gerötet, keine manifesten Lähmungserscheinungen, Blutdruck an der Art. radialis soweit bestimmbar Maxim. 100, Minim. 5. Die Brachial- und Radialarterien beiderseits stark verengt, der Puls verschwindet zeitweilig, ist dann wieder eben tastbar. Die Femoralarterien sowie die Karotiden pulsieren deutlich, auch die Bauchaorta. Die Finger beider Hände sind tief zyanotisch, rechts etwas mehr als links, namentlich der rechte Zeigefinger ist besonders dunkel. Herz nicht wesentlich vergrößert. Töne dumpf. Die Atmung bald oberflächlich unregelmäßig, bald ausgesprochener CHEYNE-STOKESscher Typus.

Harn, nur einige Kubikzentimeter erlangt, enthält Eiweiß, keine renalen Elemente. RN 380 mm %.

Andeutung einer vornehmlich linksseitigen Parese des Mundfazialis. Nachdem ich unter diesen Umständen Spasmen in den Arterien der oberen Extremitäten und eine zerebrale Genese annehmen mußte, ließ ich der Patientin 0,08 Perparin intravenös injizieren, worauf die Zyanose an den Fingern schwand und Rötung eintrat, die Atmung wurde regelmäßig, der Puls wurde tastbar. — Die Patientin starb um 20 Uhr.

Die Obduktion (Doz. HAMPERL) ergab Steinverschluß beider Nieren, ganz geringe Hypertrophie des linken Herzventrikels. Hirnödem. Urämie.

Auf eine weitere Besprechung des Falles verzichte ich hier, da ich ihn nur als Beispiel regionärer Angiospasmen anführe, an welchen nur

---

[1] Siehe S. 91.

die arterielle Strecke der Gefäße der oberen Extremitäten betroffen war, ein Verhalten, das aus der eigenartigen Zyanose der Finger zu erschließen war.

Ähnliche Befunde ergeben Embolien der Extremitätenarterien. Die Embolie, wenn sie auch das Lumen nicht ausfüllt, löst einen Spasmus der distalen Arterienstrecke aus, wobei die Arterie gesperrt wird. Der Krampf kann sich unter Wärme lösen und die Ursache des Spasmus verschleiern, die später klar wird, wenn die nachfolgende Thrombose das Gefäß dauernd verschließt.

In diese Gruppe gehören die Krankheiten der Arterien, die als Dysbasia angiosclerotica, Endarteritis obliterans (WINIWARTER) oder Thrombangitis (BUERGER) usw. geführt werden.

Die Ansichten über die *Dysbasie* gehen in neuerer Zeit auseinander. Die Veränderungen, die der Dysbasie zugrunde liegen, sind ursprünglich nicht organische, wie mir das ein zufälliger Befund aufgeklärt hat. In diesem hat sich nach der Untersuchung von O. STOERK nur ein der Hypertonie der Media entsprechendes histologisches Bild ergeben.

Die Dysbasie wäre sonach im Beginn nichts anderes als Ausdruck einer besonderen Reizbarkeit der Gefäßmuskeln eines Gefäßgebietes. Dieser Effekt ist, wie man in den ersten Zeiten des Leidens feststellen kann, zwar durch eine Hypertonie gekennzeichnet, keineswegs aber gleich von einem Gefäßkrampf begleitet. Das sind Erscheinungen, die erst später auftreten.

Mitunter gibt es in solchen Fällen dann im Bereich der Femoralis Schmerzen, deren Auftreten in der arteriellen Stauung und in der Empfindlichkeit der periarteriellen Nerven gelegen ist.

Die Dysbasie, eine Bezeichnung, die auch auf analoge Erscheinungen in anderen Gefäßgebieten übertragen wurde, beruht auf einer Disposition in Gefäßgebieten, die in erhöhtem Maße funktionell in Anspruch genommen werden, wie das beim Menschen, meist bei Männern, an den unteren Extremitäten gewöhnlich der Fall ist. Die organischen Veränderungen an den Arterien entwickeln sich im weiteren Verlauf unter diesen besonderen Bedingungen und werden Intimaerkrankungen, die schließlich zum Verschluß der Arterie führen können.

Analog ist nach meiner Ansicht die Vorgeschichte der Endarteritis obliterans von WINIWARTER, die mit der Thrombangitis von BUERGER identisch ist und als deren Ätiologie durch Kälte und Feuchtigkeit verursachte Schäden anzusprechen sind. Sie führen oft zu Thrombose und Gangrän und sind deshalb begreiflicherweise sehr gefürchtet.

Therapeutisch lassen sie sich durch anhaltende Körperwärme, Beinbäder (s. S. 114) mit Unterstützung von spasmolytischen Mitteln vom Papaverintypus, auch durch örtliche Radiumbehandlung (SCHLOSS) in den ersten Phasen günstig beeinflussen. Hier sind auch die Versuche von W. DENK, DEMEL, SGALITZER und KOLLERT zu erwähnen, welch letztere sich mit der Darstellung der Gefäße beschäftigen.

Die operative Behandlung nach LERICHE hat sich in meinen Beobachtungen nicht bewährt. Die Erklärung der negativen Ergebnisse ist darin gegeben, daß die Gefäßnerven nicht in einer bestimmten kurzen Strecke an die Beinarterien herantreten und die Sympathektomie am obersten Abschnitt der Art. femoralis nicht imstande ist, das Wesentliche des Leidens zu beseitigen.

Ganz andere Bilder gibt der Angiospasmus, der sich auf das ganze Endgebiet eines Gefäßes erstreckt, wie beim toten Finger. Eine sehr instruktive Beobachtung dieser Art aus dem Jahre 1903 ist in den „Gefäßkrisen" geschildert.

Bei einem 28jährigen Schuhmacher traten Angiospasmen auf, die nur die Füße betrafen. Der Kranke hatte eine Lues und bereits Pupillenstarre. Die Gefäßerscheinungen sind auf eine antiluetische Kur verschwunden.

Zu dieser Beobachtung bemerke ich, daß Syphilis und die durch sie bedingten Gefäßveränderungen spastische Gefäßkrisen auslösen können. Über solche habe ich 1903 bei Tabikern berichtet. Aus diesen Beobachtungen ergibt sich nicht der Schluß, daß die primäre arterielle Hypertonie luischer Genese sei (s. S. 141).

ε) *Angiospastische Krisen in besonderen Gefäßbezirken.*

Solche besondere Typen der regionären Angiospasmen können im großen Kreislauf in jeder Zone des Sympathikus sich einstellen. Dadurch, daß sie wiederholt auftreten, entwickelt sich eine Tonussteigerung in den Muskeln der beteiligten Gefäße, die in eine erhöhte Reizbarkeit und Krampfbereitschaft übergeht. Insofern die Vorgänge nicht sichtbare Gefäßgebiete betreffen, war die Feststellung, daß den Ereignissen Angiospasmen zugrunde liegen, schwierig, doch ist, wie sich ergeben hat, durch die spasmolytische Therapie gewöhnlich eine Klärung möglich.

Eine gewisse Einschränkung ist nötig, weil vorgeschrittene Fälle mit Veränderungen der Arterien nicht die Gefügigkeiten in ihren Reaktionen zeigen wie in den ersten Stadien. Wichtig ist es auch, nach Gefäßvorgängen in anderen Organen zu suchen, da solche Aufschluß bringen können.

Ein Symptomenkomplex, der in der Regel durch Angiospasmen bedingt ist und zu den Tonuskrankheiten gehört, ist die echte *Migräne*. Unter der Bezeichnung Migräne gibt es Zustände, die als symptomatische Migräne geführt werden, die uns hier nicht weiter interessieren.

Die Migräne ist in der Regel ein hereditäres Leiden, das sich in paroxysmalen Schmerzzuständen im Bereiche des Kopfes äußert. Sie beruht auf Arterienkrampf und dessen Folgezuständen, zu welchen arterielle Stauung in der betroffenen arteriellen Strecke gehört. Ein derartiger Schmerz kann nur dort ausgelöst werden, wo schmerzempfindliche Nerven verlaufen. Mit Hinblick auf die Örtlichkeit dieses Schmerzes in der Migräne ist sie in die Hirnhäute zu verlegen (CORNU), die vom Trigeminus innerviert werden. Bekanntlich erstrecken sich die Begleiterscheinungen der Migräne häufig auf verschiedene Hirnbezirke und auch auf das Auge. Es treten Ausfallserscheinungen auf, die an die zerebralen

Zustände erinnern, denen wir bei den großen Gefäßkrisen der toxogenen Hypertonien begegnen, nur sind sie von anderer Anordnung und vor allem von Schmerzen begleitet. Sie sind einseitig, erstrecken sich nicht nur auf Gefäßgebiete im Gehirn und das Auge, sondern auch auf die Oberflächen des Schädels. Daß unter diesen Umständen in einzelnen Bezirken arterielle — oft nur passive — Hyperämien auftreten, widerspricht nicht der angiospastischen Grundlage. Es gibt übrigens auch angiodilatorische Krisen.

Desgleichen ist hinsichtlich des Effektes des Angiospasmus zu bedenken, daß Gefäßkrampf nicht immer Gefäßverschluß macht. Es bedeutet oftmals nur Drosselung des Blutlaufes, wie bei den Spasmen der Herzarterien im Falle der Angina pectoris, ebenso auch an den Arterien des Gehirns und der Nieren zu beobachten ist, ohne die Funktionsfähigkeit der Gewebe zu zerstören. An dem Umstand, daß eine solche Folge nicht eintritt, ist der Schluß, daß nicht Angiospasmus vorgelegen wäre, unzutreffend.

Bei intrazerebralen Gefäßkrämpfen, insofern sie von Kopfschmerz begleitet sind, sind die Schmerzen von ganz anderem Charakter.

Die Ätiologie der Migräne ist keine einheitliche, doch ist nicht anzunehmen, daß sie primär im allgemeinen etwa auf toxischen Einwirkungen beruht, zumal sie ein einseitiges Ereignis ist. Daß die Gefäße bei der bestehenden Anfallsbereitschaft in weiterer Folge auch auf toxische Reize reagieren, ist wohl denkbar, doch dürfte unter verschiedenen Umständen stets die niedrige Reizschwelle in dem Gefäßgebiet das entscheidende Moment sein, worauf der Effekt psychogener Reize hinweist. Analogen Verhältnissen begegnen wir an verschiedenen Hohlorganen, wie z. B. an den Bronchien.

Die Pathogenese der echten Migräne ist Arterienkrampf mit arterieller Stauung. Die unbestreitbare Tatsache, daß die spasmolytische Medikation in der ersten Zeit hilft, ist ein ausreichender Beleg. Daß nach häufigen Wiederholungen der Attacken die spasmolytischen Effekte weniger prompt werden, liegt an den hypertonischen Wandlungen in den Muskelzellen der betroffenen Arterien. Solange es zu diesen nicht gekommen ist, sind die papaverinartig wirkenden Mittel in entsprechend großen Gaben ausreichend und beliebt. Oft ist es Wärme in irgend einer Form, die bei Ausschaltung aller äußeren Reize genügt. Auch die Nitrokörper wirken, doch mit der Zeit verschlechtern sie hier wie in anderen Gefäßgebieten und bei der Hypertonie die Sachlage. Der Migränekranke wird, insofern er nicht überhaupt ein primärer Hypertoniker ist, ein regionärer Hypertoniker.

Die Beobachtung, daß die Anfälle auch bei niedrigem Druck auftreten und bestehen, bei erhöhtem Druck nachlassen, sprechen für die vaskuläre Natur dieser Erscheinungen. Die alten Einwände, daß die Hirnarterien keine Gefäßmuskeln und keine Nerven hätten, sind histologisch (PH. STÖHR jun., H. PLENK) und experimentell als unzutreffend erledigt.

Ein Vergleich mit der Auffassung der alten Darstellung des Themas, wie in der Monographie von E. FLATAU (1912) mit der Analyse in neuerer

Zeit von Hugo Richter (1925) und von Leo Hahn (1932), zeigt mit genügender Klarheit, daß die echte Migräne eine regionäre spastische Gefäßkrise ist.

H. Richter hat auf die Beziehung zur Epilepsie hingewiesen. Die Vermutung, daß die Epilepsie mit zerebralen Gefäßvorgängen zusammenhängt, ist wiederholt ausgesprochen worden. Die Kombination der Migräne mit epileptischen Anfällen ist feststehend und läßt die von Richter ausgesprochene Hypothese begreiflich erscheinen.

Unter meinen Beobachtungen habe ich zwei Fälle, in welchen bei primären — nicht toxogenen — Hypertonikern typische epileptische Anfälle auf der Höhe von Drucksteigerung aufgetreten sind. Die Erklärung für das Auftreten dieser Zustände dürfte darin gelegen sein, daß die betreffenden Kranken Epileptiker waren.

Anschließend an dieses Thema möchte ich nur kurz erwähnen, daß es eine sichtbare Arterie gibt, in der Spasmen, und zwar beiderseits fast unbemerkt, auftreten, die allmählich zur Schlängelung und Härte der Arterien führen. Das ist die Temporalarterie. Wenckebach ist der Ansicht, daß Menschen mit solchen geschlängelten Arterien langlebig sind.

Die therapeutische Einflußnahme auf die spastischen Gefäßzustände wird bei der Hypertonie erörtert.

2. Die tonische Form der akuten Hypertonie.

Außer der akuten Hypertonie, die sich im Spasmus durch starke kinetische Erregung der Fibrillen einstellt, gibt es eine, die nicht von den Fibrillen ausgeht. Sie ist die Folge einer akuten Steigerung des Tonus, die bei der Betastung des Gefäßes leicht feststellbar ist. Die Arterien werden hart, spulrund und enge. Diese Verengerung ist nicht mit Krampf identisch, wenngleich das so gedeutet wird, sondern geht aus intrazellulären Vorgängen hervor, die auch eine Verschiebung der Muskelzellen nach sich zieht, wie sie bei der aktiven Bewegung von v. Grützner beschrieben wurde. Die Fibrillen sind, wie ich annehme, unter diesen Bedingungen durch das geänderte Verhalten des Sarkoplasmas in ihrer Beweglichkeit anfangs behindert und können später gesperrt werden. Zu dieser Erscheinung kommt es, wenn der Zustand ein dauernder wird. Durch Beseitigung der Ursachen kann sie abnehmen und auch behoben werden.

Je nach der Ausdehnung und dem Grad der Hypertonie findet sie im Blutdruck Ausdruck. Dieser raschen Entwicklung der Hypertonie begegnen wir als allgemeiner Erscheinung in den toxogenen Hypertonien, wie in gewissen Krankheiten infektiös-toxischer Genese, wenn die Keime Toxine bilden, die den Tonus steigern, aus anderen toxischen Anlässen in der Eklampsie der Frauen und in der Bleivergiftung. Besteht in solchen Fällen eine Glomerulonephritis, so ist nicht diese die Ursache der Hypertonie. Es ist schon lange her beobachtet worden (Fr. Riegel u. a.), daß dieser Arterienzustand beim Scharlach früher da ist als die Nephritis.

Zu dieser ihrer Entwicklung nach akuten Hypertonie kann ein Krampf hinzutreten, wie das in den toxogenen Hypertonien sogar häufig in der Form der allgemeinen pressorischen Gefäßkrisen der Fall ist. Läuft der Spasmus, das akute Ereignis ab, so kehrt das Gefäß zum Ausgangszustand seiner Hypertonie zurück.

Der Zustand, dem wir da begegnen, ist der der tonischen Bewegung (s. S. 10). Das Wesentliche des Phänomens ist auch als tonischer Reflex sinnfällig demonstrierbar und seine Unabhängigkeit von kinetischen Reaktionen (s. S. 55).

II. Permanente Hypertonie.

1. Die primäre permanente Hypertonie der Arterien.

Diese Hypertonie ist eine Gefäßkrankheit, an der primär nur die Arterien beteiligt sind. Aus dieser Form habe ich eine abgegrenzt, die sehr verbreitet ist und durch die Überschätzung der Atherosklerose und des Einflusses der Nieren auf den arteriellen Blutdruck nicht erkannt worden ist. Die Erfassung der hiehergehörenden Kranken scheiterte von vorneherein an der Annahme, daß die Höhe des Blutdruckes das entscheidende Merkmal dieser Krankheit wäre. Allein die Druckmessung gibt nur relative Werte und bei unzweifelhafter Hypertonie der tastbaren Arterien muß nicht Hochdruck bestehen. Die Staffelung der Druckzahlen, auf die in der Praxis Wert gelegt wird, führt im Bereiche unterhalb der absolut hohen Werte gelegener Zahlen oft dazu, den Hypertoniker nicht zu erkennen. Denn Hochdruck ist, wie ich wiederholt hervorgehoben habe, an Hypertonie gebunden, aber nicht umgekehrt Hypertonie an Hochdruck. Das Vorhandensein der Hypertonie ergibt sich in der Regel aus dem Befund an den tastbaren Arterien. Die Hypertension ist ihre Folge, aber nicht ihre obligatorische.

1909 habe ich dargelegt, daß es eine besondere Krankheit des Gefäßapparates gibt, der ein von Atherosklerose und Nierenkrankheit unabhängiger hypertonischer Zustand in der Arterienwand zugrunde liegt. Diese Krankheit habe ich als „primäre permanente Hypertonie der Arterien" bezeichnet.

1910 haben VOLHARD und FAHR die These von der benignen und malignen Sklerose vorgebracht. 1911 hat E. FRANK den von mir gemeinten Prozeß „essentielle", dann FR. MUNK „genuine" Hypertonie und später O. MÜLLER „konstitutionelle" genannt.

Bezüglich der Nomenklatur sehe ich mich veranlaßt, zu sagen, daß ich aus Gründen, die sich in meinen Ausführungen ergeben, der Anschauung bin, daß die Bezeichnung „primäre permanente Hypertonie der Arterien" dem Wesen des pathologischen Zustandes entspricht. Für die Bezeichnung essentielle Hypertonie oder gar Hypertension ist das nicht der Fall. Essentiell, d. h. das Wesentliche ist die Hypertonie in der toxogenen Hypertonie, an der der ganze Kreislaufapparat gleichsinnig beteiligt ist. Niemals ist es die Hypertension, die nur in einem Teil der Fälle besonders hervortritt. Auch das „genuine" und das „konstitutionelle" ist nur für Gruppen der primären Hypertonie anwendbar, nicht für alle Fälle.

Der primären Hypertonie hat sich die allgemeine Aufmerksamkeit zugewendet, weil sie zu hohem Blutdruck und seinen gefürchteten Folgen zu führen pflegt. Die in der Literatur als Hypertonie angeführten Fälle betreffen nur Kranke mit Hochdruck. Auch ich bin ursprünglich von diesen ausgegangen, doch habe ich eine andere Abgrenzung gefunden, die in Zusammenhang mit den Zeichen an den Netzhautgefäßen nach GUIST den Kreis dieser Hypertoniker erheblich erweitert hat.

In den letzten zehn Jahren hat man bemerkt, daß die Zahl der Hochdruckkranken zugenommen hat. Es ist möglich, daß das Hervortreten des Hochdrucks auch den schwierigen sozialen Verhältnissen zuzuschreiben ist. Unsere Kenntnisse über die Häufigkeit des Hochdrucks und daher auch der Hypertonie sind aber in erster Reihe dadurch erweitert worden, daß das Blutdruckmessen von den praktischen Ärzten allgemein geübt wird.

Meine ersten Mitteilungen auf diesem Gebiete haben neue Gesichtspunkte gebracht.

1. Eine selbständige Gefäßkrankeit und ihre Grundlage: die Hypertonie der Muskeln der Arterienwand,

2. daß rein funktionelle Vorgänge in den Arterien Herzhypertrophie und andere anatomische Veränderungen auslösen können,

3. daß nicht die Atherosklerose die Ursache der hohen Gefäßspannung und der Herzhypertrophie ist,

4. daß die Beurteilung der Nierenkrankheiten in ihrem Einfluß auf den Kreislauf einer Überprüfung bedarf,

5. daß der Hochdruck in seiner Beziehung zu seinen Quellen in jedem Falle klarzulegen ist,

6. daß die Hypertension und die Hypertonie, die bei der Glomerulonephritis meist besteht und die ich damals noch als sekundäre Hypertonie bezeichnet habe, von der primären zu trennen ist.

Im Laufe der Jahre habe ich mich bemüht, in diese Fragen weiter einzudringen. Grundsätzlich bin ich von unkomplizierten Fällen ausgegangen. Wenn sich meine Auffassung nicht so rasch durchgerungen hat, als es der Fall hätte sein müssen, so liegt das nicht zuletzt daran, daß die Einsicht noch vielfach fehlt, daß der Zustand der Arterienwand und der Druck im Arterienrohr in den Erwägungen der Ereignisse auseinandergehalten werden muß und daß hier funktionelle Vorgänge entscheiden.

Der Einfluß dieser Darstellung auf die Entwicklung der Lehre von Gefäßkrankheiten ist klar, doch scheint es mir nötig, die Stellung meines Grundgedankens zu der herrschenden Anschauung im Zeitpunkt meines Eingreifens in diese Fragen kurz darzulegen. Ein historischer Rückblick ist damit nicht beabsichtigt.

Die Komponenten der Symptomenkomplexe, deren Grundlage ich gefunden habe, war in seinen wichtigsten Teilen bekannt, das ist die hohe Gefäßspannung und die Herzhypertrophie. Ihre Ursachen waren damals in organischen Veränderungen gesucht. Den Kernpunkt der Angelegenheit bildete bereits vor der Blutdruckmessung die hohe Gefäßspannung. Zwei Ursachen standen da in Erwägung: die Arteriosklerose und die Krankheiten der Nieren.

Meine Bemühungen, dem beständigen Hochdruck nachzugehen, sind aus dem Studium der pressorischen Gefäßkrisen hervorgegangen. In der Verfolgung einzelner Fälle mit wiederholten Krisen habe ich bemerkt, daß der Blutdruck allmählich sich auf ein höheres Niveau einstellt.

Eine kinetische Genese der hypertonischen Einstellung der glatten Muskeln ist in verschiedenen Hohlorganen, wie an der Kardia, am Pylorus, in der Harnblase usw. zu finden. Analoge Vorgänge in den Arterien sind nach den vorliegenden Daten nicht zu bestreiten. Sie können unter Umständen eine erworbene Form der arteriellen Hypertonie sein und auch zu ihrer Steigerung und damit zu der des Blutdruckes beitragen. Die primäre Form der Hypertonie ist, wie ich 1919 erwähnt habe, erblich. Sie ist eine familiäre Krankheit, bei der gewöhnlich die Hypertonie und auch der hohe Druck da ist, ohne daß sich seine Entwicklung irgendwie angekündigt haben müßte. Die meisten Hypertonien werden durch Zufall, d. h. durch den Befund eines hohen Blutdruckes aufgedeckt. Wenngleich auch bei den hereditären Hypertonien pressorische Krisen die Hypertonie und den Blutdruck erhöhen, so erscheint es möglich, daß es erhöhten Druck gibt, der primär aus pressorischen Krisen hervorgeht und nicht erblich disponierte Personen betrifft. Diese Möglichkeit muß ich hier erwähnen, obwohl ich, seit ich in der Analyse dieser Krankheiten erheblich vorwärts gekommen bin, keine Gelegenheit hatte, einen sicheren Fall von der rein kinetischen Type zu sehen und hinsichtlich der neugewonnenen Merkmale, insbesondere auch bezüglich der Netzhautgefäße zu prüfen.

Die Fälle primärer arterieller Hypertonie sind in der Zeit vor meiner Beschreibung dieser Krankheit als Arteriosklerose, d. h. Atherosklerose, aufgefaßt worden, wo sie nicht kranken Nieren zugeschrieben wurden.

Traube hatte das Entstehen der Arteriosklerose auf Blutdrucksteigerung und diese auf Alkohol- oder Nikotinabusus zurückgeführt. Später hat sich eine entgegengesetzte Ansicht Geltung verschafft. Man hat angenommen, daß die Arteriosklerose das primäre, die Drucksteigerung und die Herzhypertrophie sekundäre Momente wären. Die von A. Hasenfeld und von C. Hirsch vertretene Anschauung, daß nur die Arteriosklerose der Aorta oberhalb des Zwerchfells und die der splanchnischen Gefäße Herzhypertrophie hervorrufe, hat sich als unhaltbar erwiesen. Es hat sich gezeigt, daß schwere Atherosklerose, auch die selten vorkommende der splanchnischen Arterien, ohne Hochdruck und ohne Herzhypertrophie verlaufen kann.

Die ersten Angaben über den Blutdruck der Arteriosklerotiker können heute nicht als die richtigen Unterlagen der Beurteilung der Druckverhältnisse angesehen werden. Es betrifft das ebenso diejenigen, die hohe Druckzahlen, wie die, welche niedrige angegeben haben. Vor allem war der Begriff der Arteriosklerose klinisch nicht genau umschrieben und von seiner anatomischen Fassung nicht getrennt. Die Messungen wurden meist an einem ambulatorischen Material vorgenommen und blieben ohne anatomische Kontrolle. Nur die Gegenüberstellung von Blutdruckmessung und anatomischem Herz- und Gefäßbefund konnten und haben hier klärend gewirkt. Die Verdienste unserer Vorarbeiter sollen deshalb keineswegs geschmälert werden.

HUCHARD hat anfangs den Druck der Arteriosklerotiker als regelmäßig gesteigert erklärt, hat ihn jedoch nicht gemessen. Später hat er angegeben, daß Arteriosklerose sich auch unter niedrigem Druck entwickeln kann.

v. BASCH führt Beispiele von hohen Blutdruck an, hatte aber die Empfindung, daß die Beziehung zwischen Druck und Arteriosklerose nicht so einfach liegt. v. BASCH hat dem in einer Nomenklatur Ausdruck verliehen und wollte eine „Angiorigor" von der Arteriosklerose trennen. Er hat die latente Arteriosklerose als manifest erklärt, wenn neben hohem Druck auch Albuminurie auftritt. Das waren klinische Überlegungen ohne anatomische Unterlage, v. BASCH hat in der Angiosklerose den Beginn der Arteriosklerose gesehen, wie HUCHARD in der „Présclerose" ihre Vorstadien angenommen hat. Immerhin habe ich den Eindruck gewonnen, daß sie die von mir beschriebene Krankheit bemerkt, aber ihre Selbständigkeit und ihre funktionelle Grundlage nicht erkannt haben. Sie haben sich unter Sklerose jedenfalls eine organische Veränderung vorgestellt und die funktionelle Grundlage in den Arterienwandmuskeln, ihre Hypertonie weder vermutet noch angedeutet.

Eine große Rolle spielte in der Klärung der Pathogenese der hohen Gefäßspannung ihre Beziehung zur Niere, bzw. zu ihren Krankheiten. Obwohl schon BARTELS die vaskuläre Krankheit der Nieren, die sogenannte genuine Schrumpfniere von der entzündlichen unterschieden hatte, wurde die erstere als arteriosklerotisch aufgefaßt, und wieder in der anatomischen Arteriosklerose die Ursache der hohen Gefäßspannung angenommen.

JORES hat darauf aufmerksam gemacht, daß die wahrnehmbaren arteriosklerotischen Veränderungen nicht genügen, um die starke Herzhypertrophie zu erklären, da auch bei vorgeschrittener Arteriosklerose Herzhypertrophie fehlen oder gering sein kann. JORES fand ferner, daß auch bei der genuinen Schrumpfniere, der roten Granulaniere zwischen dem Grad der Schrumpfung und Herzhypertrophie kein Parallelismus nachweisbar ist und schloß daraus, daß in der besonderen Ursache, welche die genuine Schrumpfniere hervorruft, auch die blutdrucksteigernde Wirkung von vorneherein gegeben ist. Diese Ursache ist nach meinen Untersuchungen die primäre permanente Hypertonie der Arterienwandmuskeln. Die Stellung der Niere in diesem Komplex bedarf einer besonderen Auseinandersetzung.

In meiner ersten Mitteilung war es mir darum zu tun, festzustellen, daß es eine Hypertension und Herzhypertrophie gibt, der am peripheren Gefäßsystem keine entsprechende organische Erkrankung gegenübersteht, die Ursache des Hochdrucks und der Herzhypertrophie nur in einem funktionellen Zustand der Arterienwand gelegen sein kann, die ich als „Hypertonie" erklärt habe.

Damit hat die überschätzte Bedeutung der Atherosklerose der Arterien in der Pathologie des Menschen eine wesentliche Richtigstellung erfahren. An Stelle der immer angenommenen Atherosklerose oder Intimasklerose ist ein funktioneller Zustand in der Media, die Hypertonie ihrer Muskelzellen, getreten. Es hat sich erst weiter ergeben, daß die organischen Veränderungen an den Nierengefäßen nicht immer mit der Atherosklerose identisch sind, sondern eine auf dem Wege der Hyalinisierung der Media eintretende (HUECK, HERXHEIMER) Sklerosierung der feinen Arterien ist, für welche seit 1917 die Bezeichnung Arteriolosklerose nach FR. MÜLLER gebräuchlich ist. Diese Arteriolosklerose tritt nur in einzelnen Organen, namentlich in der Niere und im Gehirn, zutage und ist jedenfalls nicht die primäre Ursache des erhöhten Widerstandes in der Peripherie, sondern eine spätere Erscheinung. Sie kann auch fehlen. Die Arteriolosklerose wird von manchen pathologischen Anatomen noch mit der Atherosklerose identifiziert und von einzelnen Klinikern als eine besondere Krankheitsform angesehen.

Schwierig war die Klärung der Stellung der Nieren in der Hypertonie der Arterien und zur Hypertension. Seitdem BRIGHT Beziehungen zwischen Nierenkrankheiten und Herzhypertrophie gefunden hatte, steht die Ursache der Spannung noch immer in Frage. TRAUBE hat das Entstehen des hohen Druckes bei der Schrumpfniere dem in der Niere gegebenen Kreislaufhindernis zugeschrieben. JOHNSON hat die Ursache in die Arterien im allgemeinen, also auch außerhalb der Nieren verlegt. Er beschrieb die Arterien der Nieren, aber auch die des Gehirns und des Darmes als verengt und ihre Wand verdickt und hypertrophisch und meinte, daß der Widerstand im Kreislauf auf die durch die Nierenkrankheit bedingte Blutbeschaffenheit zurückzuführen sei. Demgegenüber haben GULL und SUTTON eine von der Nierenkrankheit unabhängige, von ihnen als arteriocapillary fibrosis bezeichnete Veränderung als die Ursache des Hochdrucks angesprochen. Diese Annahme ist namentlich von C. A. EWALD abgelehnt worden, hat aber in neuerer Zeit noch Vertreter gefunden (E. MÜNZER, FR. MUNK u. a.).

Die Angaben von JOHNSON und die von GULL und SUTTON haben sich auf die genuine Schrumpfniere bezogen, also auf den von mir als primäre Hypertonie der Arterien bezeichneten Prozeß.

Hinsichtlich der Hypertonie der Glomerulonephritis sowie der der Graviden und der Bleikranken bin ich zu der Anschauung gelangt, daß auch hier die Gefäßerkrankung von den übrigen Veränderungen in der Niere zu trennen ist und diese Hypertonie von Haus aus nicht eine sekundäre Krankheit ist, wie ich das 1909 noch angenommen hatte, sondern eine besondere des ganzen Kreislaufapparates.

Die primäre permanente arterielle Hypertonie ist ihrer Ätiologie nach in zwei Gruppen zu teilen: a) in eine hereditäre Form und b) eine erworbene Form.

a) Die hereditäre primäre Hypertonie der Arterien.

Die hereditäre Form bildet die Hauptmasse der primär arteriellen Hypertonie und zu ihr gehören weitaus überwiegend die Fälle, die jetzt unter der Bezeichnung Hypertonie gewöhnlich geführt werden. Der Nachweis der Vererbung ist in einer so großen Zahl gegeben, daß ich zur Überzeugung gelangt bin, daß diese Type auch nach ihren Kennzeichen eine besondere Krankheit ist. Die Feststellung der hereditären Anlage ist zwar oft schwer zu erreichen, zumal viele Menschen über das Schicksal ihrer nächsten Angehörigen ungenau oder gar nicht unterrichtet sind. Es ist aber wiederholt gelungen, in unerwarteter Weise die Heredität sicherzustellen.

Ein besonderer Zufall brachte Klarheit in einem schon erwähnten Fall (s. S. 79) einer jugendlichen Hypertonikerin. Ihre Mutter starb in einem Wiener Krankenhaus an Morbus Addisonii und der Fall war vom Prosektor Fr. Paul wegen Knochenmarksbildung in der Nebenniere veröffentlicht worden. Bei der Obduktion ergaben sich neben diesem Befund alle Merkmale einer primären permanenten Hypertonie.

Nicht minder wichtig wie die Erforschung der Aszendenz ist die der Deszendenz. Es liegen bereits genügend Stammbäume vor (Weitz, Volhard, Kylin u. a.). Bei diesen Untersuchungen ergeben sich bei einigen Familientypen geradezu kennzeichnende Erscheinungen, auch hinsichtlich des Verlaufs.

Die von Guist (s. S. 185) gefundene Schlängelung der feinen Venen in der Gegend der Macula hat sich bei der Suche nach der Vererbung als ein, wenn auch nicht leicht feststellbares und auch nicht in jedem Fall vorhandenes, doch wertvolles Merkmal erwiesen. Auf diesem Wege habe ich zufällig manche ganz jugendliche Hypertoniker zu sehen bekommen. Das Material der Augenklinik des Prof. Lindner ist mir eine reiche Quelle der einschlägigen Kasuistik geworden, die sich auf alle Altersklassen erstreckt. In der Literatur sind bereits eine ansehnliche Zahl von jugendlichen Hypertonikern angeführt. In manchen ist der erhöhte Druck, nicht aber die Qualität der Hypertonie festgestellt worden.

Aus meinen Untersuchungen haben sich namentlich nach den ophthalmoskopischen Befunden die Kennzeichen zusammenstellen lassen, die für die hereditäre primäre permanente Hypertonie maßgebend sind. Um den Kreis dieser Kranken richtig zu beurteilen, muß man diese Merkmale würdigen und objektiv beurteilen lernen.

Vor allem muß man sich darüber klar sein, daß diese Hypertonie keine erworbene, auch keine Alterskrankheit ist. Daß die Hypertonie meist erst in einem höheren Alter und oft erst in der letzten Lebensphase erkannt wird, ist nicht als Beweis in der Richtung zu werten, daß die Krankheit im Alter entsteht. Wenn man die Kinder aus Hypertonikerfamilien von diesem Gesichtspunkt aus genauer ansehen wird, so wird man sich nicht nur der Heredität nicht weiter verschließen, sondern wird zu dem Wunsch gelangen, sich eingehender mit der Prophylaxe zu beschäftigen.

Daß die Beschwerden der Hypertonie ganz gewöhnlich spät in Erscheinung treten, lehrt, daß Hypertoniker sich ganz wohl befinden können, trotz des Vorhandenseins objektiver Merkmale der Krankheit. Es ist das meist insolange der Fall, als sie von ihr keine Kenntnis erlangt haben.

Der jüngste primäre Hypertoniker, den ich gesehen habe, war sieben Jahre alt. Er hat anamnestisch keine toxogene Krankheit, Korkzieherschlängelung der Venolen der Netzhaut. Das Herz war ohne toxogene Gestaltung, der Spitzenstoß hebend, Blutdruck 105 bis 115/70, hypertonische Arterien, normaler Harn.

Die Entwicklung primärer Hypertonien vollzieht sich ganz allmählich und eigenartig. Die funktionelle Störung macht sich zuerst in der terminalen Strecke der Arterien in den Präarteriolen und Arteriolen geltend. Sie besteht nicht in Krampf, sondern in einer hypertonischen Einstellung, die aber nicht in allen Gefäßbezirken eine gleich intensive und sogar lange Zeit eine schwankende ist. Die psychische Beeinflußbarkeit ihres Blutdruckes, desgleichen sein Verhalten im Schlaf (C. MÜLLER u. v. a.), im Fieber, unter Wärme, die Druckschwankungen usw. (FAHRENKAMP, KYLIN u. a.) beweisen das. Auf der Höhe der Krankheit ist die Hypertonie eine fixierte und kann sogar eine starre werden. Das Fortschreiten erstreckt sich gewöhnlich auf Jahrzehnte und nur ausnahmsweise auf wenige Jahre.

Das Verhalten der feinsten Arterien beherrscht das Krankheitsbild (vgl. v. BERGMANN). Aus diesem Umstand erklärt sich, daß die proximalen Abschnitte der Arterien auch weit gefunden werden. Es besteht eine arterielle Stauung, die schließlich den linken Ventrikel belastet. Kommt es zu Altersveränderungen in der Arterienwand, so nimmt die Weite der Arterien zu und es tritt Schlängelung auf. Es bestehen da wesentliche Unterschiede gegenüber den rein toxogenen Hypertonien.

Die fixierte primäre Hypertonie ist ein irreversibler Zustand — mit Ausnahme des Falles der Läsion der tonischen Innervation (s. S. 40). Die ursprünglichen Angaben über Reversion stützen sich auf Blutdruckzahlen, sie sind für die Hypertonie nicht entscheidend. Blutdruckschwankungen sind kein zuverlässiger Maßstab für die Beurteilung der Hypertonie. Verfolgt man fortlaufend die tastbaren Arterien, so sieht man, daß die Hypertonie fortbesteht. Die regionäre Hypotonie der Extremitätenarterien nach zerebralen Insulten ist an anderen Stellen besprochen.

Die klinische Darstellung der hereditären primären Hypertonie ist keine leichte Aufgabe, da sie sich in den einzelnen Fällen sehr verschieden gestalten kann. Sie sind jedenfalls hinsichtlich der Intensität, auch ihrer Extensität ungleich. Eine nicht zu unterschätzende Schwierigkeit ist noch darin gegeben, daß neben den objektiven Symptomen subjektive Beschwerden dem Beobachter aufgedrängt werden. Die meisten Hypertoniker haben, insolange sie von ihrer Krankheit nichts wissen, gewöhnlich keine oder nur geringe subjektive Symptome. Sobald sie von ihrem nicht normalen Zustand Kenntnis erhalten, fühlen sie sich krank, klagen über Beschwerden und suchen solche zu finden. Sie sind Nervenkranke und auch als solche zu behandeln.

Unter Zunahme der funktionellen Gefäßphänomene kommt es zu anfangs schwankender, später immer beständiger zerebraler Kongestion und dadurch zu einer auffallenden Reizbarkeit. Die psychischen Reaktionen stehen in keinem Verhältnis zu den Anlässen. Die Arterienwand ist in dem hypertonischen Zustand leicht reizbar und befindet sich in einer Krampfbereitschaft, die aber hier anderer Art ist als bei den toxogenen Hypertonien. Bei den Hypertonikern müssen wir zwischen objektiven und subjektiven Merkmalen genau unterscheiden. Es ist das im Interesse der Behandlung gelegen.

Ehe ich Einzelheiten bespreche, erscheint es mir zweckmäßig, die objektiven Kennzeichen zusammenzustellen, die für die Diagnose in den entwickelten reinen Fällen führend sind.

Kennzeichen der primären permanenten Hypertonie.

Anamnese: Familiäre Anlage, keine toxogene Vorkrankheit.

a) Befund im kompensierten Zustand.

1. Arterien: meist mittelweit, bei Altersveränderungen weit, auch geschlängelt, die Arterienwand hypertonisch, der Blutdruck in der Regel erhöht, im Frühstadium schwankend, hoher Pulsdruck.

2. Herz: der linke Ventrikel exzentrisch hypertrophisch, die Herzspitze zugespitzt.

3. Venen: weit, bei Altersveränderungen geschlängelt, auch härter, sonst weich.

4. Kapillargebiet: in vorgeschrittenen Fällen gewöhnlich zyanotischrote Gesichtsfarbe einschließlich der sichtbaren Schleimhäute (roter Hochdruck nach VOLHARD);

α) am Nagelfalz der venöse Schenkel der haarnadelförmigen Kapillaren in der Regel weiter und bis korkzieherartig geschlängelt;

β) Netzhautgefäße: Arterien verdickt, eventuell mit Begleitstreifen, die Venen können normal sein, zeigen aber überwiegend in der Gegend der Makula, also distal eine feine bis korkzieherartige Schlängelung (GUIST). Bestehen Kreuzung von Arterie und Vene, so ist das GUNNsche Zeichen zu sehen;

γ) an den Extremitäten: meist positive Stauungsreaktion (RUMPEL-LEEDE) in der venösen Strecke;

δ) im Harn: gelegentlich Erythozyten im Sediment bei nicht erkrankten Harnwegen, auch Spuren von Eiweiß.

b) Im dekompensierten Stadium: manifeste Stauungserscheinungen: Zyanose, weite Venen, Leberschwellung, Erweiterung der Netzhautvenen im proximalen Abschnitt, kardiale Dyspnoe, Albuminurie.

c) Akute gefahrdrohende Erscheinungen: pressorische Gefäßkrisen, Netzhautblutungen, psychische Störungen und zerebrale Insulte, kardiale Insuffizienz, nur selten renale.

Die vorgeschrittenen primären Hypertonien sehen meist kongestioniert aus. VOLHARD hat die primäre Hypertonie deshalb als roten Hochdruck bezeichnet. Es ist ein Kennzeichen der pathologischen Blutverteilung in dieser Form der Hypertonie, und entsteht durch die infolge des Verhaltens der Präarteriolen entstandene arterielle Stauung und die mit dieser zusammenhängende Verlangsamung der Strömung in der venösen Strecke, die an der Hypertonie primär nicht beteiligt ist. Es gibt unter diesen Hypertonikern Fälle, die schon von ihrer Jugend an eine venöse Stase aufweisen ohne sonstige subjektive Merkmale der Hypertonie.

Der rote Hochdruck ist ein sehr wertvolles Zeichen, doch nicht zuverlässig. Ich beziehe mich auf Fälle mit sehr hohem Druck (auch bis 300 mm Hg), in welchen klinisch und anatomisch die primäre Hypertonie festgestellt wurde und keine wesentlichen Nierenveränderungen bestanden haben.

Die erweiterte Strecke der venösen Kapillaren ist in ausgesprochenen Fällen besonders deutlich an den Wangen und da mit einer Lupe zu sehen. An den haarnadelförmigen Formationen der Kapillaren wie am Nagelfalz findet sich eine mehr oder weniger auffallende bis korkzieherartige Schlängelung. Sie ist nicht in allen Gefäßgebieten gleichartig. Wie an anderer Stelle besprochen, ist aus einem solchen Befund allein nicht etwa der Schluß zu ziehen, daß das betreffende Individuum eine primäre Hypertonie habe.

Da die primäre Hypertonie eine ererbte Krankheit ist, ist ihre frühzeitige Feststellung möglich und eine der nächsten Aufgaben der klinischen Forschung. Sie liegt zunächst in den Händen der Kinderärzte, die sich noch viel zu wenig für diese Angelegenheit interessieren. Daß die Hypertonie der tastbaren Arterien bei Kindern häufig vorkommt, hat FR. HAMBURGER (1911) angegeben. Es ist da wichtig, die Art dieser Hypertonien zu erheben, weil zwischen den primären hereditären und den toxogenen wenn möglich unterschieden werden muß. Die Grundlagen ergeben sich in genauer Erhebung der Anamnese und systematischen Untersuchungen der Mitglieder von Hypertonikerfamilien. Doch haben sich diese Untersuchungen nicht nur mit dem Blutdruck zu beschäftigen, sondern mit sorgfältiger Betastung der Arterien, der orthodiagraphischen Feststellung der Größe und Gestalt des Herzens und insbesondere der Herzspitze und nicht zuletzt der photographischen Aufnahme des Augenhintergrundes, speziell der Makula. Die von GUIST beschriebene Schlängelung der Venolen ist im jugendlichen Alter wertvoll, weil sie ein Zeichen ist, das zur primären Hypertonie gehört. Doch sind verdickte Arterien bei normalem Venenbefund schon ein Merkmal dieser Hypertonie. Es ist im Interesse der Lösung der gegenständlichen Probleme gelegen, die Befunde an den Jugendlichen zu erheben und die weitere Entwicklung der entscheidenden Stigmata zu verfolgen. Nur einwandfreie Grunddaten, zu welchen auch die photographische Festlegung des Augenhintergrundes gehört, werden der gesamten Medizin von Nutzen sein. Dieses Interesse verlangt eine Krankheit, an der vielleicht ein Viertel der Kulturmenschen interessiert ist.

Den objektiven und kontrollierbaren Zeichen schließen sich verschiedene subjektive Beschwerden an, die sich durch Beruhigung sehr häufig beeinflussen lassen.

Die gewöhnlichsten Beschwerden der Hypertoniker sind Kopfschmerzen, dann als Schwindel bezeichnete Gefühle, als Ausdruck einer kongestiven passiven arteriellen Hyperämie des Gehirns, die oft eine schwankende ist. Mit dieser in Zusammenhang steht die oft auffällige Reizbarkeit. Sie ist psychogen und wirkt sich auch auf die Vasomotoren und das Tonussubstrat aus, auch in Druckschwankungen und Herzklopfen. Für das letztere und die Extrasystolen kommt auch oft ein durch Pneumatose des Magens oder durch Blähung der Flexura lienalis coli bedingter Hochstand der linken Zwerchfellshälfte in Betracht, eine Beschwerde, gegen die man mit entsprechenden Maßnahmen aufkommen kann. Daher ist auf den Zustand des Gebisses, den Kauakt, auf geordnete Entleerung des Verdauungskanals und Vermeidung aller auftreibenden Nahrungsmittel sowie kohlensäurehältiger Getränke oder kohlensäurebildender Mittel zu achten. Unter der psychischen Labilität der Kranken treten mannigfache Erscheinungen auf, die zwar Folgen des Krankheitszustandes sind, aber nichts Spezifisches bedeuten.

Vieles von dem, was als zur Hypertonie gehörig mit vieler Mühe untersucht und beschrieben wird, hat mit der Krankheit kausal nichts zu tun und ist nur als Folge zu werten. Es ist sehr viel Bemerkenswertes darunter, doch ist damit das Grundproblem bisher nicht gefördert worden.

Die Hypertrophie des Herzens, die bei der primären Hypertonie nur der Anpassung an den peripheren Widerstand entspricht, kann ganz enorme Dimensionen annehmen, ohne daß dem Kranken dieser Zustand sich durch Beschwerden gemeldet haben müßte. Ich habe Riesenherzen gesehen bei Personen, die bis zu ihren ersten Beschwerden oder plötzlichem Tode infolge eines apoplektischen Insultes sich gut gefühlt haben und arbeitsfähig waren.

Häufiger ist es eine kardiale Stauung und Dyspnoe, welche die Dekompensation ankündigt und dem Kranken das erste subjektive Zeichen seiner Krankheit bietet. Dabei kann der Herzmuskel noch einen sehr hohen Druck aufbringen und die Stauung noch zur weiteren Drucksteigerung beitragen. Verfolgt man den Hypertoniker bezüglich seines Kreislaufzustandes fortlaufend, so wird man durch die ersten Zeichen der Zyanose und der Vergrößerung der Leber auf das Eintreten einer ungünstigen Phase aufmerksam gemacht, deren richtige und vorsichtige Behandlung lebensverlängernd wirken kann.

Die Stauung findet in den Venen des großen Kreislaufes kein wesentliches Hindernis, da sie an der Hypertonie primär nicht beteiligt sind. In der ersten Phase der Stauung dürften auch die Venen durch ihren, wenn auch geringen Wandtonus einen gewissen Widerstand leisten, der aber bald überwunden wird.

Das Auftreten von Frequenzstörungen des Pulses ist beim Eintritt der Stauung sehr zu beachten und ihre Beseitigung von großem Vorteil. Sie kann wesentlich dazu beitragen, die Stauung im kleinen Kreislauf herabzusetzen. Leider wissen wir über die Hypertonie der Lungengefäße noch wenig.

Die Dekompensation, zu der häufig das Verhalten der peripheren Arterien, aber auch die Kranzarterien des Herzens den unmittelbaren Anlaß geben, ist ein besonders wichtiges Zeichen. Interkurrente Infektionen und psychische Erregungen bringen am häufigsten den anscheinend im Gleichgewicht befindlichen Kranken aus dem Geleise. Unter den Infektionen sind es Pneumonien, die rasch eine ungünstige Wendung bringen können. Es ist die Störung im kleinen Kreislauf, der nicht entsprechend eingestellte venöse Teil des Herzens, der da ausschlaggebend ist. Es ist daher seine rechtzeitige Entlastung herbeizuführen. Daß die Stauungsverhältnisse bei der toxogenen Hypertonie anders liegen als bei der primären Hypertonie, soll auch hier nicht unbemerkt bleiben.

Wesentliche Kennzeichen der primären Hypertonie bieten die Netzhautgefäße (vgl. Fall X), doch ist es auch in Fällen, in welchen die Netzhautveränderungen keinen Aufschluß geben, möglich, die richtige Diagnose zu stellen (vgl. Fall XI). Als Beispiele führe ich die folgenden Krankengeschichten an.

Fall X. Zerebraler Insult. — Exzentrische Hypertrophie des linken Herzens. — Augenbefund: Primäre Hypertonie. — Normaler Blutdruck. — Kapillarbefund primärer Hypertonie entsprechend.

K. Rudolf, 58 J. alt, Schaffner. — Aufnahme 23. X.—10. XI. 1931.

Aus der Anamnese: Scharlach, Diphtherie, sonst nie krank. Vor acht Wochen während des Dienstes Schlaganfall, nachher Sprachstörung, bamstiges Gefühl in den Extremitäten der rechten Seite.

Aus dem Befund: Lungenemphysem, exzentrische Hypertrophie des linken Ventrikels. Art. radialis links hypertonisch und geschlängelt, rechts weniger tonisch und wenig geschlängelt, mittelweit. RR 115/65. Leber vergrößert. WaR. neg. Harn o. B.

Augenhintergrund (Doz. Guist): Venen und Arterien stark geschlängelt (Tortuositas vasorum). Venen vom Stauungstypus verbreitert. Arterien wandverdickt. Gunn. Korkzieher. Primäre Hypertonie.

Kapillaren am Nagelfalz: Venöser Schenkel breiter und meist geschlängelt. Blutdruck im weiteren Verlauf RR 105/65—125/75.

Fall XI. Wiederholte zerebrale Insulte mit Krampfanfällen. — Hemianopsie. — Schwerste Retinitis albuminurica mit Erblindung. — Klinische Diagnose: Primäre Hypertonie. — Obduktionsbefund.

K. Franz, 52 J. alt, Hilfsarbeiter. — Aufnahme 5. VII. 1929.

Aus der Anamnese: Bis August 1928 gesund, im August 1928 Kopfverletzung. Pat. war nicht bewußtlos, starke Blutung, nach 14 Tagen wieder arbeitsfähig.

Zwei Monate später setzten Sehstörungen ein. Seither Kopfschmerzen. 5. III.—29. VI. 1929 an der Nervenklinik Prof. Pötzl. Nach Angabe des Kranken hatte er dort einen „urämischen" Anfall.

Augenbefund: Netzhautblutungen, Neuroretinitis albuminurica. Im Harn: Eiweiß, Sediment hyaline Zylinder. RR 200—230, RN 75—44,6 mg %

Nervendiagnose: Reine Wortblindheit, Farbenagnosie, rechtseitige homonyme Hemianopsie. Der Kranke wurde dann auf die Augenklinik Lindner gewiesen und von dieser zu uns transferiert.

Aus dem Aufnahmsbefund: Groß, kräftig. Haut und sichtbare Schleimhäute mäßig durchblutet. Zahlreiche Venektasien im Bereiche der Haut, der Nase und der Wange. Keine Ödeme, keine Zyanose. Herz: Linker Ventrikel vergrößert. Art. radialis hypertonisch, r > l. RR 235/120. Harn: 2400 ccm, spez. Gew. 1014. Eiweiß: Esb. 1⁰/₀₀, Sediment o. B., später Esb. 5⁰/₀₀ — Spuren. RN 42 mg %.

6. VIII. 5 Uhr früh (2 Minuten anhaltend), 8. und 24. VIII. 23 Uhr und 21. IX. Krampfanfälle. Der letztere 19 Uhr 15 Min. Schaum vor dem Mund, Dauer 5 Minuten, RR 220/115 im Anfall.

Augenbefund 2. X. (Prof. LINDNER): Schwerste Neuroretinitis albuminurica. Massenhaft Exsudat um die Papille, bis weit in die Peripherie Exsudatherde. Reichliche mittlere Blutungen. Der Kranke ist blind.

Andauerndes Erbrechen. — 3. X. 1929 Exitus.

Obduktionsbefund (Dr. CZEMPIREK): Haemorrhagia cerebri in regione Pontis Varoli. Encephalomalacia rubra in regione putaminis dextri. Cystides encephalomalacia hemisphaerii dextri cerebri et lobi occipitalis sinistri cerebri. Atherosclerosis arteriarum ad basim cerebri. Angio-angiolosclerosis renum. Hypertrophia et dilatatio ventriculi cordis sinistri.

Histologischer Befund (Doz. CORONINI): Vaskuläre Schrumpfniere.

Der Fall ist besonders bemerkenswert, weil trotz der Anfälle und Albuminurie und der Retinitis eine primäre Hypertonie mit zerebralen Herden diagnostiziert werden konnte. Maßgebend war, abgesehen von der nicht typischen Art der eklamptischen Anfälle, die exzentrische Hypertrophie des linken Ventrikels.

Das Verhalten der Niere war lange Zeit, wie besprochen, das Hindernis für das Verstehen der primären Hypertonie. Es ist heute aus einer großen Zahl von einschlägigen Beobachtungen klar, daß die Veränderungen an den Nierengefäßen, die unter der Bezeichnung der arteriolosklerotischen Niere geführt werden, nicht als Ursache, sondern als Folge der Hypertonie anzusehen sind und, wie besondere Fälle zeigen, mit dem Hochdruck in kausaler Beziehung stehen.

Für diese Beurteilung maßgebend erscheinen mir Beobachtungen, in welchen bei Hypertonikern ein Unterschied in der Größe der beiden Nieren gefunden wurde. Diese Erscheinung fand ihre Erklärung in einer Einengung der Nierenarterie, bzw. des Blutzuflusses zur kleineren Niere. Diese zeigte histologisch keine Arteriolosklerose, während die andere ausgesprochene Veränderungen aufwies (MARESCH). (Vgl. S. 89.)

Es fehlt uns jede Handhabe, um die beginnenden arteriolosklerotischen Veränderungen der Niere klinisch zu diagnostizieren. Sehr ausgeprägte Veränderungen werden in der Leiche gefunden, ohne daß in vivo die renale Gefäßerkrankung hätte behauptet werden können. Die beständige Anwesenheit von Eiweiß im Harn ist nur von Belang, wenn Stauung und Erkrankung der Harnwege ausgeschlossen werden kann. Ein Merkmal, auf das ich geraten bin, scheint mir beachtenswert. Das ist das Auftreten von vereinzelten Erythrozyten im Harnsediment bei minimalsten Eiweißmengen oder auch ohne diese. Das Erscheinen der Erythrozyten ist, wie ich annehme, auf eine Diapedese zurückzuführen, die in dem venösen Schenkel der Kapillaren erfolgt (vgl. KOLLMANN).

Es wäre das eine Analogie zu der Diapedese im Gehirn und der im Auge. In Nierenschnitten habe ich in einzelnen Fällen solche kleine Blutaustritte gesehen.

Veränderungen in den Nieren, die zur Niereninsuffizienz führen, kommen selten vor. In meinem Material haben sich in zehn Jahren nur vier Fälle gefunden (vgl. L. POPPER). Daß sich solche Fälle klinisch von den sekundären Schrumpfnieren nicht immer trennen lassen, habe ich seinerzeit hervorgehoben. Feststellung der Herzgestalt und Untersuchung des Augenhintergrundes können immerhin auf den richtigen Weg führen.

Im Vordergrund des Interesses stehen die zerebralen Insulte, die schon wegen ihrer Häufigkeit besondere Beachtung verlangen. Mit Rücksicht auf die Stellung dieser Insulte sowie der Veränderungen von seiten der Augen gegenüber denen der toxogenen Hypertonie erfolgt ihre gesonderte Besprechung.

Von den Komplikationen der primären Hypertonie ist manches zu sagen. Bei der Beurteilung der Beziehungen der Hypertonie zu anderen Krankheiten ist Hochdruck und Hypertonie möglichst auseinanderzuhalten und auch das Zusammentreffen der Erscheinungen zu beachten. Bei L. POPPER finden sich einige einschlägige Angaben.

Es ist mir hier nicht daran gelegen, systematisch einzelne Symptome und deren Häufigkeit anzuführen, sondern nur einiges zu erwähnen.

Umstritten ist die Stellung des Diabetes mellitus zur Hypertonie. POTAIN führte die Diabetiker als Hochdruckkranke mit einem Druck von 210 bis 310 mm an. Daß die Zuckerharnruhr die Ursache der Hypertonie wäre, ist nicht begründet. Die jugendlichen Diabetiker sind häufig hypotonisch.

Seitdem wir die Rolle des Pankreas in der Ätiologie der Zuckerkrankheit durch MERING und MINKOWSKI kennengelernt haben, ist der Gedanke nahegelegen, daß Veränderungen der Arterien der Bauchspeicheldrüse die eigentliche Grundlage des Diabetes sein könnten. Bei den Hypertonikern läßt sich das im anatomischen Befund mitunter feststellen. Es scheint mir das ein Moment zu sein, das für die Erblichkeit dieser Diabetesformen in Betracht käme. Jedenfalls ist dort, wo Diabetes hereditäre Hypertoniker betrifft, die Arteriolosklerose als mögliche Ursache des Diabetes in Erwägung zu ziehen.

JUL. BAUER glaubt einen „Hochdruckrheumatismus" annehmen zu können. In meinen Beobachtungen, deren Zahl nicht gering ist, habe ich zwar das Vorkommen von solchen Beschwerden gesehen, aber ihren Zusammenhang mit der Hypertonie nicht erfassen können. Bei der großen Zahl der Hypertoniker und die der Rheumatiker ist ein Zusammenfallen beider, das übrigens nicht gar so häufig ist, kein Beleg für eine ursächliche Beziehung. Eine Vorbedingung der Erörterung dieser Frage wäre eine Begriffsbestimmung des „Rheumatismus".

Hier sollte sich die Besprechung der Beziehung pathologischer Zeichen anschließen, die zum Teil als typisch und sogar als Ursachen der Hypertension bzw. der Hypertonie angesprochen würden, wie die Cholesterinämie. Sie kommt nach meiner Ansicht nur als Folgezustand der Hypertonie in Betracht.

Ein lehrreiches Beispiel, wie mit dem Fortschreiten unserer Kenntnisse anscheinend feststehende Relationen eine ganz andere Deutung erfahren, bietet die Geschichte der Retinitis albuminurica, von der wir heute wissen, daß sie nicht als Neuroretinitis, sondern als eine Degenerationserscheinung aufzufassen ist und weder der Nephritis, noch dem Hochdruck zuzuschreiben ist (vgl. S. 69).

Daß die Atherosklerose (Arteriosklerose) weder Ursache noch Folge des Hochdrucks ist, ist bereits erörtert.

Schließlich wäre noch zu bemerken, daß die Annahme, daß Hypertonie und Hypertension Tuberkulose und Karzinom ausschließen würden, unrichtig ist.

Die Ätiologie dieser primären permanenten Hypertonie ist insofern klar geworden, als sie eine Krankheit ist, die sich auf Grund einer ererbten Anlage entwickelt. Daher bewegen sich alle Vermutungen, daß irgendwelche erworbenen Krankheiten oder Ursachen, die den Tonus der Arterienwand zu steigern vermögen, diese Art der Hypertonie primär hervorrufen, in einer falschen Richtung. Weder Syphilis (vgl. ED. STADLER), noch Nikotin- oder Alkoholabusus usw. kommen für die Ätiologie in Betracht. Alles weist auf eine zerebral bedingte pathologische Verfassung des angiotonischen Apparates hin. Das ist eine Tatsache, wenn auch die Frage nach ihrer Genese noch nicht gelöst ist.

Unter den verschiedenen Momenten, welche zur Entwicklung einer Tonussteigerung Anlaß geben können, sind sportliche Übungen und körperliche Anstrengungen zu beachten. Schon lange her, ehe ich die Erfahrung und Auffassung hatte, die ich hier vorbringe, habe ich Gelegenheit gehabt, bei jungen Sportsleuten, namentlich Ruderern, exzentrische Hypertrophie des linken Ventrikels mit beginnenden Zeichen der Dekompensation und subjektiven Beschwerden festzustellen. Ohne hier auf die Frage des Sportherzens (vgl. F. DEUTSCH) weiter einzugehen, möchte ich nur betonen, daß die Veränderungen, die wir am Kreislauf nach sportlichen Anstrengungen mit der Zeit erheben, hauptsächlich tonische Effekte und nicht kinetische sind. Es kommt bei diesen Personen auf ihre Anlage an. Es wäre vom prophylaktischen Gesichtspunkt richtig, bei Jugendlichen, ehe sie schwere sportliche Übungen unternehmen, ihre Eignung, d. h. ihre individuellen Kreislaufverhältnisse zu prüfen. Wiederholt habe ich bei jungen Menschen nach dem Betreiben sportlicher Übungen die Merkmale vorgeschrittener primärer Hypertonie gefunden und auch ihre familiäre Anlage nachweisen können. Disponierte Individuen sind von anstrengenden sportlichen Übungen abzuhalten. Übrigens gilt das auch für toxogene Hypertonien, wenn auch leichteren Grades, da sie geeignet sind, das konzentrisch hypertrophische linke Herz zu einer Erweiterung zu bringen.

Verlauf und Prognose.

Einer Äußerung über den Verlauf der primären Hypertonie darf nicht das Krankenhausmaterial zugrundegelegt werden. In diesem überwiegen die vorgeschrittenen Fälle, die zu einem ansehnlichen Teil besserungsunfähig zur Aufnahme gelangen. In neuerer Zeit haben sich unter Heranziehung der erweiterten und gesicherten Kennzeichen Kranke gefunden, die aus anderen Anlässen ins Krankenhaus gelangten und bei dieser Gelegenheit ihre Hypertonie erhoben wurde.

Unter den liegenden Kranken meiner Abteilung waren nach der statistischen Zusammenstellung von L. POPPER in den Jahren 1921 bis einschließlich 1930 unter 16.481 Kranken 1031 Fälle von Hypertonien verschiedener Art. Von ihnen waren 754 manifeste primäre, permanente Hypertoniker, d. i. 4,6% der Gesamtzahl der Kranken. In den Jahren 1921 bis 1925 betrug die Zahl 3,8%, 1926 bis 1930 5,3%. Die ambulatorisch zur Untersuchung gelangten Fälle, die hauptsächlich der Augenklinik LINDNER entstammen, sind nicht berechnet. Die Zahl der Männer war unter unseren Kranken geringer als die der Frauen (3,8% : 5,3%).

Von den 754 Fällen kamen 249 zur Obduktion, an Befunden sind für die gegenwärtigen Gesichtspunkte 193 verwertbar. Die große Mortalität im Krankenhaus gibt ein ganz falsches Bild von den tatsächlichen Verhältnissen. In der Beobachtung der primären Hypertoniker im allgemeinen zeigt sich nämlich, daß der Verlauf und daher die Prognose gar nicht so ungünstig ist, wie es im Krankenhaus erscheint. Es gibt Hypertonikerfamilien, in welchen die Hypertoniker ein hohes Alter erreichen und von dem kranken Zustand ihres Kreislaufapparates keine Kenntnis haben.

Nach meinen Beobachtungen habe ich den Eindruck, daß Hypertoniker, die von ihrer Krankheit nicht unterrichtet sind, sich besser erhalten, auch dann, wenn sie einen ausgesprochenen Hochdruck haben. Die sehr verbreitete Angst vor dem Hochdruck kann mit der Art der therapeutischen Maßnahmen dazu beitragen, den ungünstigen Verlauf zu beschleunigen.

Das Auftreten der Kennzeichen der primären Hypertonie liegt weit vor dem Zeitpunkt, in welchem sie gemeinhin bemerkt werden. Der pathologische Zustand setzt viel früher ein, als dies angenommen wurde. Wenn wir vom Verlauf sprechen, muß auch die Zeit vor dem Manifestwerden der Krankheit beachtet werden. Der weitere Gang der Ereignisse kann durch verschiedene Momente beeinflußt werden. Dahin gehören: große und anhaltende Aufregungen, pressorische Gefäßkrisen, Angina pectoris, Asthma cardiale, bei Frauen das Eintreten des Klimakteriums, ferner Alkohol und Tabakgenuß (vgl. KÜLBS).

Die Beziehungen zwischen dem Ausbleiben der Ovarialfunktion und der Hypertonie ist zwar noch der Klärung bedürftig, doch betrifft nach meinen bisherigen Beobachtungen die Steigerung der hypertonischen Beschwerden Frauen, die mit den Zeichen der primären Hypertonie behaftet sind. Beiläufig bemerkt, habe ich unter Behandlung mit Nitrokörpern eine auffällige Zunahme der Beschwerden unter zunehmendem Hochdruck beobachtet (s. S. 151).

Die Hauptzahl der tödlich verlaufenden Fälle fällt in meinem Krankenhausmaterial in das Alter von 55 bis 75 Jahren.

Der tödliche Ausgang war auffallend oft ein zerebral bedingter, unter den Obduzierten 249 in 177 Fällen (84 m., 93 w.), ein kardialer (einschließlich Pneumonie) in 64 (34 m., 30 w.) und ein renaler in nur 4 (3 m., 1 w.). Das Eintreten einer renalen Insuffizienz kommt sonach am seltensten vor.

Neben Pneumonien, die im Endstadium öfters hinzutreten, und leicht zur Dekompensation führen, sind als Komplikationen in der erwähnten Statistik Endokarditis in verschiedenen Formen 31, Ulcus ventriculi oder duodeni 4, ferner Mesaortitis 8 Fälle (außerdem 15 mit Hochdruck), 7 mal Hypernephrom.

Abbauende Krankheitsprozesse sind imstande, den Tonus herabzusetzen, doch trifft das nicht immer zu. Weder Tuberkulose noch Karzinom schließen, wie erwähnt, Hypertonie aus. Hypertoniker können Tuberkulose haben (FR. KESSLER) und ihre Arterien lange Zeit hypertonisch bleiben und noch erhöhten Druck aufweisen. Das gleiche gilt für das Karzinom. Die Angabe, daß die perniziöse Anämie die Hypertonie aufhebe, ist, wie sich in den letzten Jahren gezeigt hat, unrichtig. Es beleuchtet das im übrigen auch das Vorkommen von Angina pectoris bei perniziöser Anämie.

Bei Einschätzung der Prognose der Hochdruckkranken ist zu bedenken, daß viele Hypertoniker bereits auf den hohen Druck eingestellt sind und er für die Erhaltung der Funktionen erforderlich ist. Immerhin ist sehr hoher Druck ein Moment der Gefahr, weil eine weitere Steigerung, sei sie auch nur geringgradig, das Ende beschleunigen kann.

Für den Verlauf der Krankheiten sind neben erworbenen Krankheiten namentlich psychische Momente, die das seelische Gleichgewicht der Kranken stören, von Belang. Mögen sie akute oder anhaltende Erregungen sein, sie sind immer geeignet, sei es durch Reizung der Vasomotoren oder der tonischen Nerven, die peripherischen Kreislaufbedingungen ungünstig zu beeinflussen.

Die Lebensführung ist oft entscheidend und unrichtiger Einfluß der Umgebung. Sorgen, vor allem solche in der Familie, fördern das Fortschreiten der Krankheit.

Bei Stellung einer Prognose sind diese Dinge genau zu erwägen und die unberechenbaren Gefahren, die sich aus psychischen Erregungen unter den Auswirkungen von Blutdruckschwankungen bei diesen Kranken einstellen können, nicht zu vergessen. Besonders wichtig ist dieses Moment bei Kranken, die schon zerebrale Störungen hatten, wenn sie auch für funktionelle gehalten wurden.

In der Hauptmasse der Fälle ist das allmähliche Zunehmen der Erscheinungen das Gewöhnliche, doch gibt es Fälle, in welchen sich schon frühzeitig ein rasches Fortschreiten bemerkbar macht, und das ist gerade bei jungen Personen zu beobachten.

b) Die erworbene permanente Hypertonie der Arterien.

Ob es eine der hereditären Form gleiche erworbene Hypertonie der Arterien gibt, ist für mich eine offene Frage. Es erscheint mir möglich, daß unter den anhaltenden Hypertonien auch Fälle sind, die ohne Veranlagung eine Hypertonie erworben haben, doch ist es mir bisher nicht gelungen, solche sicherzustellen. Immer wieder ergibt sich, daß die Fälle nicht einwandfrei sind, daß Alkohol, Tabak, vielleicht Lues die primäre Hypertonie deutlicher hervortreten lassen. Sie sind nicht die Ursache der primären Hypertonie der Arterien.

Bei apoplektischen Insulten, die doch meist Hypertoniker betreffen, kommt es infolge von erhöhtem Hirndruck unter gewissen Bedingungen zu aufgesetzten ansehnlichen Blutdrucksteigerungen. Solche habe ich oft festgestellt und in einem Falle eine Erhöhung sogar um 100 mm Hg. Gelegentlich von Lumbalpunktionen bei Hochdruck habe ich ferner gesehen, daß mit der Herabsetzung des Liquordruckes der Blutdruck mitunter sinkt. H. KAHLER hat diese Erscheinung als einen Einteilungsgrund benützt und faßt diese Fälle als eine besondere Type auf. W. E. DIXON und H. HELLER haben in jüngster Zeit im Experiment gezeigt, daß durch Injektion einer Kaolinaufschwemmung in die Cisterna cerebello-medullaris, also durch Erhöhung des intrakraniellen Druckes in dieser Gegend, anhaltender Hochdruck erzeugt werden kann. Diese Versuche sind für die Genese der primären Hypertonie der Arterien nicht von Belang (vgl. HAMPERL und HELLER).

Häufige pressorische Gefäßkrisen erhöhen, wie erwähnt, mit der Zeit den Tonus der Arterien und den Blutdruck, ob und inwieweit das auch bei Menschen der Fall ist, die keine Veranlagung haben, das habe ich nicht erheben können. Mit der Möglichkeit müssen wir rechnen, doch sind die Kennzeichen dieser Hypertonien gegenüber den anderen nicht erforscht.

Eine weiter hierher gehörige Angelegenheit betrifft die Polycythaemia hypertonica von GAISBÖCK. Derartige Fälle sind mir in den letzten Jahren nur selten untergekommen und kann ich über die Beziehung dieser Krankheit zur primären Hypertonie wenig angeben. So konnte ich noch nicht feststellen, ob die Fälle hereditäre Anlagen haben und in welcher Richtung diese sich bewegen. Das Bild des Augenhintergrundes zeigt die Abb. 20. Nur Kranke mit perniziöser Anämie, die infolge der Behandlung eine die Norm übersteigende Erythrozytenzahl erreichten, zeigten in dieser Phase einen zunehmenden Wandtonus der Arterien, auch Erhöhung des Blutdruckes, der mit dem Rückgang der Erythrozyten wieder abnahm. Bemerkenswert mit Bezug auf diese Erscheinung ist, daß primäre Hypertoniker, die an einer perniziösen Anämie erkranken, ihre Hypertonie nicht verlieren (s. oben).

Eine in mancher Beziehung noch ungeklärte, hierhergehörige Krankheit ist die von CUSHING als „pituitary basophilism", auch als „Dyspituitarism" beschriebene, von anderen als „osteoporotische Fettsucht" (vgl. E. RUTTISHAUSER) bezeichnete Krankheit. Drei solche Fälle habe ich gesehen, die DATTNER aus der Klinik PÖTZL vorgestellt hat. Die Krankheit ist insoferne hier anzuführen, als sie mit den Zeichen einer Hypertonie von arteriellem Typus einhergeht. In eine Zergliederung dieser Symptomengruppe einzutreten, fühle ich mich nicht berechtigt. Allem Anscheine nach haben wir es mit einer erworbenen besonderen Form der arteriellen Hypertonie und Begleiterscheinungen einer eigenartigen Krankheit des Hirnanhanges zu tun.

c) Regionäre und sekundäre arterielle Hypertonien.

Diese beiden Arten sind erworbene arterielle Hypertonien und wegen ihrer Genese von besonderem Interesse.

Die regionäre Hypertonie einzelner Gefäßgebiete ist eine nicht seltene Krankheit, doch ist sie klinisch nicht leicht nachzuweisen. Der Zufall bringt sie an den Tag. Eine solche Beobachtung habe ich (S. 124) beschrieben. Diese Hypertonie ist nach meiner Ansicht neurogener Genese und wird oft durch Kälteschaden und in Zusammenhang mit Überanstrengung der betroffenen Körperregion bei disponierten Personen ausgelöst. Die Claudicatio intermittens, wahrscheinlich auch die Endarteriitis obliterans sind in der ersten Phase solche Hypertonien, die in weiterem Verlauf zu organischen Veränderungen in der Gefäßwand führen. Sie werden durch Wärmebehandlung günstig beeinflußt.

Die sekundäre Hypertonie ist die Folge einer organischen Gefäßenge oder Sperre. Sie entsteht durch den Seitenwanddruck und ist dort, wo sich kollaterale Wege ausbilden, mitunter in vivo, sonst am Leichentisch nachweisbar. Je nach der Lokalisation kann sie eine große Kreislaufstrecke und sogar den ganzen arteriellen Kreislauf in Mitleidenschaft ziehen (s. Isthmusstenose S. 43). Hier zeigt sich, daß unter diesen Bedingungen, wenn auch anhaltende Drucksteigerungen bestanden haben, die bei den Hauptformen der Hypertonien so häufige arteriolosklerotische Veränderung der feinsten Gefäße nicht auftritt.

Therapie der primären permanenten arteriellen Hypertonie.

Der Erörterung der Behandlung dieser Hypertonie lege ich meine experimentellen Untersuchungen sowie die Studien an Hypertonien der hereditären Type zugrunde.

Die Zahl der therapeutischen Vorschläge läßt erkennen, daß die Ergebnisse nicht befriedigen. Eine rationelle Therapie ist nur auf Kenntnis der Genese des krankhaften Zustandes aufzubauen, um nicht Unwahrscheinliches in Aussicht zu stellen.

Die wichtigste Aufgabe, die bei der hereditären primären Hypertonie zu lösen ist, ist die Vorbeugung, d. h. das Fortschreiten der Krankheit bei der bestehenden Anlage zu hemmen. Da befinden wir uns noch in den Anfangsgründen. Die familiäre Anlage ist zwar nicht auszuschalten, doch ist manches in der Erziehung und Lebensführung möglich, um die ungünstige Entwicklung der Disposition zu behindern. Die hereditär Veranlagten sind als Menschen aufzufassen, die eine Art von Bereitschaft zur Tonussteigerung haben und bei welchen daher eine Reihe von Reizen in dem Organ sich auswirken, das vermöge seiner Ansprechbarkeit eine niedrige Reizschwelle hat. Dabei kommt es noch immer auf die Art des Reizes und seine Quelle an.

Aus dieser Sachlage erklärt sich die unverkennbare Ansprechbarkeit dieser Type der Hypertoniker auf psychogene Reize, die bei anderen fehlt oder jedenfalls in dem Maße nicht besteht. Zu beachten ist auch ihre Reaktion auf manche toxische Reize und die Gefahren der Blutdruckschwankungen.

Psychische Erregung ist imstande, die Hypertonie erheblich zu steigern und Drucksteigerung auszulösen, die üble Folgen haben kann. Bei Hochdruck bedeuten weitere, wenn auch kleine Drucksteigerungen sehr viel, anderseits sind geringe Senkungen, wenn sie anhalten, oft wohltuend. Wir sehen bei den Hypertonikern die schönsten Erfolge durch Bettruhe und psychische Beruhigung, besonders wenn sich beides vereinen läßt. Vielgepriesene Erfolge einzelner Medikamente wie auch anderer therapeutischer Maßnahmen sind Ergebnisse suggestiver Einwirkung, häufig bei Änderung der ungünstigen äußeren Bedingungen.

Das ideale Ziel der Therapie der Hypertoniker, ist die Beschaffenheit des Sarkoplasmas der gesamten in Betracht kommenden kontraktilen Elemente allmählich auf den physiologischen Zustand zu bringen, ein Resultat, das bei den toxogenen Hypertonien, wie namentlich der infektiös-toxischen Form, zu erreichen ist. Bei der primären Hypertonie ist das kaum der Fall. Die Sachlage ist da insofern nicht einfach, weil die Entspannung der Arterienwand, sei es auch eine anhaltende, das Herz gefährdet, das bereits auf einen hohen Widerstand eingestellt ist. Die Herabsetzung des Herzmuskeltonus allein, es kommt da die linke Kammer in Betracht, muß den Kreislaufbetrieb aus dem Geleise bringen.

Wie dieser aussieht, wenn durch Toxine der Gesamttonus rasch herabgesetzt wird und eine allgemeine Adynamie eintritt, ist zur Genüge bekannt. Beispiele dieser Art bieten die depressorischen Krisen in akuten Infektionskrankheiten und die Apoplexie der Nebennieren.

Keineswegs ist es gerechtfertigt, den Kranken zu einer kostspieligen und wertlosen Medikation zu veranlassen. Wir haben bisher überhaupt keine Mittel, die das leisten, was man leisten sollte. Es sind vorübergehende Effekte, die sich, soweit es die Dauerzustände betrifft, nicht stabilisieren und auch in weiterer Folge ungünstig auswirken können.

Der Angriffspunkt in der herrschenden Behandlung der Hypertonie ist die Hypertension. Gewiß ist diese Folge der Hypertonie ein gefahrdrohendes Moment, dem große Aufmerksamkeit zugewendet werden soll. Es ist das namentlich gegenüber dem Überdruck nötig, das ist der Teil des Druckes, der dem gegebenen Zustand entsprechenden individuellen Normaldruck aufgesetzt ist.

Der Hypertoniker mit bereits beständigem hohen Druck ist, so bringt es die Krankheit mit sich, in seinem Kreislauf, wie wiederholt betont, auf einen erhöhten Betriebsdruck eingestellt. Es ist das, wie ich bereits (1921) dargelegt habe, sein Erfordernisdruck, der durch den Tonus seiner Komponenten reguliert wird. Der Weg zur Herabsetzung des Blutdrucks führt über das Herz oder über die Arterien. In Fällen, in welchen man den Blutdruck herabsetzen will, sind immer bereits vorgeschrittene und meist nahezu fixierte Hypertonien. Da ist besondere Vorsicht geboten, zumal jedes Vorgehen, das einen der beiden Faktoren allein trifft, unbedingt die Arbeitsfähigkeit des anderen bedroht. Das ideale Agens müßte beide gleichzeitig und gleichmäßig und nicht plötzlich treffen, so daß eine Regulierung von Nutzen sein könnte.

Das Herabsetzen des Blutdrucks kann durch Nachgeben des linken Ventrikels oder durch Veränderungen in der Blutverteilung durch Einflußnahme auf den funktionellen Zustand der Gefäße in einzelnen Gebieten oder des ganzen peripherischen Apparates erfolgen.

Zwei Dinge sind es, die hier angestrebt werden, die Entlastung des Herzens und die Entspannung der peripheren Gefäße im Interesse der Durchblutung der Organe. Die Entlastung des Herzens erfolgt am raschesten durch Blutentziehung. Der Aderlaß oder die Venenpunktion ist aber nur im Moment der Gefahr, also dort, wo eine plötzliche Entspannung erforderlich ist, am Platze. Solche Momente sind in pressorischen Gefäßkrisen mit konsekutiver akuter Insuffizienz des linken Herzens und Lungenödem gegeben, ferner in durch Hirndruck hervorgerufenen aufgesetzten Drucksteigerungen bei apoplektischen Insulten.

Das Herz kann durch Abbinden der Extremitäten, den unblutigen Aderlaß nach Hippokrates, einigermaßen entlastet werden (S. Peller), das trifft jedoch in erster Linie das rechte Herz.

Den wiederholten Aderlaß als Behandlungsmethode habe ich von jeher abgelehnt, weil er nicht nur den Blutdruck nicht anhaltend herabsetzt, sondern eine kompensatorische Drucksteigerung nach sich zieht (vgl. Katsch). Daß die Blutentziehung dem Kranken das Gefühl einer momentanen Erleichterung bringt, trifft häufig zu, doch darf man sich durch diesen augenblicklichen Effekt nicht leiten lassen. Wir verfügen auch über Medikamente, die ähnliche ungünstige Nachwirkung haben wie der Aderlaß.

Der gleiche unerwünschte Einfluß zeigt sich auch bei sich wiederholenden ungewollten Blutungen, wie bei Nasenbluten, Darmblutungen, Metrorrhagien usw. Wo die Blutverluste jedesmal bedeutende sind, sinkt der Blutdruck, aber die Hypertonie bleibt und das Ende der Kranken wird durch die Anämie beschleunigt. Früher wurden solche Blutverluste wie z. B. die hämorrhoidalen als Selbsthilfe der Natur aufgefaßt. Das Eingreifen der Chirurgen verbessert die Situation solcher Kranken.

Selbst nach sehr großen Blutungen — in einem Falle etwa zwei Liter — habe ich nur ein vorübergehendes Absinken des Blutdruckes gesehen.

Einen wesentlichen Teil der therapeutischen Maßnahmen bildet derzeit die medikamentöse Behandlung. Es liegt ihr die Vorstellung zugrunde, daß es Arzneimittel gibt, die imstande sind, eine anhaltende Erweiterung der hypertonischen Arterien herbeizuführen. Die Kenntnisse auf diesem Gebiet beruhen auf Effekten gewisser Agentien im akuten Versuch und am physiologischen Tier und der Annahme, daß anhaltende Verwendung solcher Mittel eine dauernde Entspannung der hypertonischen Gefäßwand und Herabsetzung des Blutdruckes herbeiführen könne.

So einfach die depressorischen Effekte am physiologischen Tier auch nach vorher gesetzten Reizzuständen erscheinen mögen, in der

Hypertonie ist die Sachlage eine andere. Sie stellt uns vor andere Bedingungen. Der Mechanismus, der zu Gefäßerweiterung führt, ist ein nicht so einfaches Problem.

Die Erweiterung der normalen Arterien ist auf verschiedenen Wegen zu erreichen: 1. durch Lähmung der Fibrillen in der Muskelzelle und damit der kinetischen Funktion; 2. durch Aufhebung oder Störung der Energiebildung, also der tonischen Funktion im Sarkoplasma; 3. allerdings nur regionär durch Reizung von Antagonisten der Konstriktion. Die drei Möglichkeiten können auch in Kombination zur Geltung kommen.

Über diese Methoden ist folgendes zu sagen:

Ad 1. Die Fibrillen der glatten Muskelzellen reagieren unter physiologischen Bedingungen auf gewisse Substanzen allgemein und gleichsinnig. Der Effekt ist aber von dem jeweiligen Zustand ihres Tonussubstrates im Sarkoplasma abhängig und kann dementsprechend quantitativ verschieden ausfallen. Bei anhaltender hypertonischer Beschaffenheit des Sarkoplasmas kann der vorübergehende Lähmungseffekt ganz geringfügig oder unauffällig sein, auch ausbleiben. Das sehen wir bei den vorgeschrittenen Hypertonien, sobald eine Stabilisierung sich entwickelt hat. Im Krampf, wo das nicht der Fall ist und der erhöhte Tonus von der Fibrille aus oder über die Fibrille entstanden ist, hebt die Lähmung der Fibrille auch den hohen Tonus auf. Daher die schönen Erfolge dieser spasmolytischen Mittel in den angiospastischen Zuständen.

Auch in der normalen Arterie nimmt mit der Lähmung der Fibrillen der Tonus der Muskelzelle ab und es kommt zu einer Erweiterung des Hohlorgans. Am überlebenden Gewebe läßt sich das sinnfällig zeigen (s. Abb. 3).

Die Kenntnis dieser pharmakodynamischen Reaktion ist aus meinen Studien der Opiumalkaloide hervorgegangen. Diese Lähmung der Fibrillen, die ich als Papaverinreaktion (1913) beschrieben habe, erstreckt sich auf die Gefäße ebenso wie auf die glatten Muskeln der anderen Hohlorgane.

Im Papaverin ist es der Isochinolinring, der diese Wirkung auslöst. Wir finden sie daher bei anderen Alkaloiden, die ihn enthalten wie Narkotin, Chelidonin und auch Emetin. Im Emetin im besonderen sind es Nebenwirkungen, die dabei in Erscheinung treten. Ebenso wie Isochinolinalkaloide wirken auch Körper, die analog aufgebaut sind und den Isochinolinring enthalten, wie das Eupaverin und das Perparin.

Diese Art der Reaktion ist aber nicht an den Isochinolinring gebunden. MACHT hat die Papaverinreaktion als eine Benzylwirkung bezeichnet. Er hat nämlich das Papaverin als eine Benzylisochinolinverbindung aufgefaßt. Schon der Unterschied in der Größe der erforderlichen Gaben, in welchen sich die Papaverinwirkung voll geltend macht, gegenüber den Mengen, die von Benzylverbindungen erforderlich sind, wie z. B. Benzylbenzonat, Akineton usw. sprachen gegen diese Auffassung.

Es hat sich in weiteren Untersuchungen dieser Angelegenheit von KREITMAIR ergeben, daß im Papaverin der Isochinolinring wirksam ist und daß die charakteristische Wirkung der papaverinähnlichen Verbindungen nicht an die Anwesenheit der sogenannten „Benzyl"-Gruppe geknüpft ist.

Immerhin wirken auch Benzylverbindungen lähmend auf die Fibrillen der glatten Muskelzellen. Den nach dem Typus des Papaverins wirkenden Substanzen schließen sich solche an, die weder zu der Isochinolingruppe, noch zur Benzylreihe gehören. In dieser Beziehung bemerkenswert ist eine Substanz, die unter dem Namen Octin-Knoll in letzter Zeit herausgekommen ist. Alle bisher erwähnten, auf die Fibrillen wirkenden Körper haben das Eigenartige, daß sie in den erforderlichen Gaben geradezu als ungiftig bezeichnet werden können. Sie zeigen, wie ich gefunden habe, noch eine Eigenschaft. Sie hypästhesieren die Schleimhaut, wie sich das an der Zunge leicht finden läßt.

Auf die Fibrillen wirken ferner mehr oder weniger intensiv: der Kampfer (WIECHOWSKI, STROSS) und eine Anzahl seiner sogenannten Ersatzpräparate. Auch die in den letzten Jahren empfohlenen organischen Präparate bieten nicht mehr und nichts Besonderes. Ohne mich hier auf Erörterungen der einzelnen Substanzen weiter einzulassen, möchte ich nachdrücklichst betonen, daß überhaupt und daher auch für sie die biologisch begründeten pharmakodynamischen Grundgesetze Geltung haben, die ich hier darstelle.

Bezüglich des in neuerer Zeit empfohlenen Cholins habe ich folgendes zu erwähnen: Cholin. mur. löst, wie ich in einer experimentellen Untersuchung (1911) gefunden habe, im akuten Versuch nur einen ganz vorübergehenden depressorischen Effekt aus, und das gilt nur für das Cholin in reinster Form, wie das Präparat von Hoffmann-la Roche, das kaum toxisch ist. Selbst in anhaltenden Gaben von 0,6 bis 0,8 pro die subkutan hat es keine Wirkung auf die Hypertonie. Die Anwendung erfolgte u. a. bei hypertonischen Kranken, die eine Anaemia perniciosa hatten (vgl. A. SCHECHTER). Die Wirkung auf die Erythrozyten ist dabei gelegentlich eine überraschend große.

Auch vom Azetylcholin-Roche, das in den letzten Jahren als depressorisches Mittel besonders empfohlen wurde, habe ich keine anderen Effekte gesehen wie vom Cholin.

Die Angabe, daß eines dieser verschiedenen Mittel, deren Angriffspunkt hauptsächlich ein peripherischer ist, imstande wäre, eine primäre permanente Hypertonie dauernd günstig zu beeinflussen, entspricht nicht den Tatsachen. Auf den Erfordernisdruck aufgesetzte Drucksteigerungen, wie in pressorischen Krisen, psychischen Erregungszuständen ist es möglich, den Druck auf das individuelle Niveau zu bringen. In Ruhe befindliche, auf diesen Druck eingestellte, fixierte Hypertoniker reagieren auf diese Fibrillenlähmung wenig und wenn, sehr vorübergehend oder gar nicht. Differenzen von 5 bis 10 mm Hg sind für die Beurteilung dieser Erfolge belanglos.

Bezüglich dieser pharmakodynamischen Wirkung sei hier hervorgehoben, daß sie sich nur in den glatten Muskeln der Gefäße einstellt, also im Bereich der Arterien einschließlich der Präarteriolen, nicht in den Arteriolen und Kapillaren, die keine glatten Muskelzellen haben. Sie ist da nicht von Zeichen der Hypotonie der Gefäßwand begleitet.

Wenngleich sich unter den papaverinartig wirkenden Mitteln — insofern eine vorhandene erhöhte tonische Einstellung des Sarkoplasmas das gestattet — eine Erweiterung der Arterien sich einstellt und auch der tastbare Wandtonus abnimmt, ist dieser Vorgang auch in physiologischen Arterien nicht von den Zeichen der Hypotonie begleitet, die wir in fieberhaften Krankheiten, auch unter der Nitritwirkung sehen und sich in der Dikrotie der Pulswelle sich äußert. Diesem Unterschied bin ich nachgegangen, ohne bisher zu einem abschließenden Urteil über das Wesen dieses differenten Effektes gelangt zu sein. Eine Erweiterung der Kapillaren tritt unter Papaverin primär nicht auf, da die Perizyten auf Papaverin nicht reagieren.

Es gibt ferner Stoffe, die mit einem zentralen Angriffspunkt die Vasomotoren lähmen und dadurch auch den Tonus treffen, wie u. a. Chloralhydrat, auch manche Narkotika. Sie kommen für die Dauerbehandlung der Hypertonie nicht in Betracht, wohl aber bei psychischen Erregungszuständen.

Von der nächsten Gruppe unterscheiden sich die bisher genannten Mittel, die vornehmlich auf die Fibrillen wirken, dadurch, daß nach ihrer Anwendung eine kompensatorische Drucksteigerung nicht folgt.

Ad. 2. Hierher gehören Mittel, die hauptsächlich das Sarkoplasma treffen. Sie haben zentralen und peripheren Angriffspunkt. Auch die Fibrillen der Muskelzellen und die Perizyten des Endgebietes, d. h. Arteriolen, Kapillaren und Venolen, werden erweitert und die muskulären Strecken des Kreislaufapparates zeigen die Merkmale der Entspannung, der Hypotonie. Die Agentien, welche diese Wirkung haben, sind die Nitroverbindungen. Bei ihrer Anwendung kommt es zu einer intensiven Rötung vornehmlich am Kopf, an der Brust und den oberen Extremitäten. Es tritt unter Hyperämisierung das Gefühl der Kongestion und Pulsation auf, auch Kopfschmerz.

Bemerkenswert ist, daß bei der Einführung durch Inhalation (Amylnitrit) die Wirkung sofort eintritt. Bei der peroralen Anwendung nur, wenn das Mittel perlingual (M. Grossmann) zur Resorption gebracht werden kann, wie das besonders beim Nitroglyzerin der Fall ist. Für akute Bedürfnisse kommen hauptsächlich diese beiden Wege in Betracht. Man kann Nitroglyzerin (Trinitrin) auch subkutan einbringen. Bei einer anhaltenden Einnahme dieser Körper kommt es zu einer Angewöhnung, bei der beträchtliche Mengen ohne wesentlichen Effekt vertragen werden.

Für die innere Darreichung sind Erythroltetranitrat, Natr. nitrosum u. a. in Verwendung. Die subkutane Injektion des Natr. nitrosum hat keinen eigentlichen Gefäßeffekt (s. „Gefäßkrisen", Gaisböck und Jarisch).

Die Nitrokörper sind insbesondere in gewissen spastischen, also akuten Zuständen von Nutzen, wie die echte Angina pectoris, Asthma cardiale, zerebrale Gefäßspasmen toxogener Genese usw. Bei den zerebralen Insulten der primären Hypertoniker können sie Schaden stiften, da sie primär auf die Hirngefäße wirken und sie erweitern. Wo bereits kleine Insulte sich gemeldet hatten, sind Mittel dieser Art gefährlich. Für die papaverinartig wirkenden gilt das nicht, weil sie in ganz anderer Art die allgemeine Blutverteilung beeinflussen und den Hirnkreislauf, insofern ihre Wirkung im Einzelfall zur Geltung kommen kann, entlasten. Die Erweiterung der abdominellen Gefäße beherrscht da die Blutverteilung.

Gegenüber der dauernden Verwendung der Nitrokörper bei der primären Hypertonie habe ich auf Grund meiner Erfahrungen Bedenken geäußert. Sie steigern bei anhaltender Einführung nachweislich den Blutdruck bzw. die Hypertonie und der Kranke kann mit der Zeit ungewöhnlich hohe Druckzahlen erreichen.

Besonders ausgesprochen habe ich das bei hypertonischen Frauen im Klimakterium beobachtet. Ich habe das Ansteigen des Blutdrucks und selbstverständlich der Hypertonie der Arterienwand bei ihnen unter verschiedenen Nitropräparaten so häufig gesehen, daß ich den umgekehrten Schluß gezogen habe, daß in solchen Fällen (Druck 260 bis 300 mm und auch mehr) Nitroverbindungen angewendet wurden. Es ist vorgekommen, daß das auf das bestimmteste in Abrede gestellt wurde. Die Nitroverbindungen wurden in einem gegen die Beschwerden des Klimakteriums gerichteten Präparat lange Zeit genommen.

Für das Fortschreiten der Hypertonie von Bedeutung ist das Nachlassen bzw. auch Ausbleiben der Nitroreaktion auf das FR. KAUFFMANN besonders hingewiesen hat. Bei der ausgesprochenen toxogenen Hypertonie ist übrigens ihr Effekt ein geringer.

Bemerkenswert ist auch die Erscheinung, daß unter der Nitrowirkung, z. B. durch Amylnitritinhalation oder nach Nitroglyzerin bei fixierten Hypertonien, die sichtliche Kapillarerweiterung auftreten kann, ohne daß eine Blutdrucksenkung zustande kommt. Es ist das ein weiterer Unterschied zwischen der Reaktion der Muskelzelle und der kontraktilen Zellen des Endgebietes, den Perizyten der Arteriolen und Kapillaren. Der Vorgang bei der Nitritwirkung ist nach meiner Auffassung eine Art der Tonushemmung, bei der auch die Fibrillen mitbetroffen werden. Mit der aktiven Erweiterung der Gefäße ist das nicht identisch. Die Wirkung der Wärme, auch die des Fiebers, im besonderen die Gefäßveränderung in Entzündungsherden hat Merkmale, die an die Nitritwirkung erinnern.

In den letzten Jahren ist die Verwendung des Bismutum subnitricum in Gaben von etwa 0,5 mehrmals täglich als Heilmittel der primären Hypertonie empfohlen worden. Ähnliches ist wieder von Atropin angegeben worden. Meine Kontrolluntersuchungen an sorgfältig eingestellten Hypertonikern dieser Type haben diese Angaben nicht bestätigt.

Zu den gefäßerweiternd und auf die Kapillaren wirkenden Mitteln gehört unter den biogenen Aminen das in seinen Effekten besonders bemerkenswerte *Histamin*. Für eine rationelle Behandlung der primären Hypertonie kommt es ebensowenig in Betracht wie die anderen vorübergehend wirksamen Agentien. Seine Pharmakologie und Bedeutung für die Humoralphysiologie ist einer Monographie von FELDBERG und SCHILF dargestellt, ferner in einer klinischen Studie aus meinem Material von G. FENYES.

Ad 3. Gefäßerweiternd in einer anderen Art, und zwar regionär und elektiv, wirken den Sympathikus erregende Körper, die der Xanthinreihe angehören. Es ist das Trimethylxanthin (Koffein) und die Dimethyl-xanthine, wie Theobromin, Theophyllin u. a. und ihre im Handel befind-lichen Verbindungen, wie das Theobromin natr. salicyl. (Diuretin, Euphyllin u. v. a.).

Die Art ihrer Wirkung ist als aktive Erweiterung der Arterien im Gegen-satz zu den beiden ersten Gruppen zu bezeichnen, nur ist das Zustande-kommen dieser Effekte nicht klar. Sie erweitern die Koronararterien des Herzens, die Hirn- und Nierenarterien und sind für die Bekämpfung der Hypertonie bzw. ihrer Folgen unter Umständen sehr wertvoll. Für die Erweiterung der Kranzarterien wäre eine Erklärung für ihr Zustande-kommen darin gegeben, daß diese Arterien neben Ringmuskeln auch Längsmuskeln haben und Erregung der letzteren eine Erweiterung des Lumens bewirken kann (S. EXNER). Für die anderen Arterien ist der Mechanismus der Erweiterung histologisch nicht aufgedeckt, ebensowenig wie der gleiche Effekt am Bronchus.

Eine blutdrucksenkende Wirkung kommt diesen Substanzen nicht zu, auch dem Koffein nicht, von dem man auch annimmt, daß es druck-steigernd wirke. Es wirkt in den gewöhnlichen Gaben tonuserhaltend und erstreckt sich das auch auf die willkürlichen Muskeln. Diese Effekte treten bei höheren Gaben als die gewöhnlichen erst deutlich hervor.

In der Behandlung der Hypertonien ist auf die richtige Durch-blutung der drei genannten Organe Gehirn, Herz und Nieren zu achten. Ihnen kommt in der arteriellen Stauung als Ausweichgebiet eine Be-deutung zu, weil sie bei dieser anhaltend belastet werden. Diese Be-lastung steigert sich bei beständigem Hochdruck und dem Fortschreiten der Krankheit.

Stellt sich eine Kompensationsstörung des Herzens ein, so wird die Kreislauflage durch die Hemmung des Abflusses auf der venösen Strecke noch ungünstiger. Es ist deshalb die Beseitigung der Stauung rechtzeitig einzuleiten. Von diesem Gesichtspunkt ist es erforderlich, auf die Flüssig-keitszufuhr zu achten und sie schon bei dem noch beschwerdefreien Kranken in unauffälliger Weise einzuschränken. Treten kardiale Zeichen auf, so muß auf ihre Natur eingegangen werden und sind sie dementsprechend zu bekämpfen. An erster Stelle ist natürlich Digitalis zu verwenden, in schwereren Fällen Digitalis mit Koffein, auch Szillapräparate sind vorteilhaft, zumal sie auch mehr diuretisch wirken können. Besonders sorgfältig sind die Arhythmien zu beachten, eventuell durch das Ekg. zu studieren. Koronarerkrankungen und Myokardschädigungen sind bei vorgeschrittener primärer Hypertonie nichts Seltenes. Bei Arhythmie ist ein Zusatz von Atropin oft von schöner Wirkung und am besten von dem Effekt kleiner Novatropindosen ($\frac{1}{2}$ Tablette) auszugehen. Von weiteren Ausführungen über die Analyse der Arhythmien, Vorhofflimmern usw.

und ihre Behandlung kann ich hier absehen, möchte nur auf die Zweckmäßigkeit der Behandlung von Blockerscheinungen mit Theobromin, Diuretin usw. aufmerksam machen.

Die Einleitung der Diurese besorgen mitunter die Kardiaka allein, doch kommt es früher oder später unter den Zeichen der Leberstauung zu bedeutenden Kreislaufstörungen, die eine ausgiebige Diurese und sorgfältige Überwachung der Flüssigkeitsbilanz verlangen. Für diese ist es neben der Bestimmung der Ein- und Ausfuhr an Flüssigkeit zweckmäßig, den Kranken täglich abzuwiegen.

Früher haben wir uns mit den diuretischen Leistungen der Xanthinpräparate begnügt. Mit dem Theophyllin natr. acet. 0,3 bis 0,5 (2 bis 3 Dosen vormittags) sind bei venöser Stauung sehr ausgiebige Diuresen zu erzielen, doch soll zu jeder Gabe 0,04 Papaverin mur. gegeben werden, um den Nebenwirkungen des Präparates (Brechreiz, Magenkrampf) vorzubeugen. Die Diuretika sollen nicht täglich gegeben werden, sondern in 5- bis 6 tägigen Zwischenpausen, weil die Nierenarterien eine Erholung brauchen.

Das gilt auch für die Hg-Verbindungen, die allgemein verwendet werden. Nach dem Novasurol (Saxl), das zwar sehr schön wirkt, aber oft Kapillarschäden erzeugt (Blutungen in den Harnwegen, Dickdarm), haben sich Salyrgan und Novurit eingebürgert. In den letzten Jahren bin ich ausschließlich zum Novurit übergegangen (vgl. L. Popper), das in Gaben von 0,5 ccm intramuskulär reichlich wirkt. Bei den primären Hypertonikern ist eine Injektion in der Woche gewöhnlich ausreichend, um die venöse Stauung zu beseitigen. Das Einhalten von 5- bis 6 tägigen Pausen ist für die richtige Wirkung erforderlich. Vorteilhaft ist die Vorbereitung an zwei Tagen vorher mit Ammoniumchlorat oder Calcium chloratum, wenn möglich 5 bis 8 g pro die in 100 g Wasser mit 2,0 Succ. liquirit.

Nach einer Injektion von 0,5 ccm Novurit habe ich Ausscheidung bis 10 l in einem Tage beobachtet. Die Tage nach der Injektion fällt die Harnmenge in der Regel rasch ab. Eine einige Tage anhaltende Harnausscheidung in geringerer Höhe halte ich für den Hypertoniker für günstiger, doch ist das nicht gleichmäßig zu erzielen. Dem Kranken sind die zu häufigen Injektionen nicht angenehm. Ein gewisses Maß der Stauung darf aber nicht überschritten werden, da sonst die Entwässerung auf diesem Wege nicht zu erreichen ist und man zur Hautdrainage greifen muß.

Die stärkere Durchblutung des Herzmuskels kann unter Theobromin (Diuretin) fortlaufend unterhalten werden. Daß dadurch die Leistungsfähigkeit des Herzens unterstützt wird, bedarf keiner weiteren Auseinandersetzung. Der Wert des Theobromins ist auch darin gelegen, daß seine Wirkung sich nicht so akut entfaltet wie die des Koffeins und es selbst jahrelang verwendet, von gutem Einfluß ist. Der diuretische Effekt wird bei arteriolosklerotischen Nieren ein unerheblicher.

Für das Gehirn des Hypertonikers ist die Theobrominwirkung insofern vorteilhaft, weil es sich infolge der permanenten arteriellen

Stauung in einem Zustand der passiven arteriellen Hyperämie befindet. Diese Hyperämie findet in den Hirnarterien einen gewissen Widerstand. Das Theobromin setzt durch Erweiterung der Hirnarterien den Widerstand in diesen herab und mildert damit den ungünstigen Einfluß der passiven arteriellen Hyperämie. Dieser Effekt ist kein perakuter, wie bei den spasmolytischen Mitteln der Nitrogruppe, und ein nicht so rasch vorübergehender. Man kann ihn durch eine mehr konzentrierte Darreichung in entsprechend großen Dosen auch nachhaltiger werden lassen. Aus diesem Grund lasse ich gewöhnlich in den späten Nachmittagstunden drei Gaben zu 0,5 in zweistündigen Intervallen nehmen (z. B. um 16, 18 und 20 Uhr, nötigenfalls bis 3,0 im Laufe des Nachmittags). Diese Anordnung habe ich bei der Behandlung der Angina pectoris vera gegen die Anfallsbereitschaft erprobt und hat sie sich da als zweckmäßig erwiesen. Auch die Kalziumverbindung des Diuretins, wie auch das Rhodankalziumdiuretin ist da von guter Wirkung.

Das von W. PAULI der Therapie zugeführte Rhodan habe ich bei der Hypertonie viel verwendet, da es den Tonus der Gefäßwand, wie ich in längeren Versuchsreihen gesehen habe, allmählich herabzusetzen vermag. In neuerer Zeit hat ASKANAZY das Rhodan in Form des Rhodankalziumdiuretins sehr empfohlen und K. WESTPHAL die Rhodansalze. Die Rhodanverbindungen, von welchen ich das Natriumrhodanat und namentlich Ammoniumrhodanat in Tagesdosen von 0,5 bis 1,0 g in 150 bis 180 ccm Wasser gelöst verwende, bedarf insofern einer Aufmerksamkeit, als es in Fällen mit selbst nur geringer Nierenschädigung toxische Erscheinungen auslösen kann. In anderen Fällen wurden größere Tagesgaben sehr gut vertragen.

Das Auftreten von toxischen Erscheinungen unter Rhodan bei nicht nachweisbarer Nierenschädigung dürfte ein Zeichen der bestehenden Arteriolosklerose sein.

Bezüglich des Jods und der Jodverbindungen ist Vorsicht geboten, weil bei jodempfindlichen Hypertonikern sich die bekannten Jodschäden einstellen können, dagegen sind sie bei den ohnehin nicht seltenen luischen Hypertonikern besonders nützlich. Das gleiche gilt für die Trink- und Badekuren, wie u. a. die in Bad Hall (Oberösterreich). An Stelle der innerlichen Darreichung des Jods hat sich auch die perkutane Anwendung — wie mit Jodex — wirksam erwiesen. Bei syphilitischen Hypertonikern habe ich in jahrelangen Beobachtungen von der Jodbehandlung guten Einfluß gesehen, so daß ich sie der mit Hg und Salvarsan vorziehe. Besonders gilt das für die Mesaortitis.

Die gleichzeitige Darreichung von Jod und Rhodan hat sich nach meinen Versuchen der chemischen Blutuntersuchungen im Laboratorium Prof. E. FREUND als nicht geeignet gezeigt, da das Jod das Rhodan verdrängt.

Bei allen therapeutischen Maßnahmen — einschließlich der folgenden — ist immer wieder zu bedenken, daß größere Druckschwankungen tunlichst zu vermeiden sind. Es hat die plötzliche Drucksenkung ihre Gefahren, wie der nachfolgende rasche Anstieg des Blutdruckes. Das lehrt die Verfolgung des Entstehens der zerebralen Insulte (s. Gehirn).

Allen medikamentösen Versuchen voranzustellen ist die Psychotherapie. Sie vermag nicht die Krankheit zu beseitigen, genügt aber, um den gefahrdrohenden Überdruck zu mildern, auch aufzuheben. Wichtig ist in jedem Fall die individuelle Behandlung, das Herausfinden der Einflüsse, die der Kranke schlecht verträgt. Oftmals ist zeitweiliges Ausspannen, Milieuwechsel, wenn auch nur für einige Tage, wertvoll. Der Kranke bedarf der Beruhigung und insofern er mit dem pathologischen Blutdruck bekannt gemacht wurde, ist er von der Beschäftigung mit seiner Höhe loszubringen. Richtig ist es, ihm von vorneherein die Blutdruckzahlen nicht anzugeben.

Wo nicht besondere Umstände es verlangen, ist der Kranke seiner Tätigkeit nicht zu entziehen und für Ablenkung zu sorgen. Absolute Ruhe allein vermag den überhohen Blutdruck auf den erforderlichen Betriebsdruck zu bringen. Diese Maßnahme ist mitunter selbst in vorgeschrittenen Fällen sehr wohltuend und kann die verschiedenen Reizerscheinungen auffallend rasch beseitigen. Auch dieser Effekt ist zwar nicht nachhaltig und kommt es bald wieder zur Drucksteigerung, sobald die Ruhe abgebrochen wird. Immerhin sind es Phasen der Erholung.

Von physikalischen Behandlungsmethoden habe ich unter sorgfältiger Kontrolle wenig Ermutigendes gesehen. Meine Beobachtungen betreffen hier, wie auch bei der Prüfung mit anderen Methoden, eingestellte Fälle. So habe ich von der Diathermie des Gehirns in verschiedener Anordnung keinen nennenswerten Erfolg zu verzeichnen.

Da die primäre Hypertonie nach allen Merkmalen eine Krankheit zerebraler Genese ist, so konnte man vermuten, daß Einwirkungen auf das Gehirn ihren Verlauf günstig beeinflussen könnten. Doch haben sich weder physikalische Versuche, noch Medikamente erfolgreich erwiesen. Bei der Beurteilung der Erfolge der physikalischen Methoden ist auch mit psychischer Beruhigung und suggestivem Einfluß zu rechnen.

Die auf das Gehirn wirkenden Medikamente sind gleichfalls nur von vorübergehender Wirkung und muß bei ihrer Verwendung die Angewöhnung vermieden werden. Das ist wichtig, da es in der Natur des Leidens und in der psychischen Einstellung des Kranken liegt, sich an Beruhigungsmittel zu klammern.

Unrichtige Belehrung des Kranken und seine Unsicherheit sind leider oftmals die wahren Ursachen zunehmender Steigerung der Beschwerden. In Erregungszuständen sind Bromnatrium mit Baldrianpräparaten, vorübergehend kleine Opiumgaben nützlich, nicht Morphin oder seine Derivate, für die Nachtruhe Paraldehyd oder Narkotika, wenn möglich nicht täglich und nicht aus der Reihe der Barbitursäureverbindungen.

Einen gewissen Wert hat eine rationelle Diät, die individuell gehalten werden muß und dem Kranken nicht lästig sein soll. Im Laufe der Jahre habe ich Kranke gesehen, die die verschiedenen Diätformen, die man sich zurechtgelegt hat, durchgemacht haben, ohne daß eine von ihnen den Anspruch auf eine Empfehlung erheben könnte.

Nachdem das Sarkoplasma eine entsprechende Nahrung bzw. Energiematerial verbraucht, so ist das ohne Übertreibung speziell in den Entwicklungsjahren der Krankheit zu berücksichtigen. Jedenfalls ist Überernährung zu vermeiden und eine nicht purinreiche und salzarme, auch zeitweilig nur laktovegetabilische Kost zweckmäßig. Dabei ist die Flüssigkeitszufuhr in Grenzen zu halten und damit der Alkohol auszuschalten. Der Tabakgenuß ist tunlichst einzuschränken und bei auffällig reizbaren Gefäßen zu vermeiden.

Die Nahrungsentziehung im Sinne einer Hungerkur empfehle ich nicht. Solche Vorschriften sind geeignet, die Angst des Kranken zu steigern und das Fortschreiten der Hypertonie zu fördern. Schwer heruntergekommene Hypertoniker behalten ihre Hypertonie, auch ihren Hochdruck. Es gibt doch Hypertoniker, die von einer Kachexie durch Karzinom, Tuberkulose, Diabetes mellitus, perniziöse Anämie befallen werden, ohne ihre Hypertonie zu verlieren. Selbst bei okkulten Blutungen sinkt wohl mit der Zeit der Blutdruck und die tastbare Hypertonie bleibt.

Durch anhaltende körperwarme Beinbäder, insofern sie lange und bei genauer Beachtung der Temperatur des Wassers während des Bades durchgeführt werden, habe ich gute Ergebnisse erzielt. Die Bäder sind womöglich zweimal täglich eine Stunde lang zu verwenden und die Beine unter Vermeidung einer Abkühlung mit ebenso warm gehaltenen Tüchern sofort nachher einzupacken. Auch dieses Warmhalten muß tunlichst eine Stunde lang eingehalten werden. Die Abkühlung soll allmählich erfolgen. Derartige Prozeduren ermöglichen es, die Endgebiete der Arterien zur Erschlaffung zu bringen und den Tonus herabzusetzen. Von diesem Effekt kann man sich bei geschlängelten Radialarterien im warmen Handbad (s. S. 54) überzeugen.

In allen therapeutischen, gegen die primäre Hypertonie gerichteten Unternehmungen und ebenso für die Lebensführung ist ein Gesichtspunkt zu beachten: Alles, was geeignet ist, eine Übung der Arterienwandmuskeln zu unterstützen, ist nicht zu empfehlen, weil es das Fortschreiten des Leidens begünstigt.

In diesem Punkt ist auch an die sportliche Betätigung von familiär belasteten Jugendlichen nicht zu vergessen. Sie bedürfen einer fortlaufenden ärztlichen Kontrolle. Jede starke Erregung der willkürlichen Muskeln ist von einem Reiz auf den Kreislaufapparat begleitet (S. STRIKKER). In diesem wird auch die tonische Innervation betroffen und tritt das bei hypertonisch Veranlagten sehr deutlich hervor.

Unter den Fragen, die von den Hypertonikern häufig gestellt werden, sind noch zwei zu erörtern. Die eine betrifft das Klima, wo eine Änderung des Aufenthaltsortes vorübergehend oder dauernd möglich ist. Kälte und Hitze wirken nicht vorteilhaft ein. Von der übermäßigen Sonnenbestrahlung in den heißen Monaten merken es die Kranken sehr bald, daß sie die Sonne schlecht vertragen. Man kann es bei einiger Erfahrung an dem Verhalten der Art. temporalis erkennen. In einem Aufenthalt in mildem, mehr gleichmäßig warmem Klima fühlen sie sich besser. Vom tropischen Klima ist zwar behauptet worden, daß es vorteilhaft wäre.

Das stimmt nicht für die primäre Hypertonie. Auch die Motivierung, daß es in den subtropischen Gegenden keine Hypertoniker gäbe, ist unrichtig.

Die zweite Frage ist die nach der Meereshöhe, die der Hypertoniker aufsuchen dürfe. Da kommt es auf die klimatischen Verhältnisse und nicht auf die Höhe an. Sehr hohe Gebirgsorte sind wegen der häufigen großen Schwankungen der Temperatur zu vermeiden. In 800 bis 1200 Meter geschützt gelegene Bergorte sind in den heißen Sommerzeiten zu empfehlen. Schlecht vertragen werden sie bei günstiger Witterung gewöhnlich dann, wenn dem Kranken ein ungünstiger Einfluß suggeriert wurde. Was die etwaigen Barometerschwankungen anbelangt, so sind diese in den Höhen geringer als in der Tiefe. Daß der Föhn von Hypertonikern, auch wenn er depressorisch wirkt, nicht gut vertragen wird, ist auch zu verzeichnen.

Für die Behandlung des Hypertonikers gibt es einen Maßstab, d. i. das subjektive Befinden des Kranken. Es gibt viele primäre Hypertoniker, die sich am besten befinden, wenn man sie mit therapeutischen Maßnahmen wenig oder nicht behelligt.

2. Die allgemeine Hypertonie des Kreislaufapparates. — Toxogene Hypertonie.

Diese Form der Hypertonie umfaßt Herz und Arterien und Venen, einschließlich der Kapillaren. Zur Erkenntnis der Grundlagen dieser besonderen Tonuskrankheit bin ich durch Untersuchung des Anteiles der Venen in der Hypertonie gelangt und der von der primären Hypertonie abweichenden Gestalt des linken Herzens sowie der Hypertrophie des rechten in diesen Fällen. Lange her ist es aufgefallen, daß die mit der Nephritis einhergehende erhöhte Spannung der Arterien und Herzhypertrophie sich in vielen Punkten von der unterscheidet, der wir bei Nichtnephritikern begegnen, unter welchen man seinerzeit die Arteriosklerose als Grundlage angenommen hatte. Man hat in der Einengung des Nierenkreislaufes das maßgebende Kreislaufhindernis angenommen und die erhöhte Gefäßspannung als ihre Folge gedeutet (sekundäre, mechanisch bedingte Hypertension). Später ist man zu der Annahme gelangt, daß es nicht die Nierenkrankheiten im allgemeinen, sondern die Glomerulonephritis und ihre Ausläufer sind, welche diese Kreislauferscheinungen zeigen und hat den entzündlichen Vorgang in den Nieren als ihre Ursache angesprochen. Ohne das Historische hier weiter vorzubringen, will ich nur erwähnen, daß unter anderem die Veränderungen an den Glomeruli und von ihnen ausgehende zentrale Reize, die über den Splanchnikus gehen sollten (OSTHOFF), als die Quelle der erhöhten Spannung angesehen wurden. Daß es nicht wahrscheinlich ist, daß Dauerreize derart sich auswirken, soll nicht weiter erörtert werden. Als Quellen wurden ferner die durch die Krankheit der Glomeruli bedingte Störung des Ausscheidungsvermögens, die renale Insuffizienz (Retentionstheorie) angesprochen. Von FORLANINI, ASCOLI, RIVA-ROCCI u. a. wurde auf Nephrolysine als die vermutlich wirkenden Toxine hingewiesen.

Daß die Reizung der Glomeruli die Ursache der Gefäßspannung wäre, wird durch den Umstand entkräftet, daß herdförmige Nephritis gewöhnlich ohne erhöhte Gefäßspannung verläuft und daß Insuffizienz der Niere, ohne solche Gefäßerscheinungen zu zeigen, bestehen kann. War es demnach klar, daß die eigentliche Ursache des Hochdrucks primär in einem anderen Moment zu suchen ist als in der Niere, so ist das durch das analoge Verhalten des Hochdrucks in gewissen Fällen in der Schwangerschaft und in der Bleiintoxikation erwiesen. Für meine Studien war namentlich diese richtunggebend. Die Beantwortung dieser Frage wurde bereits durch FR. RIEGEL u. a. in die Wege geleitet mit der Feststellung, daß die erhöhte Gefäßspannung beim Scharlach vor dem Auftreten der Nephritis nachweisbar ist. Auch die Erkenntnis, daß überhaupt Hochdruck ohne Nierenveränderung bestehen kann, mußte dazu beitragen, auf diesem kritischen Gebiete eine Revision vorzunehmen.

Mit dem Einsetzen der Blutdruckmessung hat das Interesse für diesen Teil der pathologischen Biologie erheblich zugenommen, doch waren es die Blutdruckzahlen allein nicht, sondern der Befund an den Arterien und nicht zuletzt richtig zergliederte anatomische Befunde, die uns aus dem Wirrsal herausführen konnten. Es haben sich Fälle gefunden, in welchen erhöhte Spannung akut einsetzte, auch Merkmale, die für das Auftreten einer akuten Nephritis gesprochen haben, ohne daß diese eingetreten wäre. Bei der Bleiintoxikation haben sich in ausgesprochenen Fällen gelegentlich zwar die Merkmale am Herzen und den Arterien, aber nur geringfügige an den Nieren gefunden. FR. v. MÜLLER (zit. nach VOLHARD) hat einen solchen mit normalen Nieren erwähnt. Klinisch habe ich Fälle von Saturnismus genug gesehen, die keinerlei Anzeichen renaler Veränderung boten, doch nur vereinzelt Leichenbefunde.

Drei Krankheitsgruppen gibt es, deren Grundlage eine toxogene Hypertonie bildet: infektiös-toxische Prozesse, in deren Verlauf die Glomerulonephritis einschließlich der sekundären Schrumpfniere auftritt, die Schwangerschaftstoxikose und die chronische Bleiintoxikation und dieser gleichartige Vergiftungen. Sie verhalten sich hinsichtlich ihrer pathologischen Kreislaufphänomene gleichartig und war die eigenartige Krampfbereitschaft ihrer Gefäße eine der Grundlagen der „pressorischen Gefäßkrisen". Mit den angeführten Toxikosen ist die Reihe der hierher gehörigen Kranken gewiß nicht erschöpft. Diese drei Typen haben wir öfters Gelegenheit zu sehen und dabei ihre Einzelheiten kennenzulernen. Durch die Zergliederung ihrer Phänomene haben sich neue Gesichtspunkte für die Lehre von der Hypertonie ergeben. Hier will ich unter Hinweis auf das bereits Vorgebrachte die Grundzüge der toxogenen Hypertonie erörtern.

Die toxogene Hypertonie ist eine erworbene Krankheit, die durch Gifte entsteht, die auf den ganzen Kreislaufapparat wirken. Das auf dieser Basis sich entwickelnde Krankheitsbild ist in seinen Grundzügen in den drei Krankheitsgruppen ein analoges. In seinem Verlauf und in einzelnen Symptomen ergeben sich immerhin manche Unterschiede.

Sie sind in der Art des Toxins, seiner Quantität, der Latenz seiner Wirkung und deren Dauer verschieden. So wird das Gift der einschlägigen infektiös-toxischen Erkrankungen am raschesten manifest, etwas langsamer das der Schwangerschaftstoxikose und relativ am langsamsten kommt die Bleivergiftung voll zur Geltung. Auch im Ablauf zeigen sich Unterschiede insofern, als die infektiös-toxischen Prozesse auch relativ rasch wieder verschwinden können, desgleichen die in der Schwangerschaft, während die Bleiintoxikation in der Regel haften bleibt, weil sie nicht rechtzeitig Gegenstand der Behandlung ist.

Diese toxogenen Prozesse zeigen eine eigenartige Reizbarkeit der Gefäße, die nach meinen Beobachtungen sich nicht nur auf die Arterien, sondern auch auf die übrigen Gefäßabschnitte, wahrscheinlich auch auf die Lymphgefäße erstreckt und dem Komplex das Gepräge gibt.

Für das wesentlich verschiedene Verhalten der venösen Strecke der Gefäße habe ich Belege vorgebracht, die an anderen Stellen bereits angeführt sind. Hierher gehören die Befunde an den Netzhautgefäßen (GUIST), die Stauungsreaktion von RUMPEL und LEEDE (W. KOLLMANN), die Krampfreaktion an den Gefäßenden.

Die toxogene Hypertonie zeigt nicht die Trennungsmerkmale zwischen arterieller und venöser Strecke in den Endgebieten des Kreislaufs, nicht die Stase, daher auch in der Regel die auffällige Blässe, (blasser Hochdruck VOLHARD). Im Gegensatz zur primären Hypertonie kommen venöse Blutungen seltener vor. Wir finden sie renal, wenn sich eine akute Glomerulonephritis hinzugesellt hat.

Die Gifte, die zur toxogenen Hypertonie führen, sind exogenen und endogenen Ursprungs. Die exogenen entstammen Infektionskeimen oder sind bekannte Gifte, wie das Blei. Endogene Gifte sind es, die in der Schwangerschaft zur Wirkung gelangen. In neuester Zeit ist wieder auf die Möglichkeit hingewiesen worden, daß diese beiden Giftgruppen nicht direkt auf die Gefäße wirken, sondern daß das Gift auf das chromaffine System wirke und dieses die Gefäßerscheinungen unmittelbar auslöst. Wie dem immer sein mag, ist es die Reaktion des ganzen Kreislaufapparates, die der toxogenen Hypertonie den Grundzug gibt, und nicht die Erkrankung der Nieren oder richtiger ihre Mitbeteiligung.

Bei der toxogenen Hypertonie finden wir in der Regel erhöhten Druck, oft Hochdruck. Doch ist es genau so verfehlt wie bei der primären Hypertonie, die toxogene Hypertonie nur dort anzunehmen, wo hoher Druck besteht oder nur, wo renale Zeichen namentlich der Nephritis vorhanden sind. Es ist doch genügend oft festgestellt, daß trotz manifester Harnbefunde und Hochdruck in vivo, im Leichenbefund die Nierenkrankheit fehlen kann. Für den Bestand der Hypertonie entscheidet auch hier der Tastbefund an der Arterienwand und nicht der Blutdruck.

Wir begegnen den toxogenen Hypertonien verschiedener Ätiologie in Fällen, in welchen aus der gleichen Ätiologie die Hypertonie ohne Nephritis besteht. Untersucht man anscheinend gesunde jugendliche Individuen, wie das der Physiologe DURIG tut, der den Blutdruck seiner

Hörer erhebt, so findet man eine ansehnliche Zahl mit erhöhtem Druck. In jedem solchen Fall ist es wichtig, die Art der Hypertonie und womöglich ihre Ätiologie festzustellen. Es sind die erforderlichen Daten zu sammeln: Anamnese, Herzform, Tastbefund der Arterien, Harnbefund und eine verläßliche Erhebung der Beschaffenheit der Netzhautgefäße.

Anläßlich von Anginaepidemien habe ich an Krankenhauspatienten oft die Entwicklung eines erhöhten Blutdruckes, sogar trotz erhöhter Temperatur beobachtet. Dabei waren die tastbaren Arterien hypertonisch. Dieser Zustand kann längere Zeit nach dem Ablauf der anderweitigen Krankheitszeichen fortbestehen. Er kann nach einigen Wochen ablaufen, aber auch ein bleibender sich entwickeln und die charakteristischen Zeichen der toxogenen Hypertonie deutlich werden. Besonders interessant sind die Fälle, bei welchen der Zufall bei anscheinend Normalen den hypertonischen Zustand aufdeckt.

18jähriges Mädchen wird wegen einer Blepharitis augenärztlich untersucht. Bei dieser Gelegenheit wird von Doz. GUIST an den Netzhautgefäßen ein toxogener Befund festgestellt. Die interne Untersuchung ergibt eine toxogene Hypertonie. Blutdruck 140/65, Harn o. B. Anamnese: Vor einem Jahr öfters Angina.

Einem 22jährigen stud. med. wird bei Prof. DURIG der Blutdruck bestimmt. 165/70 mm Hg. Bei der Untersuchung (2. XII. 1931) finde ich: Herz konzentrisch hypertrophisch, Arterien hypertonisch, Harn o. B. Die photographische Aufnahme des Augenhintergrundes (Doz. GUIST, 5. XII.) ergibt: Bis auf geringste Andeutung von Begleitstreifen entlang der Arterien und Venen mit einem Gunn am linken Auge fast normal. Anamnese: Im April 1931 schwere Angina.

Das Besondere und Gemeinschaftliche dieser Giftstoffe ist, daß sie auf drei verschiedene Protoplasmaformationen im Kreislaufapparat insofern analog wirken, als sie in diesem einen dauernd erhöhten Tonus und besondere Ansprechbarkeit und Krampfbereitschaft herstellen. Wenngleich wir von den Verschiedenheiten dieser Tonussubstrate noch wenig wissen, läßt der elektive Effekt der Giftwirkung gewisse Unterschiede, die zwischen Reizerscheinungen bei der toxogenen und der nicht toxogenen Hypertonie bestehen, verständlich werden.

Die toxogenen Hypertonien haben zwei Formen: die ohne Nierenkomplikation und die mit Nierenerkrankung. Bei der ersten haben wir es nur mit Toxinwirkung zu tun, bei der anderen neben dieser mit den Folgen einer koordinierten Krankheit der Nieren. Sie ist durch den Infekt bedingt, dem das Toxin entstammt oder durch eine später aufgesetzte Infektion. Ob eine Giftwirkung auf die Niere das gleiche verursachen kann, muß ich dahingestellt sein lassen. Für diesen Punkt bemerkenswert ist, daß die Arterien der Niere auch arteriolosklerotisch sein können (s. S. 191), und das kann so weit gehen, daß sie im pathologischen Befund überwiegt und zu einer unrichtigen Deutung Anlaß geben kann. Es ist das ein Irrtum, der unter dem Fortschreiten der Kenntnisse ausgeschaltet werden dürfte.

In der toxogenen Hypertonie sind sonach zwei klinische Symptomengruppen zu trennen: die eigentlichen der toxogenen Hypertonie und die der Funktionsschädigung der Niere, wie bei der Glomerulonephritis. Zur toxogenen Erkrankung gehört die Hypertonie des gesamten Kreislaufapparates einschließlich der konzentrischen Hypertrophie des Herzens, ferner der nach GUIST charakteristische Befund der Begleitstreifen an den Netzhautgefäßen (Arterien und Venen), insofern sie zur Entwicklung gelangt sein konnten. Dazu kommt die Reizbarkeit der Gefäße.

Den renalen Einschlag der Symptome zeigen: der Wasserstoßversuch nach VOLHARD, die nicht kardial bedingten Ödeme, die Blässe der Kranken (blasser Hochdruck nach VOLHARD) und die gesteigerte Reizbarkeit der Gefäße, die zu den Anfällen der allgemeinen pressorischen Gefäßkrisen führen. Der Harnbefund, auf den man früher viel gehalten hat, ist nicht absolut verläßlich. Das Ergebnis des Wasserstoßes ist in den Fällen, die mit frischer entzündlicher Erkrankung der Nieren kompliziert sind, ein anderes als bei den Kranken, die bereits einen sekundären Schrumpfungsprozeß haben. In der ersten Gruppe betrifft das Abnorme die mangelhafte Verdünnungsmöglichkeit, in der zweiten die ungenügende Konzentrationsfähigkeit.

Bezüglich des Herzens ist zu sagen, daß in vorgeschrittenen Fällen der rein toxogenen Hypertonien die charakteristische konzentrische Hypertrophie durch eine myogene Dilatation eine Veränderung erfahren kann. Dabei kann die Größe des Herzens, im besonderen der linke Ventrikel beträchtlich zunehmen (s. S. 29), die typische Gestalt des Herzens jedoch deutlich bleiben. Die Veränderungen am Herzen sind auf degenerative Vorgänge zurückzuführen, die eine relative Hypotonie des Herzmuskels bedingen, gelegentlich finden sich auch kleine Herde im Herzmuskel. Daß sich durch diese Veränderungen auch kardiale Stauungen ergeben, ist begreiflich. Es entwickeln sich sonach gelegentlich neben den nicht kardialen Ödemen solche kardialer Genese.

Der blasse Hochdruck, den VOLHARD betont, ist in den meisten Fällen vorhanden, doch nicht in allen. Er ist durch die Hypertonie und Enge der peripheren Gefäße bedingt. Es dürfte dies auf die Intensität des Prozesses zurückzuführen sein, die doch in allen Fällen nicht eine gleichartige ist.

Bezüglich der spastischen Gefäßkrisen scheinen Unterschiede zwischen der toxogenen Hypertonie ohne Nierenbeteiligung und der mit Nierenerkrankung zu bestehen. Es ist übrigens zu bemerken, daß der hypertonische Dauerzustand der toxogenen Hypertonie und der akute des Krampfes auseinanderzuhalten sind.

Die Relation des Nierenkomplexes zum Gefäßkomplex ist in den einzelnen Fällen sehr verschieden und hat das der Analyse dieser Krankheiten wesentliche Schwierigkeiten entgegengestellt. Es ist meines Erachtens klar, warum wir gelegentlich bei relativ geringem Umfang der Nephritis ausgesprochene Hypertonie des Kreislaufapparates sehen und umgekehrt auch schwere renale Veränderungen ohne Hypertonie, ohne Herzhypertrophie. Es kommt auf das wirksame Agens an. Bei Nierenkrankheiten, die auf einer Ursache beruhen, die auf den Gefäßapparat nicht tonussteigernd wirkt, fehlt die Hypertonie. Diese Auffassung gestattet, die eigentlich unverständliche Erscheinung zu erklären, warum die embolischen Nephritiden keine Drucksteigerung aufzuweisen pflegen und auch sonst sich anders verhalten wie die meisten Glomerulonephritiden. Die embolische Nephritis läßt die Hypertonie auch dann vermissen, wenn beide Nieren ergriffen sind. Die Embolien stammen in dieser Krankheit von einem bereits bestehenden Infekt. Wenn dieser kein Gefäßgift produziert, kann auch der Embolus, sein Sekundärprodukt, das nicht machen. Daraus ist übrigens immer wieder zu ersehen, daß die Annahme einer primären renalen Hypertonie nicht begründet ist. Keinesfalls besagt das, daß die Miterkrankung der Niere in irgendeiner Form in der toxogenen Hypertonie für die Krankheit ein unwesentliches Moment wäre. Im Gegenteil, sie ist als eine schwerwiegende Komplikation zu betrachten und doch als zweite Krankheit zu werten, die nicht selten schließlich die vorherrschende wird und den Verlauf beeinflußt.

Als Besonderheit kommt eine andere Möglichkeit noch in Betracht, daß die Infektion einen konstitutionellen Hypotoniker betrifft. Dieser reagieret auf tonuserregende Gefäßgifte nicht oder nicht in gleicher Weise wie Normotonische. Das klinische wie das anatomische Bild entspricht den Variationen der Komponenten von seiten des Kreislaufapparates einerseits und von seiten der Niere anderseits. Die In- und Extensität sowie die Dauer der beiden zusammenlaufenden Krankheitsvorgänge entscheidet den Ausgang, wobei die Virulenz des Giftes und die Ansprechbarkeit des betroffenen Organismus von Belang ist.

Die pathologischen Veränderungen können im Verlauf der Krankheit in beiden Gebieten zu- und auch abnehmen. Ein Parallelismus ist da nicht aufzustellen. Treten die Toxine rechtzeitig außer Aktion, so kann eine Rückbildung in beiden Komponenten der Krankheit auch an den Netzhautgefäßen sich zeigen und Heilung eintreten. Es kann die entzündliche Nierenkrankheit klinisch abklingen und die Hypertonie bestehen bleiben. Auch das Umgekehrte kommt, wenn auch seltener, vor, daß die Hypertonie abnimmt, die renalen Zeichen nicht schwinden.

Ein vollständiges Verschwinden aller Spuren der toxogenen Hypertonie habe ich in längst abgelaufenen Fällen feststellen können. Sie können auch bestehen bleiben. Diese Beziehungen sind für die Entwicklung und den Verlauf der sekundären Schrumpfniere, wie auch einer dazwischenkommenden Gravidität von Bedeutung (KLAFTEN). In unklaren Fällen habe ich oft in dem Verhalten der Netzhautgefäße die richtige Orientierung bekommen. Die charakteristischen Erscheinungen an den Augengefäßen sind nur dann zu erwarten, wenn sie entsprechend zur Entwicklung gelangen konnten.

Wird der primäre Hypertoniker von einer toxogenen Hypertonie befallen, so läßt sich die Entwicklung der Krankheit an der Beschaffenheit der Arterien wie auch an den Netzhautgefäßen mitunter deutlich verfolgen. Die Herzgestalt wird beim vorgeschrittenen primären Hypertoniker durch diese Komplikation nicht weiter verändert.

In der Analyse dieser Nierenerscheinungen haben mich, wie in den toxischen Gefäßkrankheiten überhaupt, die Vorgänge bei der Bleiintoxikation geleitet. Hier haben wir, abgesehen von gewissen Besonderheiten, ein bestimmtes exogenes Gift mit seinen Auswirkungen, die wir leichter beurteilen können. Obduktionen sind übrigens in neuerer Zeit weit seltener.

In den Symptomen der toxogenen Hypertonie und ihren Funktionsstörungen treten einige Organe besonders hervor. Da ist vor allem das Herz, die Gefäße, das Gehirn und die Nieren. Ihre Erscheinungen sind in besonderen Abschnitten besprochen.

Hinsichtlich des Verhaltens des RN und der Harnausscheidung sei hier nur betont, daß toxogene Hypertonie ohne nephritische Komplikation sich so verhalten kann, wie die arteriolosklerotische Niere der primären Hypertonie. Der RN im Blute ist normal und im Harn kann Eiweißausscheidung und renales Sediment fehlen und höchstens ein auffallendes Verdünnungsvermögen bestehen. In angiospastischen Krisen treten, sobald sie sich auf die Gefäße der Niere erstrecken, entsprechende Zeichen im Harn auf.

Hinsichtlich der toxogenen Hypertonie der Graviden ist die Sachlage oft eine verwickelte, doch verhält sie sich in den reinen Fällen nicht anders, wie die in den beiden anderen toxogenen Krankheiten. In den Kreis der toxogenen Hypertonien gehören die Eklamptischen, aber nicht alle vom Haus aus. Unter ihnen finden sich Frauen, die mit einer Anlage zur Hypertonie erblich belastet sind, d. h. die Zeichen der primären Hypertonie aufweisen (KLAFTEN) und es gibt Hypertonien bei Graviden, die Hochdruckzustände, und zwar dauernde oder aufgesetzte akute haben, ohne daß es zu einem eklamptischen Anfall kommt.

Wenngleich mein eigenes Material zu klein ist, um mich hier mit dem Gegenstand weiter zu beschäftigen, so sind auch da die erforderlichen Grundlagen gegeben, wie das aus den Untersuchungen von KLAFTEN hervorgegangen ist.

Für die Diagnose der toxogenen Hypertonie sind die folgenden Momente von Belang: Anamnese; toxogene Ätiologie. Auf den Bestand einer primären Hypertonie sowie auf eine diesbezügliche hereditäre Anlage ist zu achten.

a) Im kompensierten Zustand:

1. Arterien, enge, hypertonisch bis drahthart, spulrund, systolischer und diastolischer Blutdruck erhöht, Pulsdruck relativ nicht hoch.

2. Herz: konzentrische Hypertrophie beider Ventrikel, Herzspitze abgerundet (Durchleuchtung).

3. Venen enge.

4. Kapillaren. a) Sowohl im arteriellen wie im venösen Schenkel gerade, gewöhnlich enge, dementsprechend in der Regel blasse, nicht zyanotische Gesichtsfarbe (blasser Hochdruck).

b) Die haarnadelförmigen Kapillaren (Nagelfalz) im venösen Teil wenig oder nicht geschlängelt, vorausgesetzt, daß nicht schon vor Beginn der toxogenen Krankheit eine Schlängelung bestanden hat.

c) Der Augenhintergrund zeigt nach GUIST: Arterien und Venen verdickt, in ausgeprägten Fällen beide mit Begleitstreifen, keine Schlängelung der Makulavenen — es sei denn, daß der Kranke primärer Hypertoniker ist.

d) Keine Stauungsreaktion in der venösen Strecke.

e) Namentlich bei nephritischer Komplikation: Extrarenal bedingte Ödeme und da typischer Harnbefund, eventuell renale Insuffizienz mit akuter angiospastischer, auch echter Urämie. Erhöhter RN.

f) Besondere Gefahren: Pressorische Gefäßkrisen, mit den charakteristischen zerebralen und renalen Begleiterscheinungen, selten apoplektische Insulte oder durch Hirnschwellung bedingte Krampfanfälle bei niedrigem Blutdruck.

Beim Fortschreiten der Krankheit: Dekompensation mit Herzerweiterung, venöse Stauung, die sich allmählich entwickelt (kardiale Ödeme, kardiale Dyspnoe). Unter renaler Insuffizienz: Hirnödem mit urämischen Atemstörungen (laute, später große Atmung), echte Urämie.

Die *Therapie* der toxogenen Hypertonie muß sich nach der Grundkrankheit richten. Hier sind akute, subakute und chronische Hypertonien zu unterscheiden. Der Anteil der Nieren an dem Prozeß ist zu beachten.

In den akuten und subakuten Fällen ist die Entfernung der Toxine die Aufgabe. Der Erfolg dieser Maßnahmen ist an den Arterien, gelegentlich auch an den Venen, ferner am Augenhintergrund kenntlich. Auch das Aussehen der Kranken bietet Anhaltspunkte, um dem Erfolg der Behandlung nachzugehen. Besonders bieten in diesen Fällen die körperwarmen Packungen bzw. mäßige Schwitzprozeduren bei Regulierung der Flüssigkeitszufuhr und Einschränkung der Salzzufuhr, eventuell Verwendung von Salzersatz Aussichten auf Erfolg. Wo Nephritis in der Krankheit auftaucht, sind die diätetischen Maßnahmen dementsprechend einzuleiten.

Bei den eklamptischen Frauen sind die krampflösenden Mittel zu verwenden. Unter Umständen ist die Blutentziehung im Anfall der einzige Weg, der den kritischen Zustand aufzuhalten ermöglicht. Die übrigen Maßnahmen der Gynäkologen, die in Betracht kommen, will ich hier nicht weiter besprechen.

Bei der Bleiintoxikation ist im allgemeinen die chronische Natur zu bedenken und auch in den älteren Fällen die Bleiausscheidung zu betreiben. Die akuten Ereignisse sind symptomatisch (s. Bleikolik) zu behandeln und überdies auf die Therapie des Saturnismus einzugehen. Auch hier sind Jod und kalkarme Kost (AUB und Mitarbeiter) von Vorteil (vgl. akute Hypertonie).

Operative Behandlung der permanenten Hypertension.

Seit Jahren wird im Tierexperiment ein Weg gesucht, um den permanenten Hochdruck herabzusetzen. Dieses Bestreben ist der Ausdruck der Erkenntnis, daß die medikamentösen und diätetischen Behandlungsmethoden die an sie geknüpften Erwartungen nicht erfüllen, eigentlich nicht erfüllen können (s. S. 149). Die Eingriffe, die da unternommen werden, sind Durchtrennungen des Sympathikus, die vereinzelt auch am Menschen durchgeführt wurden, so u. a. von L. G. Rowntree und Mitarbeiter (Klinik Mayo 1925).

Bei dieser Gelegenheit wird oftmals von einer operativen Behandlung der Hypertonie gesprochen. Tatsächlich sind solche Eingriffe Versuche, um durch Erweiterung eines Gefäßgebietes den Folgen des Hochdruckes vorzubeugen. Keineswegs sind das gegen die „Hypertonie" gerichtete Behandlungen.

Gefahren können sich in solchen Eingriffen schon daraus ergeben, daß das Herz des Kranken nicht vermag, die neue Kreislauflage zu beherrschen. Es ist ein erheblicher Unterschied zwischen den Verhältnissen am physiologischen Tier und dem tonuskranken Menschen. Das fällt umsomehr ins Gewicht, da für ein operatives Eingreifen nur vorgeschrittene schwere Fälle primärer und toxogener Hypertonie in Betracht kommen. In jüngster Zeit interessiert man sich für die Entnervung der Niere. Sie und ihre Folgen sind schon seinerzeit in den Laboratorien C. Ludwig, Heidenhain, Stricker und in neuerer Zeit an verschiedenen Stellen (in Amerika, England, Italien, auch bei uns), namentlich in Zusammenhang mit dem durch Kaolininjektion erzeugten Hochdruck, untersucht worden (vgl. L. Braun, Hamperl und Heller, Falta).

Nach der Entnervung der Niere sinkt in diesen Versuchen der Blutdruck, weil eine Schleuse geöffnet wird. Der Erfolg kann ein ausgiebiger sein, da die kinetische und die tonische Innervation in dieser Niere weggefallen ist. Wie lange aber der Effekt anhält, ist in jedem Fall fraglich, da der Tonus in den übrigen Gefäßgebieten sich kompensatorisch anpassen kann, und das wird je nach der Schwere und Art der Hypertonie und der Nierenveränderungen verschieden ausfallen (s. A. Zinner). Die Annahme, daß dieser Effekt der Nierenentnervung auf den Gesamtblutdruck beweise, daß das Verhalten der Nierengefäße Ursache des Hochdrucks wäre (vgl. L. Braun und Samet), ist ebenso unzutreffend wie die Annahme, daß in der Niere die Ursache der Hypertonie der Gefäßwand gelegen wäre (s. oben).

Im übrigen sei auf die Mitteilungen von E. F. Müller und W. Rieder (am Kongreß f. Inn. Medizin 1933) und die anschließende Aussprache von Volhard, Schottmüller, H. Bernhardt u. a. verwiesen, die sich auf solche Eingriffe beziehen.

Abgesehen davon, daß die richtige Entnervung der Niere kein leichter Eingriff ist, ist auch zu bedenken, ob sich eine solche Niere weiterhin widerstandsfähig verhält. Ergebnisse der im Institut von Stricker 1894 ausgeführten Untersuchungen von Nékám stehen in einem gewissen Widerspruch zu den optimistischen Äußerungen von Müller und Rieder. Daß derartigen Eingriffen eine ausreichende paravertebrale Injektion behufs Orientierung vorausgehen soll, ist schon aus der Monographie von F. Mandl (1926) hervorgegangen.

Anhang.
Organe und Hypertonie.

Fast in jedem Organ kommen bei Hypertonikern Erscheinungen zum Vorschein, die mit der Hypertonie der Arterien zusammenhängen. Nur in wenigen Organen ist man dieser Angelegenheit nähergetreten. Das vorliegende Material berechtigt noch nicht auf die Beziehung der Organerkrankung zur Hypertonie im allgemeinen einzugehen. Es fehlen mir in einzelnen die nötigen fachärztlichen Kenntnisse, um Bestimmtes vorzubringen. Zu diesen Organen gehört das Gehörorgan mit dem Labyrinth. Der Bau dieses Organs macht das Eindringen in diese Veränderungen besonders schwer.

Eine zweite Organgruppe, in welcher die Hypertonie einen Einfluß geltend machen kann, bildet das Genitalsystem.

Ein drittes Organ, das Beziehungen zur primären Hypertonie hat, ist die Bauchspeicheldrüse, die durch Veränderungen arteriosklerotischer und arteriolosklerotischer Art den Diabetes mellitus auslösen kann. Dieser Frage bin ich noch zu wenig eingehend nachgegangen.

Auch der Schilddrüse werden Beziehungen zur Hypertonie zugeschrieben (MANNABERG), doch sind die Störungen der Schilddrüse nicht Ursache der Hypertonie. Schließlich kommen auch in der Haut Veränderungen vor, die mit dem Tonus ihrer feinsten Gefäße zusammenhängen.

Gehirn.

Im Zusammenhang mit tonischen Veränderungen im Kreislaufapparat treten Symptome von seiten des Gehirns in Erscheinung. Sie sind zum Teil Ausdruck funktioneller Vorgänge und durch die Wandlung der Durchblutung des Organs bedingt, zum Teil Folgen organischer Erkrankungen. Es befinden sich darunter akute und anhaltende Störungen, wie sie auch schon erwähnt wurden.

Die zerebralen Insulte.

Zerebrale Insulte gibt es bei Tonuskrankheiten des Kreislaufapparates häufig, am häufigsten bei den primären Hypertonikern. Bei ihnen sind sie gefürchtet, weil ihre Frequenz groß ist. Dieser Umstand legte es nahe, anzunehmen, daß bei der Hypertonie Bedingungen sich entwickeln, die das Auftreten von Schlaganfällen begünstigen. Hier ist ein Problem zu erforschen, dessen Schwierigkeiten schon damit beginnen, daß die Hypertonie in ihrer Genese keine einheitliche ist und auch ihre zerebralen Insulte nicht artgleich sind. Es ist daher nötig, auf Einzelheiten einzugehen, da sie dazu beitragen, das Verstehen dieser Krankheiten zu fördern.

In den letzten Jahren sind Arbeiten erschienen, welche sich mit den zerebralen Insulten und hauptsächlich mit den Apoplexien, den durch Blutung bedingten Schlaganfällen beschäftigen. Von diesem Gesichtspunkt ausgehend, war es selbstverständlich, daß die Autoren nach kranken Arterien gesucht und die Stellung der Atherosklerose in diesen Vorgängen klarzulegen getrachtet haben.

Es ist nicht Aufgabe dieser Schrift, diese Studien von ROSENBLATH, K. WESTPHAL und BÄR, RÜHL, BÖHNE, RICKER, MARBURG, POLLAK und REZEK, STAEMMLER, NEUBÜRGER, PH. SCHWARZ, A. FELLER, HERXHEIMER und SCHULZ, HILLER, K. WOLFF, B. FISCHER-WASELS u. a. in ihren Einzelheiten zu besprechen und ihre Ergebnisse meiner Auffassung gegenüberzustellen. Mir ist es hier nur um die Tonuskrankheiten zu tun und zunächst um den Einfluß der Hypertonie auf das Zustandekommen der zerebralen Insulte.

Die Ergebnisse der Arbeiten lauten mit Bezug auf das Entstehen der Schlaganfälle widersprechend. Es ist das begreiflich, wenn man verschiedene Phasen auch ungleicher Prozesse einander anreiht. Ein erheblicher Mangel ist in vielen Fällen das Fehlen genauer Aufzeichnungen über den klinischen Verlauf der obduzierten Fälle. Die Erfahrung lehrt, daß die Kenntnis der Ereignisse in der letzten Lebensphase nicht ausreicht, um die Befunde richtig zu beurteilen.

Für unsere Betrachtung wesentlich ist die Feststellung, daß bei den primären Hypertonikern besonders häufig neben den großen Herden (Hämorrhagien oder Erweichungen) sich auch kleine finden. Sie sind schon den älteren pathologischen Anatomen aufgefallen. In neuester Zeit sind die kleinen Insulte von K. WESTPHAL und BÄR, ferner von PH. SCHWARTZ in den Vordergrund gestellt worden. Diese Insulteinheiten, wie sie SCHWARTZ bezeichnet, sind mitunter mit dem großen Insult, der zum Tode geführt hat, anscheinend gleichaltrig, oder in früheren Etappen entstanden. Man findet pigmentierte Stellen, kleine Zystchen, kleinste Erweichungen, auch Hämorrhagien. Ihre Zahl ist in manchen Fällen groß und können beide Seiten auch Groß- und Kleinhirn treffen, so daß das Bild des Hirndurchschnittes dem gleicht, das man nach Ausstreuung von Embolien zu sehen bekommt (SCHWARTZ).

Obwohl diese Insulteinheiten in ihrem Aufbau nicht gleichartig und doch oft gleich alt sind, ist anzunehmen, daß sie pathogenetisch zusammengehören.

In den nicht embolisch bedingten kleinen Insulten sind die feinen Arterien intakt und erstreckt sich diese Intaktheit auch auf die ganze arterielle Strecke einschließlich der Kapillaren. Schon nach dem Aussehen dieser Stellen ist eine primäre arterielle Läsion nicht anzunehmen. Es müssen daher besondere Bedingungen sein, die speziell bei den Hypertonikern zu diesen Ereignissen führen und auch den Ausgangspunkt der großen Herde bilden, wie dies namentlich von SCHWARTZ angenommen wird.

Für die Aufklärung dieser Angelegenheit ist es unerläßlich, vom Wesen der Hypertonie auszugehen. Wir müssen auch hier das Primäre vom Sekundären, das Funktionelle vom Organischen trennen, wie auch die Hypertonie von der Hypertension. Die Berücksichtigung dieser Begriffe erscheint mir unerläßlich, um in diesen wichtigen Fragen vorwärts zu kommen.

In meinen ersten Veröffentlichungen über spastische Gefäßkrisen (1903) habe ich den Angiospasmus, einen rein funktionellen Vorgang, als die Ursache gewisser zerebraler Insulte bei den Krankheiten, die ich jetzt als toxogene Hypertonie zusammenfasse, beschrieben. Diese Insulte machen in der Regel nur vorübergehende Erscheinungen, können aber dadurch, daß der Angiospasmus sich nicht löst, was allerdings nur selten der Fall ist, zu einer bleibenden Zerstörung des betroffenen Hirnbezirkes führen (s. S. 173). Diese für die toxogene Hypertonie wohlbegründete Erklärung der Vorgänge ist in neuerer Zeit bei der Erörterung der Pathogenese der Insulte der primären Hypertoniker wieder aufgetaucht und verallgemeinert worden.

Das bietet mir den Anlaß, zu diesen Fragen Stellung zu nehmen, um so mehr, als die primäre (sogenannte essentielle) Hypertonie, wie ich sie 1909 beschrieben habe, den eigentlichen kritischen Punkt dieser Aussprache bildet. Aus dieser neuen Literatur will ich hier mit Rücksicht auf meine weiteren Ausführungen einiges einschalten.

K. WESTPHAL sucht den Anlaß der Insulte der Hypertoniker in Angiospasmen, in zerebralen Gefäßkrisen. PICK, RÜHL, STAEMMLER, BÖHNE u. a. finden bei der Hypertonie nur eine arteriosklerotische Grundlage, ebenso wie bei der Atherosklerose, NEUBÜRGER trennt die Insulte der Hypertonie von der senilen Type. SCHWARTZ hat unter den Schlaganfällen drei Formen getrennt behandelt: die Embolie, die Hypertonie und die Arteriosklerose. Er unterscheidet die Insulte der Hypertoniker grundsätzlich von den arteriosklerotisch-thrombotisch und den embolisch entstehenden als funktionell bedingte Kreislaufstörungen.

In seinen Ergebnissen finde ich manches, was meiner Auffassung nahesteht, die aus klinischen Beobachtungen hervorgegangen ist und auch in anatomischen Befunden ihre Stütze gefunden hat. Nach SCHWARTZ kommen bei den Insulten der primären Hypertoniker sklerotische Erkrankungen der Gefäßwand überhaupt nicht in Betracht. Sie sind nur Folgen einer funktionellen Kreislaufstörung. Die Blutungen gehen aus kleinsten Blutaustritten in den Gefäßverzweigungen der terminalen Gebiete aus Kapillaren und venösen Blutungseinheiten hervor. So kommt es zu den kugelförmigen und den mantelförmigen Blutungen. Durch Zusammenfließen der kleinen Blutungen entstehen die großen Herde und kann es auch rasch zur Zerstörung der Gefäßwand kommen.

Die sklerotischen Gefäßveränderungen, wie sie bei der primären Hypertonie vorkommen, sind nicht die Ursache der apoplektischen Insulte. Mit ihnen hängen sie nur dort zusammen, wo sie zu Gefäßverschluß führen. Die zerebralen Vorgänge sind nach SCHWARTZ nicht immer Hirnblutungen, sondern vielfach unblutige Zerstörungen. SCHWARTZ bringt in seiner Monographie eine kritische Beleuchtung der Arbeiten, auf die hier weiter einzugehen mir nicht nötig erscheint (vgl. Referat von B. FISCHER-WASELS).

Die meisten Autoren sind darüber einig, daß die Insulte der Hypertonie eine Besonderheit bilden und daß die Hypertonie, worunter sie die Hypertension meinen, und nicht die etwa vorhandenen sklerotischen Veränderungen der Arterien die Insulte hervorrufen. Der eigentliche Grund dieser Erscheinungen ist unklar geblieben.

Vor allem habe ich daran zu erinnern, daß die zerebralen Arterien im Aufbau an Muskeln zarter sind als die übrigen Arterien des großen Kreislaufs, daß sie wahrscheinlich auch deshalb als Ausweichsgebiet funktionieren, worauf nach Tierversuchen zuerst PH. KNOLL die Aufmerksamkeit gelenkt hat. Die Annahme, daß die Hirnarterien ohne Innervation wären, ist nicht richtig. Die Wirkung gewisser toxischer Agentien, wie die der Nitroverbindungen und des Adrenalins, haben diese Frage längst klargelegt.

A. SPINA hat gefunden, daß nach intravenöser Injektion von Adrenalin ein derartiger Druck im Gehirn entsteht, daß durch eine vom Knochen befreite Lücke das Gehirn hervorgedrängt wird. Es ist das die Wirkung der zunächst eingetretenen passiven arteriellen Hyperämie, die schon KAHN an den Netzhautgefäßen gesehen hat. Anderseits haben BIEDL und REINER gezeigt, daß nach einer solchen Injektion in die Karotis das Gehirn kleiner wird, weil ein Krampf in seinen Gefäßen eintritt.

Mikroskopisch-anatomisch war es unentschieden, ob an den Hirngefäßen Elemente nachweisbar sind, welche die Voraussetzung für eine Innervation bilden. Die Untersuchungen von H. PLENK haben ergeben, daß in den feinsten Arterien und Venen, den Arteriolen und Venolen des Gehirns Perizyten vorhanden sind. Für die Genese von Insulten von besonderem Belang ist, daß die Ausbreitung dieser Zellen in der feinsten arteriellen Strecke nach dem Aufhören der typischen Muskelschicht stärker ausgebildet ist als in der venösen (vgl. Abb. 8).

Mit Bezug auf die Widerstandsfähigkeit der zerebralen Arterien des Gehirns liegen Versuche an der Leiche vor. LAMPERT und MÜLLER haben an der Leiche erst bei einem Druck von 1520 mm Hg Zerreißung einzelner Gefäße eintreten gesehen. Zerreißen sonach die normalen Arterien nicht, so gilt das noch mehr für hypertonische. Die Arterien des Gehirns werden in einem Ausmaß hypertonisch, das von ihren Muskelzellen und deren Tonussubstrat und den Rougetzellen oder Perizyten bestimmt wird. Das gilt nicht nur für die Arterien im engeren Sinne, sondern auch für die Enden der arteriellen Strecke bis zur venösen, insolange sie nicht einer Wandkrankheit verfallen, die einen Durchbruch ermöglicht.

Hinsichtlich der organischen Veränderungen ist man zu einer einheitlichen Qualifizierung zwar nicht gelangt, doch glaube ich, daß wir es hier meist mit analogen Veränderungen zu tun haben, wie die es sind, die in den Nierenarterien als Arteriolosklerose bezeichnet werden (vgl. ASCHOFF).

Inwiefern die an den basalen Hirnarterien vorkommenden sklerotischen Veränderungen für das Entstehen der Insulte von Einfluß sind, ist für meine Erörterungen nicht von Belang. Die Stellen im Gefäßrohr des Gehirns, in welchen die Insulte bei primären Hypertonikern sich vorbereiten, sind primär nicht in der arteriellen Strecke gelegen, sondern auf der venösen Seite, wo der Seitenwanddruck bereits abgesunken ist. Nachdem die arterielle Strecke in einfachen Fällen dieser kleinen Insulte intakt gefunden wird, kann der Ausgangspunkt der weiteren Ereignisse nur in der feinsten venösen Strecke liegen, d. i. in dem venösen Schenkel der Kapillaren einschließlich der Venolen.

Zwischen dem arteriellen und dem venösen Teil der Kapillaren bestehen Unterschiede, die auch in dem Aufbau und dem Umfang der kontraktilen Elemente ihre Begründung haben, wie dies aus der erwähnten Untersuchung von H. PLENK der Hirngefäße hervorgeht. Daß das Verhalten der venösen Teile der Kapillaren (Venolen) in den verschiedenen Organen nicht gleich ist, ist sehr begreiflich, da es auch auf die Beschaffenheit des Grundgewebes ankommt.

Schon bei der Betrachtung der haarnadelförmigen Hautkapillaren (Nagelfalz) nach O. MÜLLER und seiner Mitarbeiter (E. WEISS, HÜBENER, PARRISIUS u. a.) ist die Unterscheidung zwischen arteriellem und venösem Schenkel klar. Besonders bemerkenswert ist die Auftreibung, mit der bei normalen Kapillaren der venöse Abschnitt einsetzt. Sie markiert den Unterschied im Aufbau. Da liegt auch das Punctum minoris resistentiae in den Hirngefäßen des primären Hypertonikers, dessen Venen an der Hypertonie nicht beteiligt sind.

Eine Unterstützung dieser Auffassung habe ich an den Netzhautvenolen der primären Hypertoniker durch die Untersuchung von GUIST gefunden (s. S. 185). Hier ist es das vom Physiologischen abweichende Verhältnis des Wandtonus im arteriellen Schenkel der Kapillaren zu dem im venösen, das im Auge die Schlängelung der an der Hypertonie nicht beteiligten Venole verursacht. Die im Auge vorkommenden Blutungen sind ausschließlich venöse.

Auch die in anderen Gefäßgebieten auftretenden Erweiterungen in den Kapillaren gehören in die venöse Zone.

Die starke Schlängelung des venösen Schenkels der Kapillaren und der Venolen am Nagelfalz wie auch an den Netzhautgefäßen fehlt bei der typischen reinen und entwickelten toxogenen Hypertonie. Die zerebralen Insulte, auch die kleinen, sind bei der toxogenen Hypertonie, wenngleich sie vorkommen, weit seltener als bei der primären. Das liegt daran, daß die feinen venösen Strecken bei der toxogenen hypertonisch und daher widerstandsfähiger sind.

Aus der Arbeit von L. POPPER, der mein Material aus den Jahren 1921 bis 1930 zugrunde liegt, ist hervorgegangen, daß in diesem Zeitraum 754 Fälle von unzweifelhafter primärer Hypertonie in Spitalspflege standen. Von diesen 754 starben 249 (näheres an anderer Stelle) und von ihnen 177 an zerebralen Insulten, d. i. 71%. Von sämtlichen 754 primären Hypertonikern hatten 454 Insulte und von diesen 167 wiederholte. Bei den 177 obduzierten fanden sich in 140 Fällen Blutungen und 37 Erweichungen. Hinsichtlich der Blutungen hat sich ergeben, daß die primäre Hypertonie die häufigste Ursache solcher Blutungen ist. Unter 161 Hirnblutungen unseres Gesamtmaterials waren 87% primäre Hypertonien und 6 Fälle betrafen toxogene, nur 2 Atherosklerose. HERXHEIMER und SCHULZ verzeichnen 91% an Blutungen bei „essentiellem Hochdruck".

Der Lokalisation nach betrafen die Blutungen Stammganglien bzw. die Capsula interna einseitig 323 (von diesen 183 die linke Hirnhälfte), davon 107 Todesfälle. Beiderseitige Apoplexien 75, mit 45 Todesfällen. Von 7 Fällen mit Herden in der Brücke und in der Medulla oblongata starben 7.

An sicheren toxogenen Hypertonien sind in den 10 Jahren 56 vorgekommen mit 26 Obduktionen. Von diesen hatten 6 Hirnblutungen.

Stellen wir in Fällen, in welchen anscheinend vorübergehende zerebrale Störungen und ihre Symptome zu erheben waren, diese dem anatomischen Befund gegenüber, so kommt man auch nach diesem zu

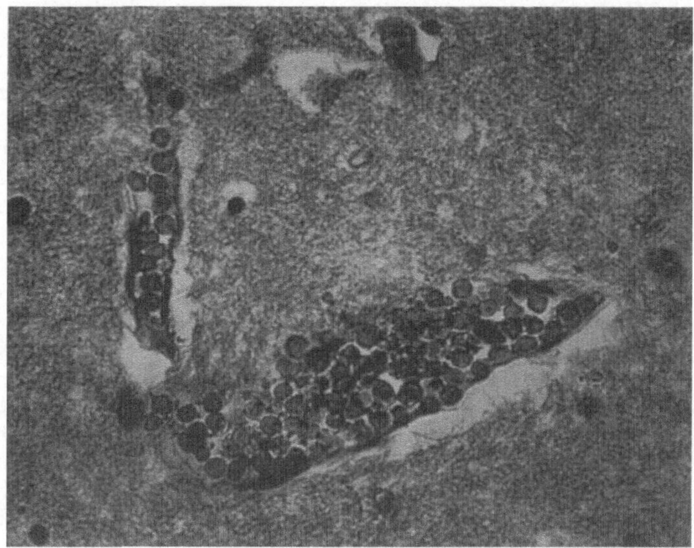

Abb. 12. Tod im apoplektischen Insult. Frischer Durchbruch einer Venole (im Anfall).

der Überzeugung, daß die großen Insulte der primären Hypertoniker aus der gleichen Grundlage hervorgehen wie die kleinen Insulteinheiten. Die bisher besprochenen bilden zwar ein häufiges Vorkommnis in den zerebralen Ereignissen, doch erschöpfen sie das Thema nicht, worauf schon eingangs hingewiesen wurde. Ehe ich weitergehe, ist auch die Frage nach den Bedingungen, unter welchen der kleine Insult zu dem großen führt, zu erörtern, zumal sie mit der Hypertonie im engen Zusammenhang stehen.

Das entscheidende Moment ist, daß die venösen Gefäße der primären Hypertoniker im Gegensatz zu den arteriellen nicht hypertonisch, daher relativ hypotonisch — nicht atonisch — sind. Was dieses pathologische Verhältnis zwischen arteriellem und venösem Gebiet bedeutet, ist an anderen Stellen erörtert.

In gewissen Gebieten des Gehirns, wie speziell im Bereich der Stammganglien, auch im Auge wirkt sich das besonders aus. Die Venen sind im Beginn der venösen Strecke der Kapillaren oft deutlich weiter, sind aber nicht nur weniger widerstandsfähig, sie werden auch durchlässiger. Von da ausgehend entwickeln sich die schweren Folgen im Gehirn, deren Einzelheiten SCHWARTZ zergliedert hat. Sie erscheinen in zwei Typen: als Blutung und als Erweichung. Die vorbereitenden Vorgänge gehen in der Regel in beiden Fällen von der venösen Strecke aus. Die arteriellen Gefäße können zunächst intakt sein, doch kommt es in den feinen Venen schon zur Diapedese. Ausnahmsweise scheint es sich doch zu ereignen, daß die venöse Kapillare sich in die Umgebung eröffnet. Ein solches Vorkommnis im Gehirn einer Hypertonikerin habe ich in einem mikroskopischen Schnitt, den ich dem pathologisch-anatomischen Institut verdanke, entdeckt. Die Kranke ist an einem apoplektischen Insult gestorben (Abb. 12). Das Gefäßbild mit der erweiterten und eingerissenen Venole läßt vermuten, daß im kritischen Augenblick eine akute venöse Stauung mitgewirkt haben mag.

Die große Erweichung ist Folge eines Gefäßverschlusses, der nicht in allen Fällen in gleicher Weise zustande kommt. K. WESTPHAL hat als Anlaß der Insulte der primären Hypertoniker den Angiospasmus in den Vordergrund gestellt. Wiederholt hat sich in meinen Fällen bei großen Erweichungsherden der Hypertoniker ein Embolus mit anschließender Thrombose gefunden. Ob auch eine Thrombose in der venösen Kapillare in die arterielle sich erstrecken kann, ist eine offene Frage.

Die Möglichkeit, daß gelegentlich auch an einzelnen Stellen Krampf mitwirkt, ist bei erhaltener und reizbarer Arterienwand gewiß gegeben, doch im Gehirn des primären Hypertonikers ist das nicht feststellbar. Jedenfalls ist das generelle Entstehen der Insulte auf dieser Grundlage nach meiner Ansicht nicht zu vertreten, wenn auch die Arterien der primären Hypertoniker unzweifelhaft eine erhöhte Reizbarkeit aufweisen. Diese Reizbarkeit der Gefäße der primären Hypertoniker ist aber von ganz anderer Art als die der toxogenen Form.

Wir haben es eben mit zwei differenten Gefäßkrankheiten zu tun. Die Vermutung, daß auch bei den zerebralen Insulten der primären Hypertoniker Angiospasmen ausschlaggebend sind, ist aus meinen Untersuchungen über die zerebralen Gefäßkrisen der toxogenen Hypertoniker hervorgegangen.

Der toxogene Hypertoniker ist durch die Hypertonie seiner Venen in gewissen Grenzen vor zerebralen Insulten bewahrt, wenn sie auch nicht ausgeschlossen sind.

Die toxogene Type, von der ich in meinen Studien ausgegangen bin, ist, wie jetzt feststeht, eine andere Form von Gefäßerkrankung wie die der primären. Sie hat enge Arterien, die in ihrer Art kinetisch (spastisch) erregbar sind. Die Venen sind hypertonisch und enge und nehmen an der Sperre der Arterien derart teil, daß eine schwere Anämie des Gehirns sich einstellt. Taucht ein angiospastisch sich auswirkender Reiz im Organismus auf, so treten begreiflicherweise die muskelstarken Gebiete des großen Kreislaufes in Krampf, dem erst dann infolge des sich ergebenden Druckanstieges die minder starken Gefäße, wie die des Gehirns, sich anschließen. Das ist eine Art der Reaktion, die in der Regel nur bei toxogener Grundlage auftritt. Der Krampf stellt sich meist in den gesamten Gefäßen des Gehirns, wenn auch nicht im gleichen Maße ein, so daß einzelne Bezirke stärker in Mitleidenschaft gezogen werden.

Dieses Ereignis findet aber im eklamptischen Anfall oder nur in einzelnen Hirnbezirken durch Ausfallserscheinungen Ausdruck. Die spastisch bedingte Hirnanämie hat entsprechend ihrer Ausdehnung auch andere Begleiterscheinungen, wie Bewußtlosigkeit, Reflexsteigerung, Atmungsphänomene usw.

Anatomisch finden wir Hirnödem und Anämie, enge Gefäße. Ist es bis zum Tode in einzelnen Gefäßbezirken nicht zur Lösung des Krampfes in den Gefäßen gekommen, so finden wir eine Erweichung. Sie ist eine vorwiegend weiße.

Fall XII. S. S., 18 Jahre alt, seit vier Tagen Gesichtsödem, 30. IV. 1916 abends wird die Kranke benommen, dann folgt ein eklamptischer Anfall. Bis zur Aufnahme im Krankenhause, am 1. V. mittags, 13 Anfälle. Aus dem Befund: Hypoplastisch, Gesichtsödem, amaurotisch, Pupillen weit, reagieren, zweiter Aortenton klingend. Blutdruck 160 mm Hg, hochgradige Reflexsteigerung, akute Nephritis, eklamptische Urämie. Unter Papaverin mur. (0,08 g s. c.) Anfälle seltener und von kürzerer Dauer. — 5. V. früh Exitus.

Aus dem Obduktionsbefund (Doz. WIESNER): Akute parenchymatöse Nephritis, akute rote und weiße Erweichung beider Hinterhauptslappen. Hypoplasie.

Es kommt, wenn auch nur selten, vor, daß der Kranke sich erholt und die Ausfallserscheinung z. B. eine Hemiopie bleibt. Ein hierhergehöriger älterer Fall von Hemiopie mit einseitiger Erweichung im Hinterhauptslappen ist der, den FR. PICK (1896) beschrieben hat.

Diese Art der zerebralen spastischen Gefäßkrise steht mit einer allgemeinen pressorischen im Zusammenhang. Sie ist in diesen toxogenen Hochdruckzuständen nicht in dem Sinne obligatorisch, daß etwa in jedem Anfall ein so hochgradiger Spasmus in den Hirnarterien auftreten und ein eklamptischer Komplex oder eine der typischen Ausfallserscheinungen auftreten müßte. Daß es ein Angiospasmus ist, der bei gewissen toxisch-infektiösen Erkrankungen, ferner bei der Eklampsie der Graviden (Schwangerschaftshypertonie) und bei der Bleiintoxikation (Bleikolik) den Anfall auslöst, geht daraus hervor, daß er durch rechtzeitige Herabsetzung des Blutdruckes aufgehoben, auch vorbeugend behandelt werden kann.

Diese Beziehung ist für die Eklampsie schon von VAQUEZ und NOBÉCOURT (1897) nachgewiesen worden. Sie haben den Druckanstieg vor dem Anfall durch Messung festgestellt. P. ZWEIFEL hat (1904) die Spannungserhöhung als die unmittelbare Ursache des eklamptischen Anfalls bezeichnet. Daß der Geburtsakt (die Wehe) den Druck erhöht und diese Drucksteigerung den Anfall meist auslöst, habe ich seinerzeit hervorgehoben. Belege bezüglich des Auftretens zerebraler Krisen bei pressorischen Gefäßkrisen sind in meiner Monographie zu finden. Daß selbst im Anfall durch Gefäßerweiterung die kritischen zerebralen Erscheinungen sofort beseitigt werden können, ist für die Bleikolik von RIST mit der Amylnitritinhalation gezeigt worden.

Eklamptische Anfälle, auch Ausfallserscheinungen, von seiten einzelner Hirnbezirke können bei einer toxogenen Krankheit noch auf anderem Wege eintreten. Auch da ist es ein Gefäßkrampf, der eine Ischämie des Gehirns bedingt. Nur ist sie hier die Folge einer Hirnschwellung. Es ist das eine Art des Hirnödems, bei der die Hirnsubstanz sehr blaß, dabei aber im Gegensatz zum gewöhnlichen Ödem auffallend trocken erscheint, und dadurch hervortritt. Was besonders bemerkenswert ist, daß in diesen ungewöhnlichen Fällen der Blutdruck nicht erhöht ist und die peripherischen Arterien an Tonus einbüßen, obwohl es eine Krankheit ist, die sonst hypertonische Arterien hat. Diese Hypertonie und Hypotension ist eine Folge des Hirnzustandes. Ein Fall dieser Art ist der folgende:

Fall XIII. O. J., 30 J. alt, Buchhaltersgattin. — Anfang Juni 1930 nach einer Verkühlung mit Sehstörung erkrankt. Seit 3. VI. 1930 an der II. Augenklinik mit retrobulbärer Neuritis o. u., Papillitis o. sin. Am 22. VI. 1930 übernommen.

Befund: Sekundäre Schrumpfniere, chronische Urämie, schwere Anämie. Art. rad. tonisch normal. Blutdruck 95/60 mm Hg; 24. VI. 115/65; 26. VI Harn: Eiweiß $^1/_2{}^0/_{00}$, Sediment: Epithelien und Leukozyten, soporös. 27. VI. große Atmung, eklamptische Anfälle, Koma. Blutdruck 80 mm, abends Exitus, bei sinkendem Blutdruck nach einem eklamptischen Anfall.

Aus dem Obduktionsbefund (Assistent Dr. WOLFRAM): Die harte Hirnhaut gut gespannt, weiß, sehnig glänzend. In den Blutleitern wenig geronnenes Blut. Die weichen Hirnhäute zart und flüssigkeitsreich. Die Hirnwindungen abgeflacht. Die Tonsillen des Kleinhirns in das Foramen occip. magnum eingepreßt. Auf der Schnittfläche die Hirnsubstanz sehr blaß und auffallend trocken. Sonst ohne pathologische Veränderungen. Die Hirnkammern normal dimensioniert, wenig klare Flüssigkeit enthaltend, ihr Ependym glatt. Sekundäre Schrumpfniere.

Als auslösendes Moment des Anfalls ist auch hier der ausgedehnte zerebrale Angiospasmus. Das gewöhnliche Hirnödem vermag keinen Angiospasmus hervorzurufen. Dazu gehören die krampfbereiten, also nicht normalen Gefäße.

Worauf es hier aber ankommt, ist, daß diese Type der spastischen Gefäßkrisen nur bei der toxogenen und nicht bei der primären Hypertonie vorkommt. Daß ausnahmsweise unter besonderen Bedingungen auch beim Nichthypertoniker zerebrale Gefäßkrisen vorkommen, soll nicht unerwähnt bleiben.

Der Zustand des Kreislaufapparates der toxogenen Hypertonie ist nicht der einer arteriellen Stauung wie bei der primären Hypertonie. Das Gehirn befindet sich nicht in einer anhaltenden arteriellen Hyperämie. Kommt es bei dem toxogenen Zustand zu einer pressorischen Gefäßkrise, so löst die Steigerung des arteriellen Zuflusses und die konsekutive akute Dehnung der engen und reizbaren Gefäße einen Krampf aus, wie dies BAYLISS experimentell als eine Reaktion auf die akute Dehnung aufgeklärt hat. Bei der toxogenen Hypertonie sind die Bedingungen für das Eintreten des Gefäßkrampfes besonders günstige. Daß auch im Verhalten der Venen ein Anteil an der Gestaltung der zerebralen Ereignisse gelegen sein dürfte, ist, wenn auch für die Hirngefäße noch nicht erwiesen, doch nach dem Verhalten der übrigen Körpervenen wahrscheinlich. Es scheint möglich, daß da auch die Lymphgefäße mitwirken.

Im Verlauf der primären Hypertonie kommen auch Krampfanfälle vor, doch haben sie gewöhnlich Merkmale, die sie von den typischen, auf Gefäßkrisen beruhenden zu unterscheiden gestatten. Es sind intrazerebrale Reflexvorgänge, die von extrapyramidalen Herden ausgelöst werden. Ihr Sitz ist nach meinen Beobachtungen meist im Hinterhauptslappen oder im Stirnhirn. Sie setzen mit kurzen, halbseitigen Krämpfen ein und gehen aus diesen allgemein hervor. Inwieweit da zerebrale Angiospasmen mitwirken, konnte ich nicht feststellen, wohl aber, daß im Rahmen der Anfälle sekundärer Gefäßkrampf an den Radialarterien sich zeigt.

Bei den großen Hirnblutungen der primären Hypertoniker gibt es noch eine Type von Krämpfen, die mit dem Durchbruch in die Seitenventrikel auftreten, die sich von eklamptischen Zuständen toxogener Genese unschwer unterscheiden lassen. Sie sind es, die oft von sekundären nachhaltigen Drucksteigerungen begleitet sind.

Die meisten zerebralen Insulte sind einseitige, doch treten mitunter in den klinischen Erscheinungen die einer Seite besonders hervor, obwohl Herde beiderseits bestehen. Die häufigste Stätte der Läsion ist das Gebiet der Arteria cerebri media, die Stammganglien. Ist diese Gegend betroffen, so kündigt sich der Herd nach Ablauf der Reizerscheinung in der wiederholt erwähnten tonischen Pulsdifferenz an. Insulte in anderen Hirnbezirken hinterlassen keine tonische Pulsdifferenz. In der klinischen Beobachtung ergeben sich darauf wichtige Anhaltspunkte für die Beurteilung und Lokalisation der Herde.

Bei vorgeschrittenen, meist älteren Hypertonikern der primären Form kommt es bekanntlich öfters vor, daß unklare oder auch manifeste, immerhin anscheinend vorübergehende, zerebrale Störungen auftreten (vgl. K. WESTPHAL u. a.). Sie sind in vielen Fällen unverkennbar die Vorboten großer Insulte. Sie werden oft unterschätzt und als Ausdruck eines kurzen Angiospasmus gedeutet. Vergleichen wir in solchen Fällen die beiden Radialarterien miteinander, so finden wir nach Ablauf der Reizphase einen Unterschied in ihrem Wandtonus. Diese Differenz ist hier zerebral bedingt, nicht peripher wie bei der Mesaortitis oder bei peripherischem, durch Atherosklerose der Arterien verursachtem Stromhindernis.

Je nach den örtlichen Vorgängen im Bereich des Herdes kann das Verhalten des Tonus in den entsprechenden Arterien mitunter ein schwankendes sein. Nach Ablauf der Reizerscheinungen findet man, immer vorausgesetzt, daß das Ereignis die angiotonische Bahn betroffen hat, die Hypertonie der tastbaren Arterien auf der kontralateralen Seite. Diese tonische Pulsdifferenz kann bald schwinden, kann aber als Merkmal des Insultes dauernd bestehen bleiben. Bei dem primären Hypertoniker ist sie nicht als harmlos zu deuten. Wiederholt hatte ich Gelegenheit, aus dem Arterienbefund einen vorausgegangenen Insult zu erschließen, der viele Jahre — in einem Fall 45 Jahre — vorher stattgefunden hatte. In den Arbeiten von T. HERMANN (s. Abb. 13 und 14), E. GOLDRINGER, L. POPPER sind solche Fälle beschrieben.

Beim toxogenen Hypertoniker kommen Insulte weit seltener vor. Auch da kommt es zur geschilderten Hypotonie, doch sind im Palpationsbefund gewisse Unterschiede merklich, die den toxogenen vom primären Hypertoniker unterscheiden lassen. Es gilt dies für die typischen reinen Fälle. Die Arterien behalten ihre Rundung und sind nicht völlig erschlafft.

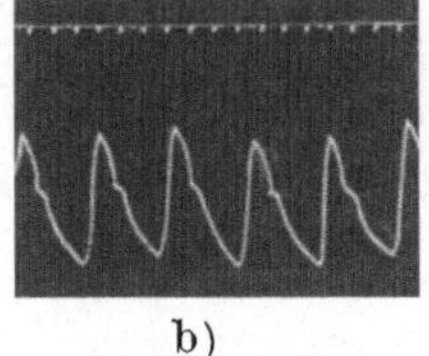

Abb. 13 a und b. 59 jähriger Mann, rechtsseitige Erweichung im rechten Putamen (Obduktionsbefund). a) Rechte Arteria radialis. b) Linke Arteria radialis.

Diese zerebral bedingte Hypotonie der peripheren Arterien ist ein objektives Zeichen, und wenn es anhält, jedenfalls schwerwiegender als viele von Patienten subjektiv empfundene Zeichen. Zu diesen gehören Kopfschmerz, Brechreiz, Erbrechen, Schwindel, Ohrensausen u. a. rein zirkulatorische, meist durch passive arterielle Hyperämie hervorgerufene Symptome, die wirklich nur transitorischer Natur sind und durch Drucksteigerungen ausgelöst werden. Sie kön-

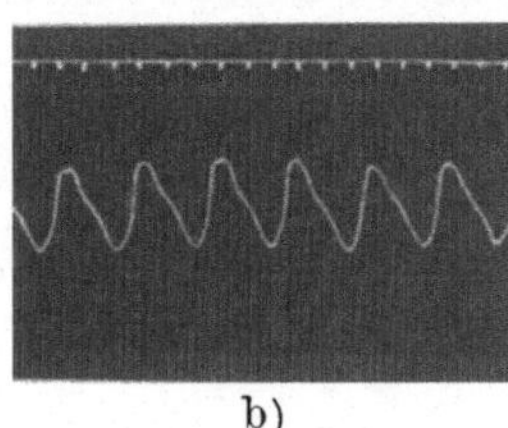

Abb. 14 a und b. Encephalitis im Jahre 1917, Pulskurve aus dem Jahre 1926. a) Rechte Arteria radialis. b) Linke Arteria radialis.

nen allerdings auch von manifesten Insulten gefolgt sein. Das gleiche gilt von den von PÖTZL angegebenen Zeichen.

Die Pulsdifferenz ist nicht das einzige Merkmal, das in diesen kleinen Insulten sich zeigt. Zu den Begleitsymptomen gehören häufig auch Pyramidenzeichen, wie namentlich der BABINSKIsche und der OPPENHEIMsche Reflex und die verschiedenen verwandten Reflexe. Man findet auch sie in wechselnder Intensität und Kombination anhaltend oder nur vorübergehend. Gelegentlich melden sich auch extrapyramidale Herde durch ihre Zeichen.

Zu der zerebralen Pulsdifferenz kommt es, sobald die angiotonische Nervenbahn im Gehirn auf dem Wege von ihren Zentren bis zur Medulla oblongata unterbrochen oder auch nur vorübergehend blockiert wird. Als Zentralstellen kann ich auf Grund meiner Beobachtungen in vivo und den Leichenbefunden die Hirnrinde im Bereich der Zentralwindungen und die Stammganglien (Corpus striatum und Globus pallidus) bezeichnen. Die im Linsenkern sitzenden können auch ohne oder mit geringen, bald vorübergehenden motorischen Erscheinungen oder Reflexstörungen verlaufen und als Rest die tonische Pulsdifferenz aufweisen.

Die überwiegende Mehrzahl der Insulte der Hypertoniker trifft die zentralen angiotonischen Nerven. Es hängt das mit der gewöhnlichen Lokalisation der Herde zusammen. Über diese Angelegenheit sei auf die einschlägige Studie von PH. SCHWARTZ verwiesen.

Diese zerebral bedingte tonische Pulsdifferenz bietet oft genug den Beweis, daß die großen Insulte ihre Vorläufer haben. Nur muß man in jedem Falle danach sehen, da die Pulsdifferenz, wie wiederholt hervorgehoben, auch ohne auffällige motorische Erscheinungen auftritt und sogar die gewissen Pyramidenzeichen sie nur ganz vorübergehend begleiten. Angesichts dieser Befunde erscheint es mir als eine wichtige Aufgabe, die Gefäße des insultfreien Gehirnes vorgeschrittener Hypertoniker und die kleinsten Insulte mikroskopisch-anatomisch eingehender zu studieren.

Die Annahme, daß man da nichts findet, ist nicht zutreffend. Aus meiner Kasuistik könnte ich eine ansehnliche Zahl von Beispielen anführen, die das belegen, doch begnüge ich mich mit den folgenden zwei Beobachtungen. Sie demonstrieren übrigens in einwandfreier Weise den diagnostischen Wert der zerebralen tonischen Pulsdifferenz.

Fall XIV. D—k Gottlieb, 67 J. alt, Tischler. — 8. VI.—11. VII. 1933 im Krankenhaus.

Aus der Anamnese: Seit 1913 Diabetes mel. 1926 zerebraler Insult mit rechtsseitiger Hemiplegie, die bald schwindet. Raucher und Trinker.

Aus dem Befund: Allgemeine Ödeme. Diabetes mel., Cirrhosis hepatis mit Aszites, dekompensierte primäre Hypertonie mit typischem Augenbefund (Assistent Dr. KLEINER), beginnende Gangrän der rechten großen Zehe. RR 160/90, im Harn Zucker und Eiweiß ($2^0/_{00}$), Sediment: Leukozyten, hyaline Zylinder.

Keinerlei motorische Zeichen an der rechten Körperseite, keine pathologischen Reflexe — tonische Pulsdifferenz. Die linke Arteria rad. hypotonisch, weich, nicht geschlängelt, die rechte hypertonisch und geschlängelt.

Tod unter kardialer Insuffizienz bei einsetzender lobulärer Pneumonie.

Aus dem Obduktionsbefund (Dr. VIERTHALER): Im Bereich des linken Linsenkernes etwas auf die Capsula interna übergreifend eine kleinlinsengroße glattwandige, apoplektische Zyste.

Fall XV. P—k Franziska, 64 J. alt, verh., Haushalt. — 7.—13. VII. 1933 im Krankenhaus.

Anamnese: Bis Ostern 1933 immer gesund, angeblich kein Insult vorangegangen. Trinkerin.

Aus dem Befund: Dekompensierte, primäre Hypertonie mit entsprechendem Befund an den Netzhautgefäßen (Assistent Dr. KLEINER), chronische Myokarderkrankung, Arhythmia perpetua chron. Bronchitis, schwere Zyanose. Alkoholismus. Zerebral bedingte Pulsdifferenz: Arteria radialis rechts weit, hypertonisch, geschlängelt, links enge, hypotonisch, kaum tastbar. Keine motorischen Zeichen auf der linken Seite, keine pathologischen Reflexe. RR 160.

Aus dem Obduktionsbefund (Doz. A. Feller): Im rechten Linsenkern eine kleinbohnengroße Zyste nach Erweichung mit leicht bräunlich pigmentierter Wand.

Diese beiden Fälle und besonders Fall XV. bezeugen, daß selbst dort, wo nach den gegenwärtig noch üblichen klinischen Untersuchungen im Gehirn nichts vermutet wird, die vergleichende Untersuchung der beiderseitigen Radialarterien den Bestand von zerebralen Herden aufdeckt, deren Vorhandensein sonst übersehen wird. Speziell gilt das für die Stammganglien.

Einen sehr wertvollen Einblick gibt in dieser Beziehung auch die *Kohlenoxydvergiftung.* Im Gefolge der Leuchtgasvergiftung kommt es bekanntlich im Bereiche der Stammganglien durch Stase zu charakteristischen Veränderungen. L. Popper hat in einem solchen Fall die typische zerebrale Pulsdifferenz erhoben und in dem Obduktionsbefund (Obduzent Ass. Dr. Wolfram) hat sich auf der entsprechenden Seite eine Erweichung in den Stammganglien mit Übergreifen auf den vorderen Schenkel der inneren Kapsel gefunden.

Seither ist in unseren zahlreichen Leuchtgasvergiftungen auf die Pulsdifferenz geachtet worden. Sie hat sich oft als vorübergehende Erscheinung gezeigt. Man kann sagen, daß das Auftreten der Pulsdifferenz ein ernstes Zeichen ist, daß dessen Wiederverschwinden unter Erholung vom Hypotonus ein prognostisch günstiges Merkmal ist. Die tonische Differenz in den beiderseitigen Arterien ist ein Symptom, das nur besagt, daß die zirkulatorische Störung auf der einen Seite des Gehirns stärker ausgeprägt ist.

Da aus den angeführten Daten zu erkennen ist, daß Veränderungen in den Stammganglien allein, wie z. B. im Linsenkern, tonisch Pulsdifferenz auslösen, so erscheint mir erwiesen, daß über dem von Karplus und Kreidl in dem hypothalamischen Bezirk gefundenen Vasomotorenzentrum in den Stammganglien auch eine angiotonische Zentralstelle besteht. Über die Beziehung des kortikalen Zentrums zum Nucleus caudatus und lentiformis dürften die Insulte noch manche Aufklärung bringen.

Nach unseren Kenntnissen über das Verhalten der Endgebiete des Kreislaufapparates in den verschiedenen Gefäßbezirken sind für die zerebralen Insulte gewisse Schlüsse gegeben.

Die Arterien der primären Hypertoniker befinden sich in den vorgeschrittenen Fällen in einer hypertonischen Einstellung, die in der postarteriellen Strecke, also schon in den venösen Kapillaren und Venolen zu einer Stase führen. Wir kennen diese Stase von der Körperoberfläche im Gesicht und den Extremitäten (Finger und Zehen). Daher rührt doch die mitunter ausgesprochene zyanotische Röte, die wir im Gesicht des vorgeschrittenen Hypertonikers (roter Hochdruck) sehen. Diesem Dauerzustand liegt kein Krampf der feinsten Arterien zugrunde, sondern nur die hypertonische Einstellung.

Daß aus besonderen Anlässen an einzelnen Stellen auch eine stärkere Verengerung eintritt, vielleicht auch gelegentlich transitorischer Krampf, muß dahingestellt bleiben. Spasmus erscheint mir für die große Blutung nicht das Ausschlaggebende, weil dieses große Ereignis seine vorbereitenden Stadien hat.

Unter der Stase nimmt die Widerstandsfähigkeit der venösen Kapillaren ab und sie werden durchlässiger. Die verbreitete Annahme, daß der große Insult stets unmittelbare Folge einer erheblichen akuten Drucksteigerung ist, entspricht nicht den Tatsachen. Der große apoplektische Insult der Hypertoniker entsteht in der Regel nicht so urplötzlich, wie es den Eindruck erweckt. Die hohen Blutdruckzahlen, die wir nach Eintritt der Blutung finden, sind, wie sich feststellen läßt, nicht der Anlaß zum Insult, sondern seine Folge. Der hohe Blutdruck ist durch den Hirndruck ausgelöst. Solcher Druckanstieg ist häufig zu finden. In diesen Fällen ist der erhöhte Druck eine Steigerung der Gefahr, die nur mit einem Aderlaß rasch gemildert werden kann.

Die großen Zerstörungen, die wir bei den massigen Blutungen im Gehirn mit dem so häufigen Durchbruch in die Seitenventrikel sehen, können nicht rein venöse Blutungen sein. Sie müssen nach ihrer Auswirkung unter dem Arteriendruck entstanden sein. Diese Einflußnahme dürfte durch die Schädigung der arteriellen Gefäße von außen her erfolgen, wie dies von verschiedenen Untersuchern vertreten wird. Was wir in den Massenblutungen finden, ist nicht der Beginn des Ereignisses, sondern eine spätere Phase. Wie lange diese in Anspruch genommen hat, ist in den einzelnen Fällen verschieden.

Hinsichtlich der Beziehung des Blutdruckes zum apoplektischen Insult ist, wie schon vorhin bemerkt, zu beachten, daß die Anlässe zum Blutaustritt, wie die Kasuistik lehrt, Blutdruckschwankungen sein können, in welchen von einem akuten hohen Steigen des Blutdrucks nichts zu bemerken ist. Wiederholt habe ich gesehen, daß bald nach Blutverlusten, wie nach Aderlaß oder nicht provozierten großen Blutungen (Darmblutungen, Nasenbluten usw.) bei primären Hypertonikern Hirnhämorrhagien auftreten.

In einem Fall sollte nach einer reichlichen Darmblutung ein chirurgischer Eingriff unternommen werden, von dem ich dringend abgeraten habe. In der folgenden Nacht ist der Kranke einer Apoplexie erlegen.

Die Blutungen der Hypertoniker sind primär durchwegs venöse.

Hirnödem und Hirndruck.

Unter den zerebralen Vorgängen, die in den Verlauf der Tonuskrankheiten der Kreislauforgane entscheidend eingreifen, gehören außer den Insulten das Hirnödem und der Hirndruck. Der Mechanismus ihres Entstehens ist noch in manchen Punkten strittig und bedarf dringend der Klärung, um diese bedrohlichen Erscheinungen richtig zu erfassen.

Das Hirnödem ist verschiedener Genese, zwei Typen dieses Ödems sind auffällig. Die eine hat erhöhten Liquordruck, bei der anderen fehlt dieser. Diese letztere Form ist die der arteriellen Kreislaufinsuffizienz, der allgemeinen Hypotonie der Kreislauforgane und Hypotension. Sie gehört zu den gewöhnlichen agonalen Vorgängen.

Bei der anderen Form sind akute und chronische zu unterscheiden. Sie gehen mit einer Zunahme des Hirnvolumens einher und ist dadurch der Hirndruck, bzw. der Druck im Liquor erhöht. In diese Gruppe sind manche Arten des Komas einzureihen, wie namentlich auch in den Krankheiten, die mit Hypertonie in Beziehung stehen, d. i. das Koma der Zuckerkranken und der Nierenkranken. Die klinischen Zeichen des Hirnödems sind in dem Verhalten des Sensoriums und an den Atmungsvorgängen, speziell in der großen Atmung (KUSSMAUL, PINELES) zu erkennen. Unternimmt man in solchen Fällen, um das Gehirn zu entlasten, eine Lumbalpunktion, so findet man zwar einen erhöhten Druck im Liquor, doch bessert man mit diesem Eingriff, wie ich gesehen habe, nicht den Zustand des Kranken, man beschleunigt sogar den tödlichen Verlauf. Aus den gleichen Gründen ist auch die Lumbalpunktion bei Vergiftungen mit gewissen narkotischen Giften nicht ratsam.

Eine Entlastung von der bestehenden Flüssigkeitsansammlung außerhalb der Hirnsubstanz ist selbst bei nicht hohem Blutdruck von einem wenn auch vorübergehenden Erfolg begleitet. Das ist bei den meningealen Prozessen und dem Hydrozephalus der Fall. Man macht hier speziell bei den Hirnhauterkrankungen die Lumbalpunktion zu diagnostischen Zwecken und sieht gelegentlich, wo nicht ein maligner Prozeß (Tuberkulose, Tumor) vorliegt, nach diesem Eingriff eine günstige Wendung im Krankheitsverlauf eintreten.

Hinsichtlich des anatomischen Befundes „Hirnödem" muß ich auf gewisse klinische Phänomene aufmerksam machen, mit Rücksicht darauf, daß nicht alles, was als Hirnödem angesehen wird, einfaches Ödem ist. Es findet sich im Hirnödem mitunter Hirnschwellung (A. SPITZER, M. REICHART, PÖTZL und SCHÜLLER u. a.). Ob meine Bezeichnung und Auffassung dieser Stellen die richtige ist, muß ich hier offen lassen. Solche Hirnpartien sehen nicht feucht, sondern eher trocken aus und treten dadurch hervor. Sie verdienen eine besondere Beachtung, weil sie den Anlaß von Herderscheinungen auch zu eklamptischen Anfällen geben können (s. S. 174).

Bekanntlich glaubt man, daß einfaches Hirnödem auch Halbseiterscheinungen auslösen könne. Diese Ansicht teile ich nicht. Es kommt öfter vor, daß man in solchen Fällen bei genauer Untersuchung doch kleinste Herde findet, und daß es auch im Bereich des Ödems Stellen gibt, die nicht mit einfachem Ödem identisch sind, in welchen Veränderungen, wie die, welche ich als Hirnschwellung bezeichne, oder besondere Gefäßreaktionen sich eingestellt haben.

Meine Anschauung ist nicht etwa nur Hypothese. Eine genauere Verfolgung dieser Veränderungen mit dem Mikroskop dürfte diese Frage lösen helfen. In zahllosen Fällen, die auch bei der Autopsie sich als einfaches Hirnödem erwiesen, habe ich Halbseitensymptome in der Art, wie wir sie bei nachweisbaren kleinen Insulten beobachten, nicht gefunden.

Das zweite Moment auf diesem Gebiet ist der Liquordruck in seiner Beziehung zum Hirnödem und zur Hypertonie. Die erhöhte Menge des

Liquors und die dadurch bedingte Drucksteigerung in der Schädelkapsel gibt in den chronischen und akuten Formen verschiedene klinische Bilder, je nachdem Dauerzustände der passiven arteriellen Hyperämie oder aber Schwankungen zugrunde liegen. Die Dauerzustände können bei primären Hypertonikern selbst bei sehr hohem Blutdruck (wie über 250 mm) ohne Beschwerden bestehen, mitunter wird über Kopfdruck und Kopfschmerzen usw. geklagt. Das sind meist Kranke, die bereits wissen, daß sie einen hohen Blutdruck haben. Anders lauten die Klagen bei Druckschwankungen. Periodisch auftretende Kopfschmerzen und auch Schwindel, seltener von MENIÈREschem Charakter, gewöhnlich ist dieser Schwindel ein Gefühl einer Unsicherheit; da es sich hier häufig um Personen handelt, die sich im Vorstadium eines Insultes befinden, ist bei solchen nicht die Lumbalpunktion, sondern sind anhaltende körperwarme Beinbäder und nur bei bedeutender Steigerung der Beschwerden ein Aderlaß als Notventil zu machen.

Bei den Hypertonien, die ich als toxogene gruppiere, galt in früheren Zeiten der anhaltende Kopfschmerz als diagnostisches Merkmal der Schrumpfniere. Die Franzosen haben für solche Fälle die Lumbalpunktion empfohlen und ihren Erfolg sehr gelobt. Diesen Eingriff habe ich wiederholt gemacht und von ihm einige Zeit anhaltende Entlastung beobachtet. Es hat sich aber gezeigt, daß der einmalige Aderlaß, wo notwendig, die richtigere Maßnahme ist.

Eine ganz besondere Hirndruckerscheinung habe ich 1907 aufgeklärt. Es ist das eine paroxysmale Tachypnoe, mit subjektivem Erstickungsgefühl, die durch akuten Hochdruck ausgelöst wird. Sie wurde ursprünglich von M. WEISS (Prag) als „Asthma uraemicum" beschrieben. Ich habe gefunden, daß dieser eigenartige Zustand, der auch bei Nichtnephritikern unter Hochspannung vorkommt, sofort aufhört, sobald der Liquordruck herabgesetzt wird. Schon beim Abfließen einiger Tropfen von Liquor läßt die Tachypnoe nach und hört bald auf. Der Zusammenhang der Erscheinung mit dem Hochdruck ergibt sich auch daraus, daß ein ausgiebiger Aderlaß den kritischen Zustand gleichfalls beseitigen kann (s. S. 147).

Der Liquordruck wird durch hohen Blutdruck gesteigert, doch führt dieser deshalb nicht zu Hirnödem. Überhoher Druck kann bei der primären Hypertonie auch bei akutem Anstieg des Blutdruckes zunächst ohne Hirnödem bestehen, während bei der toxogenen die pressorische Krise bald zu Hirnödem führt. Auch bei dem chronischen Hochdruck der toxogenen Hypertonie sind, wenn auch nicht immer in gleichem Maße, Merkmale des Hirnödems zu erheben. Sein Entstehen hängt mit dem toxischen Zustand der Gefäße zusammen und sind es hier die Bedingungen im Grundgewebe, die das Zustandekommen des Ödems fördern.

Sie sind, wie schon für die allgemeinen Ödeme der toxogenen Hypertonie auseinandergesetzt, nicht in einer besonderen Durchlässigkeit der feinsten Gefäße gelegen, sondern außerhalb dieser. Daß in der Eklampsie das Hirn ödematös ist, ist kein Beweis dafür, daß das Ödem die Vorbedingung des eklamptischen Anfalles ist. Es mag sein Zustandekommen

gelegentlich begünstigen, doch der wirkliche Anlaß ist die akute Drucksteigerung. Es kommen eklamptische Anfälle vor, wo von einem Hirnödem keine Spur sich gezeigt hatte und die Anfälle ohne jedes zerebrale
Vorzeichen einsetzen.

Ein 16jähriges Mädchen setzt sich, nach Angaben der Mutter, frisch und
munter zum Frühstück. Während des Frühstücks fällt sie in einem eklamptischen Anfall vom Sessel. Der herbeigerufene Arzt teilt der ahnungslosen
Mutter mit, daß der Anfall eine durch eine Gravidität ausgelöste Eklampsie sei.

Augenhintergrund.

Für die pressorischen Gefäßkrisen war das Vorkommen von Angiospasmen in den Retinalgefäßen (WAGEMANN, ELSCHNIG) ein richtung-
gebendes Moment. Seitdem ich mich mit dem beständigen Hochdruck
und der Hypertonie beschäftige, habe ich in Zusammenhang mit der
Trennung ihrer Hauptformen angenommen, daß die Retina bei einer
anhaltenden Krankheit der Gefäße Merkmale aufweisen müsse, die zur
Klärung dieser Krankheiten beitragen konnten. Meine Anregung hatte
lange keinen Erfolg.

Der einzige Befund, der Positives sagte, war die sogenannte Retinitis albuminurica und die Enge der Arterien bei der sekundären
Schrumpfniere. Im weiteren Verlauf hat sich ergeben, daß den retinalen
Veränderungen nicht ein entzündlicher Vorgang entspricht. Der Befund
der Retinitis albuminurica hängt nicht an der Nephritis (vgl. Fall XI),
sondern ist Ausdruck eines degenerativen Prozesses, der auch beim
Hochdruck zu finden ist. Man war auch geneigt, diese Retinitis auf die
angiogene Gefäßkrankheit der Nieren, die sogenannte arteriolosklerotische
Niere, also doch auf eine renale Affektion zurückzuführen. Das war
gleichfalls nicht aufrechtzuhalten, weil sie auch dort gefunden wurde,
wo die Nierengefäße bei der primären Hypertonie intakt waren. Das
Ergebnis der Untersuchungen war sonach, daß die Retinitis albuminurica
nicht mit der Albuminurie, sondern mit dem Hochdruck zusammenhängt.
Auch das stimmt nicht, denn wir finden die Zeichen der sogenannten
Retinitis bei der Hypertonie auch ohne Hochdruck.

VOLHARD hat sie als Retinitis angiospastica aufgefaßt. Diese Bezeichnung entspricht nicht den Grundlagen dieser pathologischen Erscheinung. Es liegt ihr weder eine „Retinitis", d. h. Entzündung, noch
ein Angiospasmus zugrunde, sondern nur eine Verengerung der hypertonischen Arterien und bei der toxogenen Form auch der Venen. Abgesehen davon, daß es einen Dauerspasmus nicht gibt, würde ein Spasmus,
der dieser Annahme entspräche, schon nach kurzem Bestand eine schwere
Sehstörung nach sich ziehen.

Ein Hochdruckzeichen in den Retinalarterien oder richtiger ein
Zeichen des Hypertonus war schon lange bekannt, das Kreuzungsphänomen von GUNN (1898). Dieses Phänomen kommt dadurch zustande,
daß es an der Stelle, wo eine verdickte, also härtere Arterie in der Netzhaut eine Vene kreuzt, die Venole ausweicht (s. Abb. 16). Sie erscheint
zu beiden Seiten der Arterie verjüngt, weil sie an der Kreuzung in die

Netzhaut verdrängt wird. Sind derartige Stellen an beiden Augen vorhanden, so spricht das mit Wahrscheinlichkeit für hypertonische Beschaffenheit, d. i. Härte der feinen Arterien gegenüber den Venen.

Schließlich habe ich gesehen, daß der Lösung meiner Frage eine schärfere Differenzierung der Formen der Hypertonie vorangehen muß. In dieser Beziehung habe ich wichtige trennende Momente gefunden. Es hat sich nämlich gezeigt, daß der Unterschied in dem Verhalten der Venen Ausdruck findet.

Die Venen sind, wie an anderen Stellen auseinandergesetzt wird, bei der toxogenen Hypertonie hypertonisch und enge, dagegen bei der primären Hypertonie, die nur die Arterien betrifft, vom Hause aus nicht

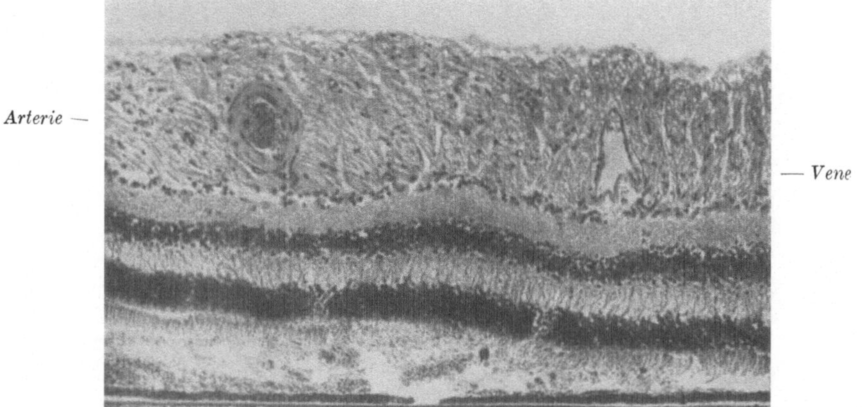

Abb. 15. Primäre Hypertonie. Histologischer Schnitt durch die Netzhaut von GUIST.

beteiligt. Die auf diesen Grundlagen geführten Augenuntersuchungen von GUIST haben das bestätigt (Abb. 15) und weitere Anhaltspunkte für die Differentialdiagnose und neue Zeichen gebracht. Die Verläßlichkeit dieser Augenbefunde hat sich in verwickelten Mischfällen erwiesen. Es wurde oft möglich, unklare Fälle zu klären und hat das Ergebnis auch im Leichenbefund seine Bestätigung erfahren. Nur vereinzelt sind Fälle geblieben, die im Beginn dieser Studien nicht befriedigend abgeschlossen werden konnten.

Ein reiches, auf dieser Basis studiertes Krankenmaterial hat zahlreiche interessante Beobachtungen geliefert, die neue Momente für die klinische Beurteilung der Einzelfälle brachten. Die Voraussetzung für derartige Aufklärungsarbeiten sind unvoreingenommene Untersuchungen, in welchen zunächst der Okulist und der orientierte Internist unabhängig voneinander ihre Befunde erheben, wie ich das durchgeführt habe. Diese Art von kritisch objektiver Prüfung ist in Hunderten von Fällen durchgeführt worden. Bezüglich der ophthalmoskopischen Untersuchung sei hier für den Internisten nachdrücklichst bemerkt, daß sie eine mühevolle ist. Im besonderen gilt dies für die Erhebungen an den feinen Venen in der Makulagegend. Diese Befunde sind nur bei weiter Pupille und nur im aufrechten Bilde mit dem elektrischen Augenspiegel von MAY zu erheben. Es hat das seine Schwierigkeiten in der Ambulanz und in der Privatpraxis. Um die Befunde außer Zweifel zu stellen, wurden sie von GUIST in photographischen Aufnahmen mit dem NORDENSONschen Apparat festgehalten. Eine Anzahl der Fälle habe ich vom Okulisten unabhängig mit dem Ophthalmoskop von GULLSTRAND untersucht. Ohne mich hier in das Okulistische zu vertiefen, beschränke ich mich darauf, die wichtigsten Ergebnisse von GUIST kurz wiederzugeben und

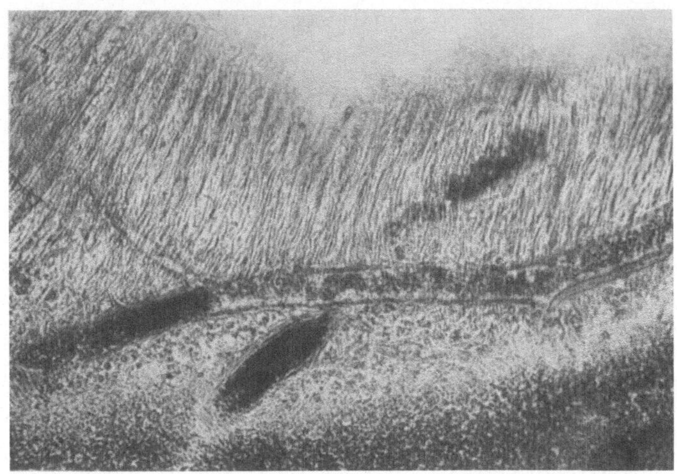

Abb. 16. Toxogene Hypertonie. GUNNsches Kreuzungsphänomen. Die Wand beider Gefäße verdickt. Histologisches Bild von GUIST.

auf die Bilder zu verweisen. Die Grundlage meiner ersten Äußerungen bildeten reine einwandfreie, von GUIST untersuchte Fälle von Hypertonien der beiden Hauptformen.

Dazu ist zu bemerken, daß diese Gefäßbefunde an und für sich keine Sehstörung verursachen. Viele der Kranken, die ich der Klinik LINDNER verdanke, haben wegen Refraktionsanomalien die Ambulanz aufgesucht. An dieser Stelle will ich nicht unterlassen, der Mitarbeit der Herren Dr. GERHARD DIETRICH und Assistent Dr. LEO KLEINER dankbar zu gedenken.

Nach den Untersuchungen von GUIST haben sich nach der primären Hypertonie an den Netzhautgefäßen Befunde ergeben, die ich folgendermaßen zergliedere:

1. Die großen Arterien sind im Verlauf unverändert, in vorgeschrittenen Fällen eventuell verschmälert und zeigen Begleitstreifen, hier und da sind sie derart verdünnt, daß sie gar nicht oder nur sehr schwer zu sehen sind.

Die großen Venen sind, wo venöse Stauung nicht besteht, unverändert. In diesem Teil ist das Wesentliche des von mir angegebenen
Verhaltens der Gefäße des großen Kreislaufs auch für die des Augenhintergrundes bestätigt. Dazu kommt

2. ein besonderes Verhalten der feinsten Venen in der Makulagegend.
Sie sind geschlängelt, und zwar bis korkzieherartig. In vorgeschrittenen
dekompensierten Fällen zeigen die großen Venen Schlängelung und sind
etwas verbreitert. Die kleinen Venen sind enger geschlängelt und stets
breiter als normal. Diese feinen Venen sind vom sichtbaren Anfangsstück
in der Makula gleich verbreitert, manchmal kolbig aufgerichtet.

3. Allenthalben ist das Kreuzungsphänomen von GUNN vorhanden.

Besonders hervorzuheben in diesen Befunden von GUIST ist die bis
korkzieherartige Schlängelung der feinsten Venen (Venolen), also im
Beginn der postarteriellen Strecke (s. Abb. 17). Diese eigenartige Schlängelung kann nicht Ausdruck einer venösen Stauung sein, die übrigens
proximal lokalisiert sein müßte und also auch in den Fällen von dekompen-
sierter Hypertonie zu unterscheiden ist. Nachdem Schlängelung der
Ausdruck eines Unterliegens der Gefäßwand gegenüber dem Seitenwanddruck ist, müssen hier ganz spezielle Bedingungen gegeben sein,
die dieses Phänomen typisch herbeiführen. Dabei kommt es auf das Verhältnis des Tonus der Wand der arteriellen Strecke der Kapillaren zu
den der venösen an und auch auf den intraokularen Druck (vgl. diesbezüglich die Erklärung von GUIST). Selbstverständlich gibt es mit
Rücksicht auf die Grundlagen mannigfache Abstufungen.

Auffällige allgemeine Schlängelung der Venen kommt nach GUIST
bei der Hypotonie des Auges und u. a. eine besonders intensive bei der
Polyglobulie vor (s. Abb. 20). Die korkzieherartige Venolenschlängelung
ist unschwer von der angeborenen Schlängelung, der Tortuositas zu
unterscheiden (s. Abb. 19).

Die venöse Stauung in den Augenvenen, sei es, daß sie aus einer
allgemeinen im Kreislauf hervorgegangen oder örtlich bedingt ist
(Stauungspapille, Glaukom), bietet ein ganz anderes Bild. Hinsichtlich
der gelegentlich auffälligen Schlängelung in den Arterien der Netzhaut
sei hier nur bemerkt, daß sie auch Ausdruck einer arteriellen Stauung
sein kann.

In welchem Zeitpunkt die Venolenschlängelung auftritt, darüber
läßt sich derzeit noch nichts Bestimmtes sagen. Es sind noch viel zu
wenig Kinderaugen diesbezüglich untersucht und photographiert worden.
Nach den Befunden in den Hypertonikerfamilien zu schließen, ist die
Korkzieherschlängelung der Venolen bereits im jugendlichen Alter nachweisbar. Es ist sonach anzunehmen, daß der Unterschied im Verhältnis
des Tonus der arteriellen Strecke der Kapillaren und der venösen bereits
frühzeitig gegeben ist. Diese Venolenschlängelung ist für die primäre
Hypertonie nur dann pathognomonisch, wenn sie in beiden Augen besteht.
Sie gehört zur primären Hypertonie auch dort, wo im großen Kreislauf
die typischen Zeichen dieser Hypertonie sich nicht deutlich entwickelt
haben oder im Zeitpunkt der Untersuchung der Befund manche Mängel

aufweist (Fall X). Im übrigen habe ich analoge Befunde in anderen Gefäßgebieten gesehen und sind an den Kapillaren anderer Körperstellen beschrieben worden, so von VIRCHOW und von K. WESTPHAL auch im Gehirn, ohne auf die hier dargestellte Grundlage zurückgeführt worden zu sein.

Die Venolenschlängelung ist ein bleibendes Phänomen und verschwindet, soweit unsere bisherigen Kenntnisse reichen, nicht. Sie findet sich übrigens nicht in allen Fällen von primärer Hypertonie und nicht gleich deutlich ausgeprägt.

Bei der toxogenen Hypertonie sind, wie auch die histologische Untersuchung lehrt, die Venen ebenso wie die Arterien wandverdickt

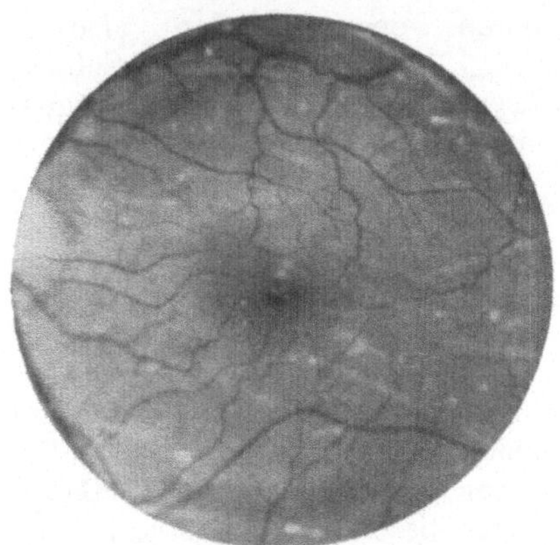

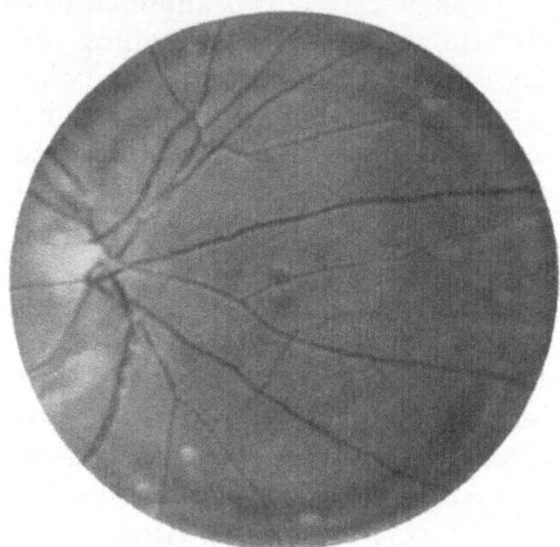

Abb. 17. Primäre Hypertonie. Schlängelung der Venolen in der Maculagegend. Photographische Aufnahme von GUIST.

Abb 18. Toxogene Hypertonie mit Nephritis. Schwach sichtbare weiße Begleitstreifen der Arterien und Venen. Photograph. Aufnahme von GUIST.

(s. Abb. 18). Im Augenspiegelbefund zeigen in voll entwickelten Fällen nach GUIST Arterien und Venen Begleitstreifen zu beiden Seiten. Die korkzieherartige Schlängelung fehlt, wenn es nicht primäre Hypertoniker sind, die von einer toxogenen Krankheit befallen wurden. Das GUNNsche Zeichen ist gewöhnlich auch hier deutlich, insofern eine Kreuzung der Gefäße gegeben ist.

Da die toxogene Hypertonie eine erworbene und unter Umständen reversible Krankheit ist, hängt das Auftreten dieser Merkzeichen auch von der Intensität und Dauer, bzw. Verlauf der Krankheit ab. Die Höhe des Blutdruckes ist nicht die Ursache dieser Gefäßerscheinungen. Gerade bei der Bleivergiftung, die den typischen Gefäßbefund ebenso peripher wie im Auge klar zu bieten pflegt, ist der Blutdruck durchaus nicht immer besonders hoch, wenn auch die peripheren Arterien bereits sehr hart erscheinen.

Sowie die typischen korkzieherartigen Schlängelungen zur primären hereditären Hypertonie gehören, gehört der andere Befund zur toxo-

genen. Es ist wiederholt vorgekommen, daß der vorerst aufgenommene
Augenbefund auf den Bestand einer toxogenen Hypertonie aufmerksam
gemacht hat und der Kreislaufbefund diese dann mit allen erforderlichen
Merkmalen bestätigt hat.

Insofern die toxogenen Krankheiten reversibel sind, wie namentlich
die infektiös-toxischer Genese, so kann man bei fortlaufender Verfolgung
der einzelnen Fälle auch das Schwinden des charakteristischen Gefäß-
befundes beobachten. Es nehmen die Begleitstreifen ab und können auch
mit dem toxogenen Zustand verschwinden. In leichteren Fällen und in
solchen, die rasch ablaufen, kommt es überhaupt nicht zu den Begleitstreifen an den Netzhautgefäßen.

Kombinationen von primärer und toxogener Hypertonie kommen vor
und sind je nach der Intensität der toxogenen Krankheit an den
Netzhautgefäßen zu erkennen.

Alle meine Angaben stützen sich auf Beobachtungen. Die Krankengeschichten und die Befunde hier anzuführen, erscheint mir unnötig.

Bei dem primären Hypertoniker begegnet man, wenn auch selten,
noch einer Erscheinung, die das Sehvermögen einschränken kann. Das
ist ein Ödem der Papille, das beträchtliche Dimensionen annehmen und
auch einseitig deutlich sein kann. Es zeigt oftmals Schwankungen und
kann sich zurückbilden. Differentialdiagnostisch ist in jedem Falle genau
nachzusehen, ob nicht anderweitig bedingte Hirndruckerscheinungen
vorliegen.

Bei aller Mühe des Okulisten und des Internisten kommt es vor,
daß bei genauer Prüfung der Sachlage die beiderseitigen Befunde nicht
klappen. Wenn diese Fälle, wie sich im Laufe der bisherigen Arbeiten
gezeigt hat, selten sind, so verlangen sie besondere Aufmerksamkeit.
Eine genaue Prüfung aller Einzelheiten im Kreislaufapparat, die genaue
Betrachtung des Fundus und die photographische Aufnahme des Augenhintergrundes haben auch solche Fälle in der Regel doch aufgeklärt.
Der Gegenstand ist noch zu neu und erfordert schon wegen der zahllosen
Varianten des Netzhautbildes noch ernste Arbeit. Dazu gehört die Erhebung des Augenhintergrundes beider Augen, da, wie den Augenärzten
genügend bekannt, beträchtliche Unterschiede bestehen können. Die
Natur bereitet auch hier mitunter erhebliche Hindernisse. Die Resultate
solcher kritischer Erforschung unklarer Fälle hat immer wieder die
Bedeutung des Verhaltens der Venen (Venolen) für die Diagnostik erwiesen.

Es sei hier hinzugefügt, daß das Fehlen des manifesten Zeichens
der primären Hypertonie, als das man den Hochdruck hält, bei typischem
Augenbefund an der Tatsache seiner Bedeutung für die hereditäre Anlage
und seine Zugehörigkeit zur Hypertonie nach den vielhundertfachen
Feststellungen nichts zu ändern vermag.

Die Feststellung des Verhaltens der Netzhautgefäße ist für mich
ein wertvoller Teil der klinischen Diagnose geworden. Die Untersuchung
des Kranken mit dem Augenspiegel in der von GUIST gekennzeichneten
Richtung ist eine wichtige Aufgabe für die Augenärzte, die nur bei ver-

läßlicher Technik und richtiger Beurteilung der Ergebnisse der inneren Untersuchung in weiterer Folge sich fruchtbar zu gestalten verspricht (vgl. HOFFMANN, HEIDER, SCHNEERER, SCOTTI-DOUGLAS u. a.).

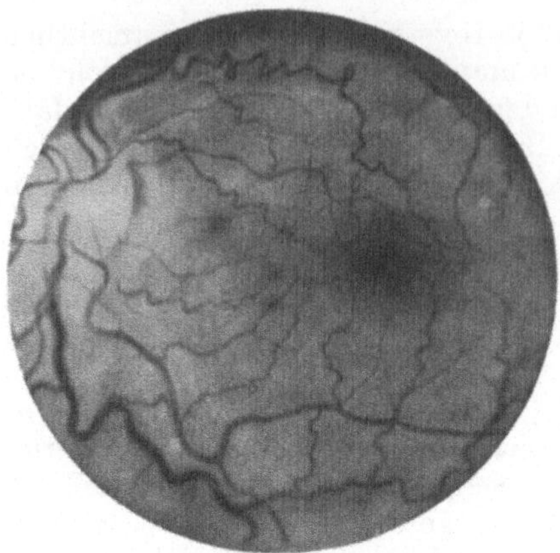

Abb. 19. Tortuositas vasorum.

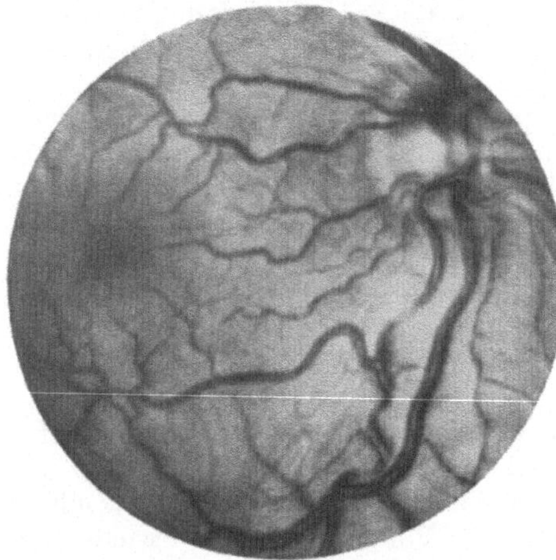

Abb. 20. Polycythemie.

Abb. 19 und 20. Photographische Aufnahmen von GUIST.

Schließlich sind die Blutungen im Bereiche der Netzhaut zu erwähnen, die bei den primären Hypertonikern häufig vorkommen und das erste Zeichen der Hypertonie sein können, das den Kranken zum Arzt führt. Begreiflicherweise werden die Kranken dadurch sehr beunruhigt und trägt ihr Erscheinen zur Steigerung des Blutdruckes bei, die natürlich psychogener und vorübergehender Natur ist. Diese Blutungen sind venösen Ursprungs, was auch dem von mir angegebenen Zustand der Venen entspricht. Für die Beurteilung des Entstehens der multiplen zerebralen Insulte ist das richtunggebend.

Die Befunde an den Netzhautgefäßen sind ferner, wie aus den bisher von KLAFTEN geführten Untersuchungen zu ersehen ist, geeignet, wichtige Anhaltspunkte für die Erklärung der vom Gefäßsystem ausgehenden Komplikationen der Gravidität zu bieten und sind auch prognostisch wertvoll.

Niere.

Die Beziehung der Nieren zu den Erscheinungen von seiten der Kreislauforgane, die in gewissen Arten der Nierenkrankheiten in Erscheinung treten, ist seit J. BRIGHT eine noch immer umstrittene Angelegenheit. Sie ist auf dem Wege der Klärung, seitdem in der Zergliederung der Komponenten dieser Symptomenkomplexe der Tonus der Gefäßwand Beachtung gefunden hat.

Ein Einblick in die Verhältnisse ist nur zu erlangen, wenn wir unter Heranziehung von unkomplizierten Fällen den Entwicklungsgang der Krankheit und den anatomischen und histologischen Befund der Nieren dem der extrarenalen Organe gegenüberstellen. Als extrarenal gemeint ist hier der gesamte Kreislaufapparat, d. h. die in seinem Bereiche auftretenden Erscheinungen einschließlich der Lymphwege.

Als klinische Kriterien wurden von seiten der Nieren Menge und Beschaffenheit des Harnes angesehen, von seiten der Kreislauforgane Herzhypertrophie und Hypertension und das Ödem. Bei der Überprüfung dieser Zeichen haben sich Momente ergeben, die in der Auffassung des Einflusses der Nierenkrankheiten auf den Kreislauf in wichtigen Punkten Wandel gebracht haben, der sich auch auf die Deutung der pathologisch-anatomischen Befunde erstreckt hat. Von den Nierenkrankheiten, wie u. a. die parenchymatöse Degeneration, die Nephrose, die nicht so enge zu unserem Gegenstand gehören, sehe ich hier ab.

In den Nierenkrankheiten wird eine nicht entzündliche von einer entzündlichen Form getrennt. Es sind das die beiden, die gewöhnlich Herzhypertrophie und Hypertension aufweisen. Hinsichtlich der entzündlichen Form ist zu bemerken, daß sie auch dann, wenn sie zu einer beträchtlichen Schrumpfung geführt hat, ohne Herzhypertrophie verlaufen kann.

Ursprünglich bildete die Herzhypertrophie den Hauptpunkt der Erörterung, nachdem es Bright aufgefallen war, daß in einer ansehnlichen Zahl der Fälle bei Nierenkranken Herzhypertrophie zu finden ist. Bright hat ihr Entstehen auf die geänderte Beschaffenheit des Blutes bezogen und die Herzhypertrophie auf eine erhöhte Inanspruchnahme des Herzens gegenüber Widerständen im Kapillargebiet zurückgeführt. Johnson hat den Widerstand in die kleinen Gefäße verlegt und die Herzhypertrophie als die Folge einer dauernden Gefäßkontraktion und Hypertrophie der Muskelschicht erklärt. Den Anlaß zu dieser Veränderung hat er der Retention von Sekretionsstoffen zugeschrieben. Später haben Gull und Sutton die von ihnen angenommene allgemeine arteriocapillary fibrosis als die eigentliche Ursache der Herzhypertrophie bezeichnet. Jedenfalls haben auch sie die Genese der Herzhypertrophie einer extrarenalen Ursache zugeschrieben.

Eine ganz andere Anschauung hat bekanntlich Traube vertreten. Er hat die Herzhypertrophie als Folge einer Einengung der Nierengefäße angesehen. Wasserretention erhöht nach Traube den Widerstand in den Arterien, daher die Erweiterung des linken Herzens und seine Hypertrophie.

Ohne die literarische Entwicklung dieses Gegenstandes (vgl. A. Sachs) weiter darzulegen, begnüge ich mich mit der Feststellung, daß die Krankheiten der Niere seither, wenn auch nur allmählich, doch eine wesentliche Klärung erfahren haben.

Es hat sich gezeigt, daß der anatomische Befund in den Nieren allein zur Lösung der Probleme nicht ausreicht, da funktionelle Vorgänge in diesen Krankheiten in maßgebender Weise eingreifen. Einen wesentlichen Anteil an dem Fortschritt hat die pathologische Anatomie insofern, als sie durch Unterscheidung verschiedener Arten der Nierenkrankheiten der klinischen Beobachtung neue Anregung und Richtlinien brachte. Eine der wichtigsten Errungenschaften war die Erkenntnis, daß es eine chronische, rein vaskuläre Nierenkrankheit gibt, die zur Schrumpfung der Nieren führen kann, die sogenannte genuine Schrumpfniere (BARTELS 1871) und von der Nephritis, der Glomerulonephritis und der an diese sich anschließenden Schrumpfung, der sogenannten sekundären Schrumpfniere zu trennen ist.

JORES, der die genuine Schrumpfniere vom Standpunkte seiner Auffassung der Arteriosklerose betrachtet hat, hat (1908) sie, wie schon vorgebracht, als echte Arteriosklerose der mikroskopisch kleinen Arterien erklärt und als „rote Granularniere" bezeichnet. JORES hat bereits bemerkt, daß ein Parallelismus zwischen dem Grad der Schrumpfung und der Herzhypertrophie nicht besteht und daraus geschlossen, daß in der Ursache, welche die genuine Schrumpfniere hervorruft, auch die blutdrucksteigernde Wirkung von vorneherein gegeben ist.

Die rote Granularniere ist keine selbständige Krankheit der Niere, sondern Ausgang der Krankheit der Arterien, die ich als primäre, permanente Hypertonie der Arterienwand von der Arteriosklerose (Atherosklerose) getrennt habe. Diese Hypertonie ist eine Krankheit, die, wie an anderen Stellen ausgeführt, primär nur eine Krankheit der Arterien ist, die zu arteriolosklerotischen Veränderungen in den Nierenarterien führen kann, aber nicht führen muß.

Gegenüber diesem Prozeß habe ich die Hypertonie der Glomerulonephritis bzw. der sekundären Schrumpfniere anläßlich der Beschreibung der primären permanenten Hypertonie als sekundäre bezeichnet. Meine weiteren Studien haben mich eines anderen belehrt. Die Auffassung, daß nur die zur primären Hypertonie gehörenden Veränderungen an den Nierenarterien arteriolosklerotischer Natur waren, hat sich nicht als zutreffend erwiesen.

Auch bei der Hypertonie der toxogenen Form und die sie begleitende Nierenerkrankung haben wir es mit einer Gefäßkrankheit zu tun. Nur tritt diese nicht immer gleich deutlich hervor. In einem Teil dieser Fälle, die aus einer infektiös-toxischen Ursache entstanden sind, wie speziell die Glomerulonephritis haben wir es mit einer Kombination zu tun, bei welcher der renale entzündliche Prozeß das Krankheitsbild zu beherrschen pflegt. Es kommt hier darauf an, ob die Ursache der entzündlichen Krankheit von einem Infekt herrührt, der sich im Kreislauforgan toxogen auswirkt und Hypertonie ·des gesamten Kreislaufapparates auslöst. Wo das nicht der Fall ist, haben wir es mit einer Nephritis ohne Hypertonie, ohne erhöhten Druck und ohne Herzhypertrophie zu tun. Das Fehlen der Herzhypertrophie bei einer Glomerulonephritis ist schon von BUHL u. v. a. erhoben worden. Das Umgekehrte, daß unter einem Toxin eine toxogene Hypertonie sich entwickelt, ohne daß renale Erscheinungen zutage treten würden, scheint nicht selten zu sein. Sie ist meist von gutartigem Charakter und bleibt mangels der nephritischen Zeichen meist unbeachtet. Sorgfältige Betastung des Pulses, eventuell auch Druckmessung lassen sie erkennen. Am klarsten ist das bei der Bleiintoxikation zu sehen, bei der die Nierenarterien oft arteriolosklerotische Veränderungen aufweisen, die denen gleich sind, die bei der primären arteriellen Hypertonie zu finden sind. Es gibt auch bei der Glomerulonephritis Fälle, in welchen der arteriosklerotische Befund an den Nierenarterien derart prädominiert, daß er anatomisch nicht richtig qualifiziert wird (vgl. A. Sachs, Fall I).

Auch bei der toxogenen Hypertonie ist diese sklerotische Veränderung an den Arteriolen quantitativ sehr verschieden. Der extrarenale Kreislaufapparat ist aber von dem der primären Hypertonie wesentlich verschieden, unabhängig davon, ob eine Glomerulonephritis besteht oder nicht.

Das Auftreten der Arteriolosklerose an den Nierengefäßen hängt, ebenso wie bei der primären Hypertonie, auch bei der toxogenen mit dem Blutdruck und mit der Dauer der Krankheit zusammen. Keineswegs berechtigt das, anzunehmen, daß die Hypertonie in der primären Hypertonie und in der toxogenen genetisch gleichzustellen wären. Es ist das nur eine Analogie in der Auswirkung des erhöhten Druckes auf die hypertonischen Nierenarterien (s. S. 139). Die Annahme, daß in diesen Dauerspasmen bestünden, ist nicht zutreffend, da es solche Spasmen nicht gibt.

Daß in beiden Typen der Gefäßerkrankungen pressorische Gefäßkrisen, die auch ihre besonderen Merkmale haben, vorkommen, ist in anderen Abschnitten erörtert. Auch den Erscheinungen der Niereninsuffizienz mit hohem RN begegnen wir bei beiden. Sie ist nur bei der primären Hypertonie selten, bei der toxogenen häufig mit dem Ausgang in den als echte (chronische) Urämie bezeichneten Zustand.

Es wäre auch noch über die Beziehung der Niere zum Hochdruck das zu wiederholen, was bereits über die Zystenniere und Harnsperre gesagt wurde. Das gilt auch bezüglich der Netzhautbefunde.

Es ist noch zu bemerken, daß in Fällen von erworbener arterieller Hypertonie, zu welchen die seltenen sekundären Hypertonien bei organischem Stromhindernis wie bei der Isthumostenose gehören, auch bei anhaltendem hohen Druck eine arteriolosklerotische Veränderung an den Nierengefäßen sich nicht findet.

Auf dem Gebiete der Nierenkrankheiten haben von jeher die Mischfälle die Unsicherheit in der Problemlösung erschwert. Nur auf Grundlage der einfachen Fälle läßt sich weiterbauen. Die unkomplizierten Fälle sind noch immer häufig genug, um sich richtig zu orientieren.

B. Hypotonie.

Allgemeine Gesichtspunkte.

Die Hypotonie ist der Ausdruck einer Minderwertigkeit der Energiequelle der Muskelzellen. Dieser Zustand kann durch die Beschaffenheit des Sarkoplasmas selbständig herbeigeführt sein unter endokrinem Einfluß, oder primär durch die Nerven. In den Kreislauforganen kann er den ganzen Apparat betreffen oder nur Teile desselben. Die herabgesetzte oder gestörte Ansprechbarkeit des Tonussubstrates entsteht in der Muskelzelle auf verschiedenen Wegen, von welchen ich hier die gewöhnlichsten zusammenfassen will.

Die Energiequelle im Sarkoplasma wird in der Regel von der kontraktilen Fibrille ausgehend in Anspruch genommen. Werden die Fibrillen außer Funktion gesetzt, so erfährt das Tonussubstrat keine Veränderung, wenn diese Ausschaltung nur eine Stillstellung (Hemmung) bedeutet. Anders verhalten sich die Dinge, wenn diese Stillegung die Folge einer Schwächung oder Lähmung der Fibrillen ist. Unter dieser Bedingung tritt je nach der Art der Vorgänge sofort oder allmählich eine Hypotonie in den Muskelzellen auf, insofern diese nicht hypertonisch eingestellt sind. Die Hypotonie kann die Folge einer Störung, auch Lähmung der tonischen Innervation sein, wie das nach Insulten in gewissen zerebralen Gebieten an den peripheren Arterien nachweisbar ist. Es gibt anderseits eine Reihe von Möglichkeiten, unter welchen das Tonussubstrat direkt betroffen und hypotonisch wird.

Herabgesetzter Tonus in den Arterien ist palpatorisch feststellbar. Er bedeutet verminderten Widerstand infolge leichterer Weitbarkeit der feinsten arteriellen Wege. Je nach ihrer In- und Extensität findet die Hypotonie im Blutdruck Ausdruck, doch ist dieser allein nicht das entscheidende Merkmal für die Abgrenzung der Hypotonie. Ebenso wie Hypertonie und Hypertension sind Hypotonie und Hypotension auseinanderzuhalten. Es ist das für die Beurteilung dieses Komplexes sehr erschwerend, aber unerläßlich. Manche Einzelheiten ergeben sich da, die auch für das Verstehen der Hypertonie von Wert sind.

Hypertonie und Hypotonie sind Gegensätze, Hypertonie und Hypotension nicht. Hypertonie kann auch bei Hypotension bestehen, Hypertension bei regionärer Hypotonie. Besonders sinnfällig ist die letztere Erscheinung bei der zerebral bedingten Hypotonie der Arterien der entsprechenden Gefäßbezirke.

Niedriger Blutdruck kann durch Verminderung der Blutmenge, ferner durch die Blutverteilung allein bedingt sein. Für die Blutverteilung in der Peripherie sind unter diesen Umständen außer der Herzarbeit die Abflußbedingungen im großen Kreislauf im allgemeinen oder speziell in seinen wichtigen Gefäßgebieten entscheidend. Es kommen da kinetische und tonische Vorgänge in der Gefäßwand in Betracht. Akute Drucksenkungen sind, insofern sie nicht durch Insuffizienz des linken Herzens oder durch Blutverlust verursacht werden, vorwiegend kinetischen Ursprungs, während der anhaltende Tiefstand des Druckes vom tonischen Zustand der Arterien abhängt.

Noch ist der Mechanismus der Gefäßerweiterung, die nicht auf Fibrillenlähmung beruht, wie an anderer Stelle besprochen, nicht klar. Das gilt für die Vasodilatation. Die akute, aktive Gefäßerweiterung der Gefäße ist aus ihrem Aufbau bisher nicht aufgeklärt und erscheint mir die Tonushemmung, wie wir sie unter der Wirkung der Nitrite an den feinsten Gefäßen und Kapillaren beobachten, die mögliche Erklärung für die Erscheinungen bei der Reizung der Vasodilatatoren zu sein. An den Hinterwurzeln, in welchen S. STRICKER die Vasodilatatoren entdeckt hat, wird sie als antidromer Effekt der Reizung der sensiblen Fasern gedeutet.

Die richtige Beurteilung des Entstehens der Ereignisse ist in akuten
Zufällen nicht immer rasch möglich, doch ist sie für die Bekämpfung der
Krankheitszeichen entscheidend. Die akuten, von den Gefäßen ausgehenden Drucksenkungen habe ich seinerzeit als depressorische Gefäßkrisen zusammengefaßt. Bei langsamer Entwicklung der Dinge ist eine
Orientierung leichter möglich. Bei den Hypertonikern ergibt sich unter
solchen Umständen eine weitere Gelegenheit, die Wichtigkeit der Trennung
der Begriffe Tonus und Tension kennenzulernen. In Fällen von bereits
fixierter Hypertonie kommt es nämlich vor, daß Hypotension auftritt.
Sie kann da durch das Nachlassen der Herzleistung bedingt sein, wo nicht
ein Blutverlust oder besondere Vorgänge in einzelnen Gefäßgebieten
sie verursacht haben. Gewöhnlich macht sich die Hypotension bei solchen
Kranken im psychischen Verhalten bemerkbar. Die sonst lebhaften
und leicht reizbaren Kranken werden still und sogar hinfällig, obwohl
der Tonus der tastbaren Arterien ein hoher ist. Dabei kann das rote
Aussehen bestehen bleiben und der Blutdruck noch ein relativ hoher
sein. Es besteht da eine ungenügende Durchblutung des Gehirns. Gelingt
es, die Herztätigkeit so weit zu heben, daß der erforderliche Betriebsdruck aufgebracht wird, so sind die Störungen beseitigt. Das sind gewöhnlich Fälle von kardial bedingter Hypotension und nicht von Hypotonie des Gefäßsystems. Die Ursache der kardialen Störungen, die gelegentlich eine tonische sein kann, ziehe ich hier nicht weiter in Betracht.
Die unmittelbar nach Aderlässen eintretende Hypotension beruht selbstverständlich nicht auf Hypotonie, wenngleich die Herabsetzung des
Seitenwanddruckes den Tonus herabzusetzen vermag.

Die Abgrenzung der Hypotonie nach der Höhe des Blutdrucks führt
zu Irrtümern. Ob ein niedriger Blutdruck auf Hypotonie beruht, ist
nicht ohneweiters leicht feststellbar und bedarf es, um diese Frage richtig
zu beantworten, oft einer längeren Beobachtung. Eine Schwierigkeit
ist auch darin gelegen, daß niedriger Druck eine familiäre Erscheinung
sein kann (A. STRASSER und LÖWENSTEIN). Durch die Untersuchungen
von CADBURY haben wir schon erfahren, daß es Rassen mit niedrigem
Normaldruck gibt. CADBURY ist es aufgefallen, daß Kranke eines Spitals
auffallend niedrigen Blutdruck aufwiesen und ist er dieser Angelegenheit
nachgegangen. Er fand bei den chinesischen Studenten der Universität
Canton um 20 bis 30 mm Hg niedrigere Blutdruckwerte, als sonst bei
Europäern und auch Nordamerikanern gleichen Alters. Ähnliche Befunde
werden von Bengalen und von Philippinen angegeben. Diese sind deshalb
nicht weniger leistungsfähig wie andere, deren Blutdruck nach der gemeinhin angenommenen Skala sich in normalen Grenzen bewegt. Solche
Menschen sind nicht Hypotoniker. Ihr tonischer Zustand ist kein pathologischer, sondern ein physiologischer. Nach TUNG erreichen sie unter
anderen äußeren Bedingungen einen höheren normalen Druck.

Nicht einfach ist die Sache bei den familiären Hypotonikern. Unter
ihnen finden sich welche, deren niedriger Druck eine physiologische Erscheinung ist, aber auch solche, die pathologisch stigmatisiert sind.
Das sind Menschen, deren Leistungsfähigkeit im allgemeinen subnormal

ist und die vermöge der Anlage ihres Tonussubstrates nicht hypertonisch werden. Ob eine Umstimmung eines solchen Organismus überhaupt erreicht werden kann, erscheint mir fraglich.

Die Hypotonie ist so wie die Hypotension relativ zu werten. Hypotonisch im pathologischen Sinne kann das Tonussubstrat von Haus aus durch Erbanlage sein, durch angeborene Bedingungen, oder aber es wird hypotonisch, sei es vom Nervenapparat aus oder durch Mangel in der Ernährung, wie in gewissen Avitaminosen, ferner durch abbauende Vorgänge, toxische Einflüsse im weiteren Sinne oder durch besondere endokrine Bedingungen, wie bei der Erkrankung der Nebennierenrinde. Die Unterscheidung dieser Typen im Einzelfalle kann schwierig sein, aber sie ist für die therapeutischen Richtlinien von Belang.

Während bei der Hypertension die Hypertonie eine Grundbedingung des Zustandes ist, liegen die kausalen Verhältnisse bei der Hypotension anders. Der niedrige Blutdruck der Hypotonie kann seine Begründung in der Hypotonie des Herzmuskels wie in der der peripheren Gefäße haben. Im besonderen ist es, insofern die Gefäße maßgebend sind, der Zustand der feinsten Arterien, die im Gegensatz zur primären Hypertonie durch ihre Weitbarkeit den Abfluß erleichtern. Eine besondere Weite der Abflußwege scheint dazu nicht erforderlich. In meinen Untersuchungen über die zerebral bedingte tonische Pulsdifferenz habe ich Belege für die Art der Auswirkung der Hypotonie in den peripheren Arterien vorgebracht. Sie sind geeignet, die Kreislaufänderungen der Hypertonie wie der der Hypotonie verständlich zu machen.

Die Literatur (vgl. das Referat von Fr. Kisch) weist eine Anzahl von Arbeiten auf, die sich mit der Hypotension beschäftigen, namentlich die amerikanische, in der eine Monographie von A. Friedländer (1927) vorliegt. Es fehlt auch nicht an der Bezeichnung Hypotonie, worunter aber Hypotension gemeint ist (M. Herz, E. Münzer u. a.). Nur wenige habe ich gefunden, die der Hypotonie im Sinne meiner Auffassung, d. h. der Trennung zwischen Tonus und Tension Rechnung getragen hätten. (G. Joachim, Martini und Pierach, A. Strasser und Löwenstein). Die zur Hypotonie gehörigen Krankheitstypen sind noch ungenügend abgegrenzt, um sie zu einer statistischen Einordnung zu verwerten. Unter den wirklichen Hypotonien sind allgemeine und regionäre zu unterscheiden. In beiden begegnen wir permanenten und akuten. Die permanenten Hypotonien können sich allmählich entwickeln oder aus akuter hervorgehen. Die akuten können rasch vorübergehen oder langsam zur Norm zurückkehren.

Einteilung.

Die Einteilung der Hypotonien hat ihre Schwierigkeiten schon wegen der Unklarheit ihrer Ätiologie und Pathogenese. Sie sind, wie sich zeigt, in gewissen Formen eine primäre Tonuskrankheit, während in anderen das Pathologische im Tonussubstrat ein sekundärer Vorgang ist. In diesen Fällen ist, wie aus meiner Darstellung hervorgeht, der gewöhnliche physiologische Weg der Inanspruchnahme der Energie gestört oder auch unterbrochen. Gelegentlich trifft die Schädigung beide Funktionen der Muskelzelle gleichzeitig.

I. Allgemeine Hypotonie.

Die allgemeine Hypotonie der Kreislauforgane kommt in zwei Formen vor:

a) als hereditäre oder angeborene,
b) als erworbene.

1. Angeborene oder hereditäre Form.

Die angeborene Form ist eine konstitutionelle, ein bleibender Zustand. Sie erstreckt sich auf das ganze kardiovaskuläre System und zeigt der ganze Organismus Merkmale der Hyptonie und Hypodynamie. Hierher gehört der asthenische Habitus (B. STILLER) mit dem Tropfenherz.

Die hypotonischen Arterien sind weich, verschwinden bei der Ausschaltung des Blutstromes unter dem tastenden Finger. Der Blutdruck bewegt sich auf der unteren Grenze der Norm, auch unter dieser. Das Herz ist klein. Somatisch sind solche Menschen meist grazil, doch gibt es auch fettleibige Hypotoniker.

Die Hypotension dieser Hypotoniker ist nicht erheblich hinauf zu korrigieren. Sie haben keine Angiospasmen mit Drucksteigerung und werden auch dann nicht hypertonisch, wenn sie von Krankheiten befallen werden, die sonst mit Hypertonie einherzugehen pflegen. Sie bekommen keinen anhaltenden hohen Druck und auch keine Herzhypertrophie. Die Beschaffenheit des Sarkoplasmas ihrer Arterienwandmuskeln macht es nicht möglich, einen Krampf herbeizuführen, d. h. der kinetische Reiz findet keinen ausreichenden Energievorrat. Bei dieser Minderwertigkeit erweisen sich solche Menschen gegen viele Krankheiten noch immer widerstandsfähig. Sie gelten sogar als langlebig (BARACH u. a.).

2. Erworbene Hypotonie der Kreislauforgane.

Diese Form der Hypotonie kann ebenso wie die konstitutionelle eine allgemeine sein, nur ist sie anderer Genese. Ihrer Entwicklung und ihrem Verlaufe nach sind zu unterscheiden: vorübergehende mit akutem oder subakutem Verlauf neben anhaltenden und bleibenden, die auch aus akuten und subakuten hervorgehen können.

Die bekannteste Form der erworbenen allgemeinen anhaltenden Hypotonie ist der Morb. Addisonii. Der niedrige Blutdruck ist da nicht kinetisch bedingt, sondern durch Tonusschädigung, die sich mit dem Fortschreiten der Krankheit steigert. Sie führt zu einer allgemeinen Adynamie.

Daß bei der ADDISONschen Krankheit der Gefäßschaden im Tonussubstrat der Muskelzellen gelegen ist, geht am deutlichsten daraus hervor, daß in vorgeschrittenen Fällen Gifte, welche die kinetische Funktion erregen, wie das Adrenalin, keine erhebliche oder überhaupt keine Blutdrucksteigerung auszulösen vermögen (vgl. H. CURSCHMANN). Auch das

Verhalten der willkürlichen Muskeln bei dieser Krankheit läßt einen Mangel an Energie, nicht eine herabgesetzte Beweglichkeit erkennen.

Wenngleich nur vereinzelt, sind doch Fälle bekannt geworden, in welchen Kranke sich aus einer solchen Krankheit mit allen ihren ausgesprochenen Zeichen vollkommen erholt haben. Einen solchen Fall habe ich beobachtet. Im allgemeinen sind es fortschreitende Hypotonien, die tödlich verlaufen. In neuerer Zeit ist es gelungen, einzelne Fälle durch Nebennierenrindenextrakte durch einige Zeit zu erhalten, bzw. den Verlauf der Krankheit zu hemmen.

Durch Schädigung der Nebennieren werden die depressorischen Erscheinungen erklärt, die in manchen Infektionskrankheiten unter der Wirkung der Toxine ihrer Bakterien auftreten. Das sind Erscheinungen, die, wenn sie nicht bald behoben werden, zu schweren und das Leben bedrohenden Störungen führen. Inwieweit in einem Falle Herz und Gefäße an der Hypotonie und der Hypotension beteiligt sind, läßt sich im Einzelfalle nicht immer sicher beurteilen. Wir wissen, daß schon auf der Höhe der meisten fieberhaften Zustände die Diktrotie die Hypotonie der Gefäßwand ankündigt. Viel hängt davon ab, in welchem tonischen Zustand die Arterien vor der Erkrankung waren. Hypertonische Arterien können merklich an Tonus einbüßen, allein bei vorgeschrittenen Hypertonikern wird der Puls unter diesen Bedingungen nicht dikrot.

Nicht alle Infektionen, die mit Fieber verlaufen, machen die Gefäße hypotonisch. Es gibt Infekte, die im Gegenteil die Gefäße trotz Fieber hypertonisch machen und auch zu einer dauernden Hypertonie führen können. Solche Infekte sind vielleicht nicht selten Ursache anhaltender toxogener Hypertonien der Jugendlichen. Die Aufmerksamkeit erregen sie gewöhnlich nur dann, wenn der Infekt auch zu einer Glomerulonephritis geführt hat. Das ist eben nicht immer der Fall.

In gewissen Drucksenkungen, wie namentlich der akuten, kann die Hypotonie mit Vasomotorenlähmung in Zusammenhang stehen, sobald durch Schädigung der Fibrillen das Tonussubstrat mitbetroffen wird. Die Schädigung der Vasomotoren macht unmittelbar eine Hypotension, die die Folge einer geänderten Blutverteilung ist, an der in der Regel das splanchnische Gebiet entscheidend mitwirkt. Ist an einem solchen pathologischen Gefäßzustand auch das Tonussubstrat beteiligt, so kann sich, wie es in infektiös-toxischen Prozessen der Fall ist, durch diese Kombination eine große Gefahr dadurch ergeben, daß das Tonussubstrat auf sonst wirksame Mittel nicht mehr anspricht. Wir haben das bei der Grippeepidemie 1918 reichlich gesehen und können es u. a. in den kritischen Stadien der Pneumonie und in verschiedenen Intoxikationen beobachten. Unter den Infektionskrankheiten ist es u. a. das Fleckfieber, das Hypotonie auslöst. Es darf das auch von der Tuberkulose im allgemeinen angenommen werden, doch ist dem nicht immer so. Die Kranken können durch Gefäßtod zugrunde gehen. Nicht immer, aber doch häufig ist dabei bereits auch eine Hypotonie des Herzmuskels eingetreten.

Zu den durch Fieber erzeugten hypotonischen Zuständen gehört die bemerkenswerte Erscheinung, daß gewisse spastische Anfälle, wie ich das schon in Gefäßkrisen hervorgehoben habe, im Fieber ausbleiben. Wir beobachten das bei der Angina pectoris vera, beim Asthma cardiale wie übrigens gewöhnlich beim Asthma bronchiale nervosum. Sobald das Fieber aufhört, können die Anfälle wieder zum Vorschein kommen.

Außer den bisher angeführten Arten der Hypotonie gibt es akute Formen, die mit dem Verhalten der Vasomotoren in Zusammenhang stehen und zu den depressorischen Krisen gehören.

Symptomatologie der allgemeinen Hypotonie.

Die Aufstellung eines scharf umschriebenen Krankheitsbildes der allgemeinen Hypotonie ist meines Erachtens im gegenwärtigen Zeitpunkt nicht möglich. Beim wirklichen Hypotoniker kann, insolange seine Leistungsfähigkeit überschreitende Forderungen an ihn nicht herantreten, die Hypotonie symptomenlos bleiben. Die herabgesetzte Ansprechbarkeit kommt in erster Reihe bei körperlichen Anstrengungen zum Vorschein und äußert sich auch in erhöhter Pulsfrequenz und Atemnot. Auch bei geistiger Tätigkeit zeigt sich die Minderwertigkeit in rascher Ermüdung.

Die von STILLER beschriebene Asthenie ist das Bild der angeborenen Hypotonie, die sich auf den gesamten Organismus erstreckt.

Die Symptomatologie der Hypotonie der Kreislauforgane bedarf noch eines eingehenden Studiums. Die Zeichen, deren Vorkommen unter Hinweis auf Hypotension angeführt werden, sind nicht alle Merkmale der Hypotonie. Der Blutdruck ist, wie ausgeführt, nicht allein maßgebend. Auch gibt es qualitative und quantitative Unterschiede in den einzelnen Fällen.

Bei der Gruppierung der Erscheinungen sind Ursache und Folge und dabei die Beziehungen zu kinetischen Vorgängen zu erwägen. Es kommt sehr auf Ätiologie und Genese der Hypotonie an.

In der Literatur wird mannigfach erörtert, ob es eine „essentielle" Hypotonie gebe. Man denkt sich darunter das Gegenstück zur essentiellen Hypertonie. Abgesehen davon, daß ich die Bezeichnung essentielle Hypertonie für die primäre, permanente Hypertonie, weil sie eine nicht zutreffende ist, ablehne, kenne ich keine Hypotonie, welche in diesem Sinne essentielle Hypotonie genannt werden könnte. Es gibt keine zentral bedingte, hereditäre Hypotonie, die sich ausschließlich auf die Arterien erstreckt und habe ich auch das nicht vertreten (vgl. H. CURSCHMANN).

II. Regionäre Hypotonien.

Regionäre Hypotonien sind keine seltenen Erscheinungen, wenn man sie beachtet. Meist werden sie durch eine Erkrankung der Gefäßnerven bedingt, sobald diese in ihrer Leitung gestört werden, z. B. bei der Neuritis. Auch organische Erkrankungen der Gefäßwand können zur Hypotonie führen. Viele von ihnen sind neurogenen Ursprungs. Sehr hohe und ebenso zu niedrige Temperaturen, wie auch chemische Agentien können bei örtlicher Einwirkung das Gefäßgebiet hypotonisch machen. Ein einfaches Beispiel der umschriebenen Hypotonie bietet der Entzündungsherd mit den Zeichen der Klopfempfindung.

Eine diagnostisch besonders bedeutsame Form ist die Hypotonie, welche nach gewissen zerebralen Insulten sich einstellt und auch als bleibendes Zeichen einer solchen zerebralen Schädigung bestehen bleiben kann. Auch Erkrankungen des Rückenmarks können wie die Hinterstrangerkrankungen regionäre Hypotonie machen.

Unter Umständen kann sich der Bestand einer regionären Hypotonie im Blutdruck geltend machen, obwohl das splanchnische Gebiet nicht beteiligt ist. Darauf ist die von R. STRISOWER bei Tabikern beschriebene Drucksenkung zurückzuführen. Die Erscheinung besteht darin, daß der Blutdruck im Stehen niedriger wird, als der im Liegen. Das gilt nur für die Tabiker, deren Arterien der unteren Extremitäten hypotonisch sind. An dem Ausmaß der Blutdrucksenkung dürften nicht nur die Gefäße dieser Extremitäten, sondern auch die der Beckenorgane und des Beckenbodens einen Anteil haben (vgl. S. 47).

Menschen mit erworbener Hypotonie zeigen oft deutliches Absinken des Blutdrucks im Stehen, das in zerebraler Anämie sich ausdrücken kann. Beim ersten Aufstehen nach längerer Krankheit ist das ein häufiges Vorkommnis und verlangt dieses Unternehmen deshalb einer entsprechenden Vorsicht.

Bei einem Kranken meiner Beobachtung, der in Anfällen von abdominellen pressorischen Gefäßkrisen mit Hochdruck (170 bis 180 mm) tachykardische Anfälle bekam, trat mit dem Einsetzen der Tachykardie (maximale Frequenz bis 220) ein Drucksturz ein, wobei gelegentlich der Druck auf 45 bis 55 mm sank, bei einer Schlagfolge von 144. Während des Tiefdrucks war der Puls hyperdikrot und der Kranke schmerzfrei. Mit dem Aufhören dieser Erscheinung kehrte der abdominelle Schmerzzustand wieder. Der tiefste Druck stand nicht mit der Höhe der Herzfrequenz im Zusammenhang.

Eine andere hierhergehörige Beobachtung betraf eine Kranke, die in Anfällen von Angina pectoris akute Drucksenkung, Pulsbeschleunigung mit Dikrotie bekam (s. S. 108).

Bei der paroxysmalen Tachykardie gehören sonst kleine Drucksenkungen zu den gewöhnlichen Erscheinungen, die in der ungenügenden Füllung der peripheren Arterien, auch Stauung in den Halsvenen, ihre Erklärung finden. Der Drucksturz in meinen Fällen ist mit diesem Vorgang (Überschreitung der kritischen Frequenz nach WENCKEBACH) nicht erklärt.

Solche Beobachtungen lehren immer wieder, daß die aus den physiologischen Tierversuchen abgeleiteten Grundzüge der neurogenen Änderung der Blutverteilung und des Blutdrucks nicht ausreichen, um die Ereignisse, denen wir beim Kranken begegnen, verständlich zu machen.

Therapie der Hypotonie.

Die Behandlung der Hypotonie ist eine nicht weniger verwickelte Angelegenheit, wie die der Hypertonie.

Die Aufgabe geht dahin, das Tonussubstrat leistungsfähig zu machen. Der Angriff kann auch hier indirekt über die kinetischen Nerven bzw. Fibrillen direkt am Sarkoplasma selbst unternommen werden.

Liegt die tonische Funktion schwer darnieder, wie das bei den hämatogenen Adynamien der Fall ist, so ist mit einer Erregbarkeit der entsprechenden Nerven kaum zu rechnen. Es liegen Beweise vor, daß in solchen Hypotonien, die selbstverständlich niedrige Druckwerte aufweisen, alle Reizmittel. wie namentlich die adrenalinartig wirkenden Substanzen, versagen. Es gibt natürlich Abstufungen und kann der Effekt der Adrenalinreaktion einen Maßstab für die jeweilige Ansprechbarkeit des Sarkoplasmas sein. Für die Beurteilung des Effektes ist es in jedem Fall von Wert, die Grundlagen der Hypotonie zu kennen, was nicht immer leicht möglich ist.

Gegenüber der echten hereditären pathologischen Hypotonie sind unsere therapeutischen Bestrebungen nach den bisherigen Erfahrungen ergebnislos. Sie sind es auch nicht, die eines Eingriffes dringend bedürfen. Die erworbenen Formen fordern dagegen Behandlung. Von diesen sind es die hämatogenen Adynamien, an welchen der Gefäßapparat besonders beteiligt ist. Dahin gehören die Adynamie der Nebennierenkranken, ferner die toxogene Adynamie in gewissen Infektionskrankheiten. Zwischen beiden Typen besteht zwar, soweit wir das heute beurteilen können, ein pathogenetischer Unterschied. Beim Addison ist ein Defekt der Funktion der Nebennierenrinde, auf den sich der Verdacht konzentriert. Bei den toxogenen Formen ist das gleiche der Fall, nur sind sie oft mit Vasomotorenlähmung verbunden.

In therapeutischer Hinsicht bietet der Extrakt der Nebennierenrinde Aussicht auf Hilfe in diesen eigentlich verzweifelten Fällen. Auch meine Beobachtungen sprechen in diesem Sinne. Noch ist der Wert der einschlägigen Präparate, von welchen ich bisher hauptsächlich das „Sucort" in Verwendung gezogen habe, unsicher und ist ihre Dosierung weiter zu studieren.

Da der Anlaß zur Erkrankung der Nebennieren, wenn auch nicht so häufig, wie dies seit der Beschreibung der ADDISONschen Krankheit angenommen wird, in Tuberkulose gelegen ist, hat man auch die Tuberkulinbehandlung empfohlen. Nach meiner Erfahrung ist von diesem Verfahren abzuraten.

Über die Wirkung der Arzneimittel, die den Tonus heben sollen, sind vielfach unrichtige Vorstellungen vorherrschend. Ein gewisser Erfolg der adrenalinartig wirkenden Substanzen (Sympatol, Ephetonin, Ephedrin usw.) ist nur bei einer zentral bedingten Lähmung der Vasomotoren zu erwarten. Zeigt sich ein wenn auch geringer Effekt, der immerhin nur ein bald vorübergehender ist, so empfiehlt es sich, einen Hypophysenhinterlappenextrakt hinzuzufügen, da dadurch die Wirkung eine nachhaltigere werden kann. Auch vom Ephetonin ist Analoges zu erwarten, doch ist bei seiner Dosierung Vorsicht geboten, zumal beim Überschreiten der richtigen Gabe, deren Größe ich nicht herausgefunden habe, plötzlich ein entgegengesetzter Effekt sich einstellen kann. Diese

Beobachtung habe ich am Tier wie am Menschen und auch bei Kombination mit dem Hypophysenextrakt gemacht. Der Extrakt aus dem Hypophysenhinterlappen hat mannigfache Eigenheiten, die ich in Untersuchungen am Gefäßstreifen schon (1908) beschrieben habe. Die Wirkungen sind in verschiedenen Gefäßgebieten ungleich, in einzelnen verengernde, in anderen erweiternde. Auch in gewissen Anfällen, wie in Asthma cardiale und bronchiale, gibt es merkwürdige Ungleichheiten, auf die ich hier weiter nicht eingehen kann (vgl. FR. BRUNN). Nach meiner Ansicht haben diese Extrakte eine Wirkung auf den Tonus. Der von WENCKEBACH geschilderte Effekt bei der Avitaminose Beriberi bestätigt das. Über diese Krankheit habe ich keine eigene Erfahrung.

Von den übrigen Mitteln ist Koffein wertvoll, weil es neben seiner elektiven Wirkung den Tonus der Gefäße stützt und auf die willkürlichen Muskeln wirkt. Sobald Zeichen kardialer Störung sich melden, ist jedenfalls neben Koffein Digitalis heranzuziehen. Die Verwendung des Kampfers ist nicht angezeigt, da er die Gefäße erweitert und seine Herzwirkung die Veränderung in der Blutverteilung nicht auszugleichen vermag.

Die eben vorgebrachten Richtlinien sind besonders bei den akuten depressorischen Zuständen zu beobachten. Daß unter diesen Bedingungen auch andere Reizmittel herangezogen werden sollen, ist selbstverständlich und können sie in Fällen, in welchen nicht alle Gefäßgebiete an dem Verfall beteiligt sind, auch die Hebung des Tonus fördern. Als solche sind auch Hautreizmittel zu versuchen. Vom Strychnin habe ich keine gute Meinung. Die kleinen Dosen, die da gegeben werden, genügen nicht und insofern sie erregen, ist diese Erregung bald von gegenteiligem Effekt gefolgt. Größere Gaben sind gefährlich.

Die Darreichung von stimulierenden Arzneimischungen, wie u. a. Kola, sind zwar auch nur von vorübergehender Wirkung, können aber bei anhaltend darniederliegendem Tonus bei entsprechender Nahrung die Rekonvaleszenz des Kranken beschleunigen.

In diätetischer Beziehung ist individuell vorzugehen und ist eine purinreiche Kost am Platze. Da die Bedingungen der Assimilation im Sarkoplasma noch nicht bekannt sind, sind übrigens alle Anweisungen von problematischem Wert.

Depressorische und vasodilatorische Krisen.

Im Gegensatz zu den pressorischen Krisen ist die Erhebung der Quelle der Kreislauferscheinung bei den depressorischen nicht so einfach. Der pressorischen Gefäßkrise liegt ein rein vaskulärer Vorgang zugrunde. Bei der depressorischen Krise kann das Herz allein oder die Gefäße selbständig oder auch beide den Anlaß geben, wobei es auf eine Unterscheidung des Anteiles der kinetischen oder der tonischen Funktion ankommt.

Wo die Gefäße den Ausgangspunkt der Depression bilden, ist auch die Entscheidung über das Gefäßgebiet, das das Phänomen ausgelöst hat, nicht immer sicher. Aus dem Tierexperiment wissen wir, daß der splanchnische Gefäßbezirk und speziell das Pfortaderwurzelgebiet den Blutdruck dominiert. Es kann allein einen depressorischen Zustand verursachen und das ist auch meistens der Fall. Demzufolge ist die Unterscheidung zwischen allgemeinen und regionär bedingten Krisen oft schwer möglich. Unter toxischer Einwirkung, wie bei Infektionskrankheiten, kann der Tonus der gesamten Kreislauforgane Schaden leiden.

In jedem Falle akuter Depression hat das Verhalten des Tonus einen wesentlichen Anteil an dem Vorgang. Immerhin gibt es akute depressorische Zustände, in welchen das Herz allein ausschlaggebend ist. Die Hypotonie des linken Ventrikels genügt, um eine beträchtliche Drucksenkung auszulösen.

Durch genaue perkussorische Verfolgung der Herzgröße ist oft die kardiale Genese des kritischen Zustandes festzustellen. Bei akuter Zunahme der Herzgröße kann das Verhalten der peripheren Arterien, guter Tonus der tastbaren Arterienwand bei Abnahme der Füllung der Arterien auf den kardialen Ausgangspunkt der Krise hinweisen.

Bei peripherisch bedingter Genese einer akuten Drucksenkung wird die Herzdämpfung kleiner oder bleibt anscheinend unverändert. Die Füllung der Arterien und ihr Tonus nimmt ab.

In beiden Typen findet das kritische Ereignis im Blutdruck Ausdruck. Dabei wird der Spitzenstoß schwächer und auch die arteriellen Töne büßen an Intensität ein. Infolge ungenügender Durchblutung des Gehirns kommt es zur Benommenheit und kann sich Hirnödem einstellen. Tritt der Erscheinungskomplex ganz akut auf, so entwickelt sich das bekannte Bild der Synkope.

Für den Verlauf solcher Ereignisse ist die Höhe des Ausgangsdrucks und des Erfordernisdrucks sehr wichtig und die Druckdifferenz. Druckstürze haben mannigfache Gefahren. Sie können in Herztod oder Gefäßtod ausgehen.

Große Blutverluste geben ein den depressorischen Gefäßkrisen analoges Bild. Die akuten, durch das Verhalten der abdominellen Gefäße bedingten Depressionen können zu einer Verblutung in die Bauchorgane bei erhaltener Blutmenge führen und unter abnehmender Herzfüllung den Gefäßtod bedingen. Die Leber vermag da einen beträchtlichen Teil des Blutes aufzunehmen (Kronecker).

Zu akuten Depressionen können, abgesehen von Blutungen, mechanische Vorgänge führen, so die Pfortadersperre, Kompression der Cava ascendens, plötzliche Verminderung des Bauchinhaltes, akute Hyperämie der Bauchorgane bei Enteritis, Darmkrisen der Tabiker. Eine zweite Gruppe bilden die von den Nerven ausgehenden Drucksenkungen.

Die gewöhnliche Annahme, daß in allen den neurogenen Ereignissen die Vasomotoren, d. h. die kinetische Funktion allein entscheide, reicht nicht aus, um die Erscheinungen verständlich zu machen. Wir kennen Bedingungen, unter welchen die Lähmung der Fibrillen der Gefäßmuskeln nicht imstande ist, eine Drucksenkung herbeizuführen, wohl aber eine Hemmung der tonischen Funktion. In allen von den Gefäßen ausgehenden akuten Depressionen ist Tonussenkung in maßgebenden Gefäßbezirken erfolgt.

In ganz verschiedenen Krankheiten treten gelegentlich akute depressorische Krisen auf. Einige auffällige Beobachtungen habe ich beschrieben und hebe die besonders hervor, in welchen ich Merkmale der Hypotonie im Anfall gefunden habe. Es waren das, wie erwähnt, Fälle, die unter diesen Umständen Dikrotie und Hyperdikrotie des Pulses zeigten.

Eine Art der depressorischen Krise, die ich wiederholt beobachtet habe, ist die in den Beinkrisen der Tabiker. Das Ausmaß der Senkung kann da beträchtlich sein. Drucksenkungen bis 35 mm habe ich beobachtet. Daher unterbrechen sie die abdominellen Gefäßkrisen, mit denen sie alternieren können. Auch hier glaube ich, daß neben den Arterien der unteren Extremitäten das Beckengebiet einen Anteil hat. Dieses hat nämlich ein besonderes vasodilatorisches Zentrum im Lendenmark (s. S. 47). Die Beinkrisen der Tabiker gehören zu den regionären, durch Vasodilatation bedingten Gefäßkrisen, obwohl sie auch im Blutdruck sich depressorisch auswirken.

Eine Sonderstellung kommt den renalen Gefäßkrisen zu, die sich, wie ich sie beschrieben habe, in einer anfallsweise oft nur in der Nacht auftretenden Polyurie melden.

Zu dieser Gruppe gehört auch die Erythromelalgie (COLLIER).

Zusammenfassende Schlußbemerkungen.

Zum Problem des Muskeltonus und meiner Begriffsbestimmung haben mich Arbeiten geführt, welche Studien der Bewegungsvorgänge und deren Beziehung zur Innervation zum Gegenstand hatten. Solche experimentelle und klinische Untersuchungen habe ich an verschiedenen kontraktilen Organen angestellt. Ein Ergebnis dieser Arbeiten ist die Erforschung der Aufgaben der beiden Hauptbestandteile der kontraktilen Zellen und ihrer Beziehung zueinander, sowie der Nachweis, daß der aktive kinetische Effekt von den Fibrillen ausgeführt wird. Die weiteren intrazellulären Erfordernisse und Vorgänge werden vom Sarkoplasma geleistet, das ich in den Mittelpunkt meiner fortlaufenden Studien gestellt habe. Diese Leistungen des Sarkoplasmas bzw. seines Substrates habe ich als tonische Funktion zusammengefaßt.

Die Annahme einer tonischen Funktion wurde bereits von NOYONS und von v. UEXKÜLL ausgesprochen und als deren Aufgabe die Sperrung der Bewegung bezeichnet, deren Mechanismus unaufgeklärt blieb. Meine Untersuchungen brachten tieferen Einblick in die Biologie des Sarkoplasmas. Weiter bin ich im Rahmen des Physiologischen nicht gekommen, sondern erst durch die Verfolgung seines Verhaltens im pathologischen Zustand. Da haben sich neue Gesichtspunkte ergeben.

Nach meiner Zergliederung vermag die tonische Funktion durch einen Vorgang, der in der Muskelzelle vor sich geht, die Bewegung zu sperren. Zu diesem Ereignis kommt es dadurch, daß die erhöhte Spannung der Muskelzelle die Beweglichkeit der Fibrillen behindert. Das ist aber nur ein Teil der Aufgaben der tonischen Funktion. Von dieser Sperre zu unterscheiden ist die Stillstellung der Fibrillen ohne ihre Lähmung oder Behinderung ihrer Bewegungsmöglichkeit, woran das Tonussubstrat nicht beteiligt ist.

Die hauptsächliche Aufgabe des Sarkoplasmas ist die Besorgung und Bereitstellung der Energie für die von der aktiven Bewegung zu leistenden Arbeit. Schon dadurch allein nimmt es einen regulatorischen Einfluß auf den Ablauf der Bewegung. Gesteigerte Anforderungen an die Leistungsfähigkeit des Tonussubstrates im Sarkoplasma führt zur Hypertonie und durch sie zur Hypertrophie, in entgegengesetzter Richtung zur Hypotonie, auch Atonie und zur Atrophie.

Eine besondere Leistung des Tonussubstrates ist ferner die tonische Bewegung. Die Fibrillen sind an dieser passiv beteiligt, da sie, wie ich nach einer genauen Verfolgung dieses Phänomens schließe, durch eine stark steigende Innenspannung in eine verkürzte Stellung geraten. Dadurch wird eine Überschichtung der Muskelzellen wie bei der aktiven Bewegung herbeigeführt und das Lumen des Organs enger. Sein Verhalten und die erhöhte Resistenz der Wand bleibt so lange, als die Spannung im Sarkoplasma nicht abnimmt.

Außer diesen beiden Bewegungsarten gibt es in den Hohlorganen noch eine dritte. Sie ist eine nicht aktive, geht nicht von der Muskelzelle aus und kommt nach P. Schultz dann zustande, wenn das Stützgewebe in Ruhestellung übergeht, wie z. B. bei einer passiven Entleerung des Hohlorgans.

Die Erregung des Tonussubstrates erfolgt vom kinetischen Nerv aus über die Fibrille oder von dieser direkt, anderseits kann es von eigenen Nerven oder auch direkt erregt werden. Verharrt das Tonussubstrat in einem solchen Erregungszustand, so geht es in einen ständigen Hypertonus über. Zu geringe Inanspruchnahme des Sarkoplasmas oder Störung seiner Betriebsbedingungen führen zur Hypotonie, auch zur Atonie. Auch diese pathologischen Erscheinungen können neurogen entstehen oder primär in Veränderungen des Sarkoplasmas ihren Grund haben.

Daß der Tonus an den der Betastung zugänglichen Organen durch Palpation kontrollierbar ist, ist eine, wenn auch nur in beschränktem Umfang ausnützbare Methode der Forschung, immerhin für den wertvoll, der sie mit der entsprechenden Technik eingeübt hat.

Die Trennung der beiden Funktionen in der Muskelzelle läßt sich in gewissen Krankheiten erkennen. Es ist da zu sehen, daß die beiden physiologisch zusammenhängenden Funktionen sich dissoziieren und das Sarkoplasma gesondert in ein pathologisches Verhalten übergeht und in diesem verbleiben kann.

Ein wichtiges Moment in der Entwicklung meiner Darstellung der tonischen Funktion hat sich aus der Entdeckung der Papaverinreaktion der glatten Muskelzellen ergeben und namentlich in dem Zustand des Sarkoplasmas, den ich als Hypertonie erklärt habe. Der Angriffspunkt der Papaverinreaktion ist primär die Fibrille in der Muskelzelle. Nur bei nicht hypertonischem Sarkoplasma führt die Lähmung der Fibrille zur Herabsetzung des Tonus. Die Papaverinreaktion ist eine Art der pharmakodynamischen Reaktion, welche die Selbständigkeit der Fibrille aufgedeckt hat. Eine Reihe von Verbindungen hat die gleiche Wirkung. Sie ist der der Nitrokörper gegenüberzustellen, deren Angriffspunkt das Tonussubstrat ist. Weiteren Einblick in das Leben der Muskelzelle hat die Biologie der endokrinen Drüsen gebracht, wenngleich ihre Beziehungen noch nicht genügend klargelegt worden sind.

Die Trennung der biologischen Erscheinung des Tonus der Muskeln von der physikalischen des Seitenwanddruckes, der Tension, waren eine Vorbedingung des Fortschreitens in der Pathologie der Kreislaufvorgänge. So haben sich die Grundzüge der Hypertonie und der Hypotonie gefunden. Die Betrachtung der pathologischen Kreislaufvorgänge nur vom Gesichtspunkt der Höhe des Blutdruckes ist, wie die Tonuskrankheiten lehren, unzureichend, wenngleich das im Bereiche des Physiologischen als genügend erscheinen mag. Es ist hier wieder einmal die Pathologie, die die Physiologie auf neue Wege aufmerksam gemacht hat.

Im Bereiche der Krankheiten der Kreislauforgane haben sich auf Grundlage der Unterscheidung der beiden Funktionen in der Muskelzelle mannigfache Erscheinungen und auch Krankheiten funktioneller Genese abgrenzen lassen. Aus meinen Studien auf diesem Gebiete führe ich, da sie im Laufe der Jahre an verschiedenen Stellen veröffentlicht wurden, ohne Rücksicht auf die zeitliche Folge ihres Erscheinens, in ihrem Zusammenhang einigermaßen gruppiert, Folgendes an.

Meine klinischen Untersuchungen sind von der Blutverteilung und den Faktoren ausgegangen, die sie beeinflussen. Die erste Etappe war der Gefäßtod und seine Gegenüberstellung dem Herztod, bei der Phosphorvergiftung, den verschiedenen Infektionskrankheiten und Vergiftungen. Dem folgten die Krampfzustände in den Arterien des Pfortaderwurzelgebietes, die akute arterielle Stauung, sowie die unter Drucksteigerung auftretenden Spasmen in den Hirnarterien in gewissen toxogenen Krankheiten. Sie umfassen die Ausfallserscheinungen (Amaurose, Hemiopie, Aphasie, Taubheit, auch Hemiplegie) und Reizzustände (eklamptische Anfälle). Die führende Krankheit war für mich da die Bleikolik. Diesen Arbeiten schloß sich die Analyse der Angina pectoris und abdominis an, und die Gefäßkrisen mit ihren spastischen und dilatorischen, allgemeinen und örtlichen Formen und ihren Folgen, die paroxysmale Hochspannungsdyspnoe und die Atmungskrisen.

Nachdem schon in den pressorischen Gefäßkrisen ihre Beziehung zum anhaltenden Hochdruck hervorgegangen war, ist ihnen 1909 die primäre permanente Hypertonie der Arterien gefolgt und die Loslösung dieser funktionellen Krankheit der Gefäßwandmuskeln von der Intimasklerose (Atherosklerose).

Im Jahre 1919 habe ich das Tonusproblem der glatten Muskeln der Hohlorgane und seine Bedeutung für die Therapie dargelegt und 1922 auf Grund der Unterscheidung der myokinetischen und der myotonischen

Funktionsstörungen den Begriff Tonuskrankheiten vorgebracht und auch die Frage der Hypotonie angeschnitten.

In einer Reihe von Vorträgen und Mitteilungen ist die Lehre vom Tonus der glatten Muskeln ausgebaut worden und hebe ich die folgenden Ergebnisse hervor. Die Unterscheidung der primären Hypertonie der Arterien von der toxogenen des gesamten Kreislaufapparates auf Grund des Verhaltens des Herzens und besonders der Venen, ferner die objektive Bestätigung dieser Trennung durch die Befunde an den Netzhautgefäßen von GUIST. Zu diesen Befunden gehört ferner die chronische arterielle Stauung durch die hypertonische Einstellung der feinsten Arterien bei der piimären Hypertonie, die familiäre Anlage zu dieser Systemerkrankung im Gegensatz zur erworbenen toxogenen Hypertonie. Ferner wurden die verschiedenen Arten der pressorischen Gefäßkrisen in diesen beiden Krankheiten und ihre Beziehung zu den zerebralen Insulten sowie die Drucksteigerungen nach apoplektischen Insulten hervorgehoben.

Ein wesentliches Stück meiner Studien der zerebralen Insulte bildet der Nachweis von zerebralen Nervenbahnen für die tonische Funktion der Gefäße und ihrer Zentralstellen in den Zentralwindungen und den Stammganglien insbesondere durch die halbseitige Hypotonie der Gefäße, ferner die Erhebung des Verlaufes dieser angiotonischen Nervenbahnen bis zu ihrem medullären Reflexzentrum. Aus den einschlägigen Beobachtungen hat sich die Bedeutung dieser Funde für die Diagnose von frischen und älteren Herden im Gebiet der Zentralwindung, der Stammganglien und der Brücke ergeben, sowie das Fehlen dieser Zeichen bei Herden in anderen zerebralen Gebieten. Es hat sich auch gezeigt, daß gewisse intrazerebrale Reflexerscheinungen zu erkennen sind, sowie tonische Reflexe ohne kinetische Begleiterscheinungen in den peripherischen Arterien.

Beziehungen inkretorischer Drüsen zum Tonus der Gefäßmuskel sowie anderer Muskel haben sich nachweisen lassen.

Im Bereiche der Hypotonie hat sich ihre Begriffsbestimmung und Differenzierung von der Hypotension sowie die Unterscheidung angeborener Formen von erworbenen und ihr allgemeines und regionäres Auftreten ergeben.

Diese klinischen Studien haben in experimentellen Untersuchungen der Blutverteilung in den Bauchorganen, der Innervation der Leber, in Versuchen der Ausschaltung der Nebennieren ihre ersten Unterlagen, sowie in pharmakologischen Arbeiten weitere Stützen gefunden.

Durch die Benützung dieser Erfahrungen in der Betrachtung einschlägiger Krankheiten haben sich neue Gesichtspunkte für die Beurteilung der pathologischen Vorgänge in den Muskelzellen gewinnen lassen, die am physiologischen Tier nicht zu erschließen waren.

Die genaue Beobachtung der funktionellen Phänomene und die Verfolgung der Wandlungen der pharmakodynamischen Reaktionen gibt die Möglichkeit, Hand in Hand mit dem anatomischen Befund, der gewöhnlich nur eine Endphase zeigt, die Bedeutung der Krankheiten des Sarkoplasmas werten zu lernen.

Für die Behandlung der Tonuskrankheiten haben sich sowohl für die akuten, wie die anhaltenden und bleibenden Formen Richtlinien ergeben, die in der Art der Krankheit ihre Begründung haben. In den Krankheiten mit erhöhtem Tonus sind die akuten rein kinetischen Ereignisse von den primär tonischen zu trennen. In den ersteren ist die spasmolytische Therapie von besten Erfolgen begleitet, auch dann, wenn sie mit anhaltender Tonussteigerung behaftete Gefäße betrifft. Wärme und Fieber können das Zustandekommen von Krampf erschweren, auch verhindern, da sie den Tonus erheblich herabzusetzen vermögen. Ob der Effekt nur ein vorübergehender ist oder nachhaltig bleibt, hängt von den gegebenen Bedingungen im einzelnen Fall ab. Auf diesem Wege ist man oft in der Lage, den individuellen Ruhestand im Kreislauforgan herzustellen, d. h. aufgesetzte Erhöhungen des Blutdruckes zu beheben.

In den anhaltenden Hypertonien sind die beiden Grundformen auch in der Therapie auseinanderzuhalten. Das Ziel der Behandlung ist in der zentral neurogen bedingten, primär arteriellen Hypertonie unter Berücksichtigung des Herzens die Herabsetzung des Hypertonus in den Arterien. Ein Verfahren, das die Rückkehr zur physiologischen Norm ermöglichen würde, kennen wir bisher nicht. Die medikamentösen und physikalischen Methoden sind nur von vorübergehendem Erfolg und erzeugen Druckschwankungen, die tunlichst vermieden werden sollen. In Anbetracht dessen, daß das Leiden auf hereditärer Anlage beruht und neurogener Natur ist, sind Prophylaxe und unter Unterstützung vorsichtig geführter symptomatischer Maßnahmen die Psychotherapie am aussichtsvollsten.

Die toxogene Hypertonie verlangt rechtzeitige Entgiftung, die Heilung bringen kann.

In der allgemeinen Hypotonie der Gefäße ist eigentlich nur in den erworbenen Formen mit Erfolg dort zu rechnen, wo eine toxische Ursache vorliegt, die noch bekämpft werden kann. In den anderen Typen scheitert die Behandlung an der Beschaffenheit des Tonussubstrates.

Das Ergebnis meiner Untersuchungen ist schließlich, daß die Ansprechbarkeit und Funktionsfähigkeit des Tonussubstrates der Muskelzellen, ebenso wie in allen von Muskeln betriebenen Organen auch im Kreislaufapparat einer der wichtigsten Faktoren ist. Diese Tonuskrankheiten sind die funktionellen Krankheiten des Sarkoplasma.

Literaturverzeichnis.

AALSMEER, W. C.: Blutdruck und Gefäßton bei Beriberi. Wien. Arch.
f. inn. Med., Bd. XXI. 1931. — AALSMEER, W. C. und WENCKEBACH, K. F.:
Herz und Kreislauf bei der Beriberi-Krankheit. Wien. Arch. f. inn. Med.,
Bd. XVI. 1929. — ABDERHALDEN, E.: Lehrbuch der Physiologie, 4 Bde.
1925—1927. Berlin-Wien: Urban & Schwarzenberg. 1926. — ADDISON, TH.:
On the constitutional and local effect of disease of the suprarenal bodies.
London. 1855. — ALBRECHT, EHRENFRIED: Der Herzmuskel usw. Berlin:
J. Springer. 1903. — ALLBUTT, CL.: Diseases of the arteries. London. 1915.
— DERSELBE: Lancet. Bd. I, S. 883. 1923. — ASCHOFF, L.: Die Arteriosklerose.
Beih. z. Med. Kl., H. 1. 1930. — ASCOLI, G.: Vorlesungen über Urämie. Jena:
G. Fischer. 1903. Literatur. — ASKANAZY, S.: Rhodan-Calcium-Diuretin
gegen Hypertonie. Münch. med. Wochenschr., H. 42. 1927. — AUB, J. C.,
FAIRHALL, MINOT and REZNIKOFF: Lead Poiconing. Baltimore. 1926. —
AUBERTIN, CH.: Cpt. rend. des séances de la soc. de biol., Bd. 63. 1907.

BÄR, H.: Frankfurt. Zeitschr. f. Pathol., Bd. 30. 1924. — BARACH, J. H.:
Arch. of internal med., Bd. 35. 1925. — BARCROFT: Americ. journ. of physiol.,
Bd. I, S. 477. — BASCH, S. v.: Über die Messung des Blutdrucks am Menschen.
Zeitschr. f. klin. Med., Bd. 2. 1881. — DERSELBE: Über latente Arterio-
sklerose usw. Wien. med. Presse, S. 20—30. 1893. — DERSELBE: Die Herzkrankheiten bei Arteriosklerose. Berlin. 1900. — BARTELS, C.: Volkmanns
Sammlung. 1871. — BAUER, JUL.: Der sogenannte Rheumatismus. Med.
Praxis, Bd. VI. Steinkopff. 1929. — DERSELBE: Über die Auslösung eines
lokalen Gefäßkrampfes durch die Blutdruckmessung. Zeitschr. f. d. ges.
exp. Med., Bd. 68. 1929. — BAYER, G.: Hirsch, Handb. d. inn. Sekretion,
Bd. II. — BAYLISS, W. M.: Journ. of physiol., Bd. XXVIII. 1902 ferner Erg.
d. Physiol., Bd. V. 1904. — BENNINGHOFF, A.: Zeitschr. f. Zellforsch. u.
mikroskop. Anat., Bd. 6. 1927. — BERGMANN, G. v.: Die Blutdruckkrankheit.
N. dtsch. Klin., Bd. II. 1928. — DERSELBE: Funktionelle Pathologie. Berlin.
1932. — DERSELBE: Das epiphrenale Syndrom. Dtsch. med. Wochenschr.,
H. 16. 1932. — BERNHARDT, H.: Verhandl. d. dtsch. Ges. f. inn. Med. 1933.
— BIEBEL und WICHELS: Virchows Arch. f. pathol. Anat. u. Physiol., S. 257.
1926. Münch. med. Wochenschr., S. 656. 1928. — BIEDL, A.: Innere Sekre-
tion. 1912. — BIEDL, A. und BRAUN, L.: Wien. klin. Wochenschr. 1909. —
BIEDL, A. und REINER, M.: Pflügers. Arch., Bd. 79. 1899. — BÖHNE, C.:
Beitr. z. pathol. Anat., Bd. 78. 1927. — DERSELBE: Klin. Wochenschr.,
H. 23. 1929. — DERSELBE: Zeitschr. f. klin. Med., Bd. 117. 1931. — DER-
SELBE: Zeitschr. f. d. ges. Neurol. u. Psychiatrie, Bd. 137. 1931. — BOVERI:
Cpt. rend. des séances de la soc. de biol., Bd. 65 u. 66. 1908 u. 1909. —
BRANDT, F. und KATZ, G.: Über den hohen Venendruck bei Hypertonie.
Dtsch. med. Wochenschr., H. 21. 1931. Zeitschr. f. d. ges. exp. Med., Bd. 77.

1931. — DERSELBE: Über den Nachweis von Adrenalinsekretion beim Menschen. II. Die akuten Gefäßkrisen. Zeitschr. f. klin. Med. Bd. 123. 1933. — BRAUN, L.: Wien. klin. Wochenschr. 1933. — BREUER, R.: Münch. med. Wochenschr., H. 40. 1902. — BRIGHT, JOHN: Guy's hosp. reports, Bd. I. 1836. — BRONDGEEST: Arch. f. Anat., Phys. usw., S. 753. 1860. — BRUNN, FR.: Zur Wirkung der Hypophysenextrakte auf einige Formen der Dyspnoe. Med. Klin., H. 23. 1924. — DERSELBE: Beiträge zur Gen. der Asthma card. Med. Klin., H. 29. 1926. — DERSELBE: Über Asthma cardiale. Zentralbl. f. inn. Med., H. 37/38. 1928. — BRUNN, FR. und MANDL, F.: Dieparavertebrale Injektion zur Bekämpfung visceraler · Schmerzen. Wien. klin. Wochenschr., H. 21. 1924. — BUCH, MAX: Arch. f. Verd. Kr., Bd. IX, 1903 u. X, u. 1904. — BUERGER, LEO: The circulatory disturbances of the extremities. Philadelphia u. London: W. B. Saunders Company. 1924.

CADBURY, W. W.: Arch. of internal med., Bd. 30. 1922. — COLLIER, J.: Lancet, Bd. II, S. 401. 1898. — CORNU: Zit. nach FLATAU. — CURSCHMANN, H.: Schmerz und Blutdruck. Münch. med. Wochenschr., H. 42. 1907; H. 31. 1926. — DERSELBE: Zur Frage einer „essentiellen Hypotonie". Zeitschr. f. klin. Med., S. 103. 1926. — CUSHING: Bull. of the Johns Hopkins hosp., Bd. 50. 1932. — DERSELBE: Journ. of the Americ. med. assoc., Bd. 99. 1932. — DERSELBE: Arch. of internal med., Bd. 51. 1933.

DANIELOPOLU, D.: Congr. français de Chirurgie, 41e Session. Paris. 1932. — DATTNER, B.: Ver. f. Psych. u. Neurol., Sitzung v. 14. Nov. 1933. — DEMEL, R., SGALITZER, M. und KOLLERT, V.: Zur Klinik der Arteriographie. Bruns Beitr., Bd. 152, 1931; ferner: Zeitschr. f. klin. Med., S. 114. 1930; Mitt. Grenzgeb. Med. u. Chir., Bd. 42. 1931; Wien. klin. Wochenschr., H. 33 u. 34. 1933. — DENK, W.: Zentralbl. f. Chir., H. 26. 1933. — DEUTSCH, F.: Das Sportherzproblem. Wien. klin. Wochenschr., H. 37. 1933. — DIETRICH, KURT: Beiträge zur Pathologie der Arterien des Menschen. Virchows Arch. f. pathol. Anat. u. Physiol., Bd. 274. 1929. — DERSELBE: Die Hypertonie im kleinen Kreislauf. Verhandl. d. dtsch. Ges. f. Kreislaufforschung, V. Tag. 1932. — DITTMAR: Sächs. Ges. d. Wiss., mathem.-phys. Kl. 1870, 1873. — DIXON, W. A. und HELLER, H.: Arch. f. exp. Pathol., Bd. 166. 1932. — DOAZAN: Essai sur les principaux types d'asthme cardiaque. Paris: Thèse. 1901. — DURIG, A.: Der arterielle Hochdruck. Ref. Kongr. f. inn. Med. 1923. — DERSELBE: Über Blutdruck und Blutdruckmessung. M. Perles. 1932.

EDELMANN, A. und MARON, R.: Die Isthmusstenose der Aorta. Wien. Arch. f. inn. Med., Bd. IV. 1922. Literatur. — EINTHOVEN, W.: Pflügers Arch., Bd. 51. 1892. — ELSCHNIG, A.: Wien. med. Wochenschr., S. 1305. 1898. — EPPINGER, H.: Zur Pathologie und Therapie des menschlichen Ödems. Berlin: Jul. Springer. 1917. — EPPINGER, H. und HOFER, G.: Verhandl. d. dtsch. Ges. f. inn. Med. Wien. 1923; Ges. f. inn. Med. i. Wien. März 1924; Wien. med. Wochenschr., Sept. A. M. Perles. — ERB, W. jun.: Über experimentell erzeugte Arterienerkrankung beim Kaninchen. Verhandl. d. Kongr. f. inn. Med., S. 110. 1901. — EWALD, C. A.: Virchows Arch. f. pathol. Anat. u. Physiol., Bd. 71. 1877. — EXNER, S.: Pflügers Arch., Bd. XXXIV. 1884.

FAHR, TH.: Virchows Arch. f. pathol. Anat. u. Physiol., Bd. 239. 1922; Dtsch. med. Wochenschr. 1929. — FAHRENKAMP, K.: Über Hypertension. Erg. d. g. Med., Bd. V. — DERSELBE: Die psychophysischen Wechselwirkungen usw. Hippokratesverlag. 1926. — FALTA, W.: Verhandl. d. dtsch.

Ges. f. inn. Med. 1933. — FEDERN, S.: Die Bedeutung des Blutdruckes für die Pathologie. Wien. Klinik. 1903. — FELDBERG, W. und SCHILF, E.: Histamin. Berlin: Jul. Springer. 1930. — FELLER, A.: Apoplexie. Wien. med. Wochenschr., H. 26. 1929. — FENYES, G.: Über die Wirkungen des Histamins. Wien. Arch. f. inn. Med., Bd. XX. 1930. — FISCHER-WASELS, B.: Frankfurt. Zeitschr. f. Pathol., Bd. 45. 1933. — FISCHER, H. und SCHLAYER, C. R.: Dtsch. Arch. f. klin. Med., Bd. 98. 1910. — FLATAU, E.: Die Migraine. Berlin: Jul. Springer. 1912. — FORLANINI, C.: Gazz. med. di Torino, H. 1. 1898. — FÖRSTER, AUG.: Lehrbuch der pathologischen Anatomie, 6. Aufl. Jena: Mauke. 1862; (7. Aufl.) 1864. — FOURNIER, A.: Leçons sur la periode praeataxique du Tabes. Paris. 1885. — FRANÇOIS-FRANCK, CH. A.: Arch. de phys. 1889; Cpt. rend. des séances de la soc. de biol., S. 1448. 1903; S. 353. 1904.—FRANK, E.: Berl. Klin. Woch. 1911.—FRÄNKEL, ALB.: Therap. Monatshefte, H. 2. 1912. — FREUND, E.: Zur Kenntnis der Bindung von Rhodan an Serum-Eiweißfraktionen. Sitzungsprot. d. Ges. d. Ärzte i. Wien, Wien. klin. Wochenschr., H. 3. 1930. — FREY, W.: Münch. med. Wochenschr., H. 33. 1925. — FRIEDLÄNDER, ALFRED: Hypotension. London. 1927. — FRÖHLICH, A. und MEYER, H. H.: Arch. f. exp. Pathol., Bd. 87. 1920.

GAERTNER, G.: Über einen neuen Blutdruckmesser. Wien. med. Wochenschr., H. 30. 1899. — GAISBÖCK, F.: Polycythaemia hypertonica. Dtsch. Arch. f. klin. Med., Bd. 83, S. 396. 1905. — GAISBÖCK, F. und JARISCH, A.: Wien. klin. Wochenschr., H. 49. 1927. — GEIGER, E. und JARISCH, A.: Arch. f. exp. Pathol., Bd. 94. 1922. — GEIGEL, R.: Virchows Arch. f. pathol. Anat. u. Physiol., Bd. 229. — GOLLWITZER-MEIER, KL.: Erg. d. Physiol., Bd. 34. 1932. — GOLLWITZER-MEIER, KL. und GELHAAR, E.: Arch. f. exp. Pathol., Bd. 161. 1905. — GOLDRINGER, E.: Über die arteriellen Zeichen, zerebrale Herde und ihre Wertung. Zeitschr. f. d. ges. Neurol. u. Psychiatrie, Bd. 124. 1930. — GOLDZIEHER, M.: Virchows Arch. f. pathol. Anat. u. Physiol., Bd. 280. 1931. — GOLTZ: Pflügers Arch. 1874 u. 1875. — GOTTESMANN, J.: Über die Adrenalinreaktion im großen Kreislauf. Wien. klin. Wochenschr., H. 42. 1925. — GROSSMANN, MICH.: Pflügers Arch., Bd. 52. 1895; Zeitschr. f. klin. Med., Bd. XVI u. XX. — GRÜTZNER, P.: Ergebn. d. Physiol., Jahrg. III, Bd. 2. 1904. — GUIST, G.: Erholungsfähigkeit der Netzhaut. Berlin. 1926. — DERSELBE: Arterielle Hypertonie und Auge. Zeitschr. f. Augenheilk., Bd. 73. 1931. — DERSELBE: Augenhintergrund bei Hypertension und Hypertonie. Med. Klinik, H. 6. 1931. — DERSELBE: Arterielle Hypertonie und Augenhintergrundsbefunde. Ber. üb. d. XLIX. Zusammenk. d. dtsch. ophth. Ges. Leipzig. 1932. — GULL, W. und SUTTON, H.: Med. chir. Transact., Bd. 55. 1872. — GUNN: Transact. of the ophth. soc. of the Kingdom, Bd. 18. 1898.

HAHN, L.: Med. Klinik. 1932. — HAMBURGER, F.: Münch. med. Wochenschr., H. 5. 1911. — HAMPERL, H. und HELLER, H.: Sitzung d. Biol. Ges. i. Wien am 6. Nov. 1933. — HASEBROEK, K.: Über den extrakardialen Kreislauf des Blutes. Jena. 1914; ferner Berlin. klin. Wochenschr., H. 10. 1915. — HASENFELD, A.: Dtsch. Arch. f. klin. Med., Bd. 59. 1897. — HASENFELD, A. und FENYVESSY, V.: Berlin. klin. Wochenschr. 1899.— HAUFFE, G.: Virchows Arch. f. pathol. Anat. u. Physiol., Bd. 266. 1927; Schweiz. med. Wochenschr., H. 44. 1931. — HEIDER: Klin. Woch., H. 28, S. 1206. 1932. — HENLE, J.: Handbuch der rationellen Pathologie. 1846 bis 1853. — HERMANN, T.: Zerebral bedingte Pulsdifferenz. Wien. klin. Wochenschr., H. 42. 1926. — HERXHEIMER, G.: Beitr. z. pathol. Anat., Bd. 57. 1914; Zentralbl. f. allg. Pathol. u. pathol. Anat., H. 33. 1923. —

HERXHEIMER und SCHULZ: Klin. Woch., H. 10. 1931. — HERZ, M.: Über
Bradykardie, Hypotonie und bradykardische Hypotonie. Wien. klin. Wo-
chenschr., H. 21. 1910. — HESS, W. R.: Die Regulierung des Blutkreislaufs.
Leipzig. 1930. — HILLER, FR.: Münch. med. Wochenschr., H. 37 u. 38.
1932; Med. Klinik, H. 22. 1932; Münch. med. Wochenschr., S. 361. 1933. —
HIRSCH, C.: Dtsch. Arch. f. klin. Med., Bd. 64 u. 65. — HIRSCHFELD, E.:
Zeitschr. f. klin. Med., Bd. 104. 1926; Dtsch. med. Wochenschr., H. 7/8.
1928. — HITSCHMANN, ED.: Wien. klin. Wochenschr., S. 755. 1902. —
HOFFMAN, R.: Über Augenhintergrund und Blutdrucksteigerung. Klin.
Woch., H. 28, S. 1206. 1932. — HORNER, A.: Der Blutdruck des Menschen.
Wien: M. Perles. 1913. — HUCHARD, H.: Traite des maladies du cœur.
Paris. 1893. — DERSELBE: Les maladies de l'hypertension artérielle. Rev.
gen. chir. et. thér. 1891. — DERSELBE: Volkmanns Samml. klin. Vortr.,
Nr. 175. 1909. — HUECK: Münch. med. Wochenschr., H. 19/21. 1920. —
HÜLSE, W.: Zeitschr. f. d. ges. exp. Med., Bd. 30. 1922; Bd. 39, 1929; Arch.
f. exp. Pathol., Bd. 146. 1926.

IKALOWICZ, C. und PAL, J.: Wien. med. Presse. 1887.

JACOBI, W. und MAGNUS, G.; Dtsch. Zeitschr. f. Nervenheilk., Bd. 91.
1926. — JOACHIM, G.: Münch. med. Wochenschr., H. 16. 1926. — JOHN-
SON, G.: Med.-chir. Transact., H. 29. 1846; Pathol. Transact. 1877. — JORES,
L.: Dtsch. Arch. f. klin. Med., Bd. 94. 1908. — JOSUÉ, O.: Cpt. rend. des
séances de la soc. de biol., S. 1374. 1903.

KAHLER, H.: Die Blutdrucksteigerung usw. Ergebn. d. inn. Med.,
Bd. 25. 1924. — KAHN, R. H.: Über Beeinflussung der Gefäßweite in der
Netzhaut. Zentralbl. f. Physiol. 1904. — KARPLUS, P. und KREIDL, A.:
Pflügers Arch., Bd. 215. 1926. — KAUFMANN, R. und PAULI, W.: Wien.
klin. Wochenschr., S. 1169. 1902. — KAUFFMANN, FR.: Pathologie des
arteriellen Blutdrucks. Handb. d. norm. u. pathol. Physiol., Bd. VII/2.
Literatur. — KESSLER, FR.: Zeitschr. f. Tuberkul. 1929. — KIRCH, E.:
Ergebn. d. Pathol., Bd. XXII u. XXIII. 1929 u. 1930. — DERSELBE: Patho-
genese und Folgen der Dilatation und Hypertrophie des Herzens. Klin.
Woch. 1930. — KISCH, FR.: Der arterielle Tiefdruck. Ergebn. d. inn. Med.,
Bd. 38. 1930. — KLAFTEN, E.: Eklampsie und Gefäßsystem. Klin. Woch.,
H. 35. 1931; Arch. f. Gynäkol., Bd. 148. 1932. — KNOLL, PH.: Sitzungsber.
d. Akad. d. Wiss., Wien, Abt. III, Bd. 93, S. 217. — KNOTZ, J.: Münch.
med. Wochenschr., H. 35 u. 36. 1931. — DERSELBE: Die Lehre von der
„Halbseiten-Abwehr". Biolog. Heilkunst, H. 43/45. 1932. — KOHN, HANS:
Angina pectoris. Ergebn. d. ges. Med., Bd. IX; Med. Klin., H. 26/28. 1926;
Dtsch. med. Wochenschr., H. 11. 1926. — KOLLMANN, W.: Über Kapillar-
symptome bei Hypertonien. Med. Klin., H. 42. 1932. — KÖNIGSTEIN, L.:
Wien. med. Presse, H. 19. 1885. — KONSCHEGG, TH.: Adrenalin, Neben-
nieren und Blutdruck. Zeitschr. f. d. ges. exp. Med., Bd. 81. 1932. — KOVÁCS,
FR.: Wien. Arch. f. inn. Med., Bd. VI. 1923. — KOVACS, W.: Beitr. z. pathol.
Anat., Bd. 79. 1928. — KRAUPA, E. und HAHN, L.: Krampfischämie der
inneren Augengefäße usw., Klin. Monatsh. f. Augenheilk., Bd. LXVI. 1921. —
KREHL, L.: Pathologische Physiologie, 14. Aufl. Berlin: Jul. Springer. 1932. —
KREITMAIR, H.: Ist die Papaverinwirkung eine Benzylreaktion? Arch.
f. exp. Pathol. u. Pharmakol., Bd. 104. 1932. — KRETSCHMER, W.: Arch.
f. exp. Pathol., Bd. 57. 1907. — KROGH, A.: Anatomie und Physiologie der
Kapillaren, 2. Aufl. Berlin: Jul. Springer. 1929. — KRONECKER, H.: Über
den Tonus des Pfortadersystems. Ref. Zentralbl. f. Physiol., S. 390. 1890. —
KUGELMANN: Klin. Woch., H. 38. 1933. — KÜLBS, D. A.: klin. Med., Bd. 89.

1907; Dtsch. med. Wochenschr., H. 22. 1922; Klin. Wochenschr., S. 2159. 1931. — Kutschera-Aichbergen: Wien. Arch. f. inn. Med., Bd. XVIII. 1929. — Kussmaul: Dtsch. Arch. f. klin. Med., Bd. 14. 1874. — Kylin, E.: Die Hypertoniekrankheiten. Berlin: Jul. Springer. 1930. Laewen: Münch. med. Wochenschr., H. 40. 1922; Zentralbl. f. Chir. 1922, 1923, 1924. — Lampert, H. und Müller, W.: Bei welchem Druck kommt es zu einer Ruptur der Hirngefäße? Frankfurt. Zeitschr. f. Pathol., Bd. 33. 1926. — Langendorff, O.: Zentralbl. f. Physiol., H. 21, S. 351. 1907. — Langley: Journ. of physiol., Bd. 11. 1890. — Lauder-Brunton, T.: On the use of nitrite of amyl in angina pectoris. Lancet, 1867. Bd. II, S. 97. 1867. — Leede: Münch. med. Wochenschr., H. 6. 1911. — Leimdörfer, A.: Arch. f. exp. Pathol., Bd. 118. 1926. — Lenaz, L.: Blutdruck und Kapillarsystem. Klin. Wochenschr., H. 23. 1926. — Lewis, Th.: Coarctation of aorta. Adult type. Heart, Bd. 16. 1933. — Lewy, F. H.: Die Lehre vom Tonus und der Bewegung. Berlin: Jul. Springer. 1923. — Leyden, v.: Zeitschr. f. klin. Med., Bd. 7. 1881. — Liebesny, P.: Über die Morphogenese der menschlichen Hautkapillaren usw. Wien. Arch. f. inn. Med., Bd. XXI. 1931. — Loeper, M.: Cpt. rend. hebdom. de la soc. de biol., Bd. 55, S. 1453. 1903. — Ludwig, C. und Cyon: Sächs. Ges. d. Wiss., Bd. 18. 1866. — Ludwig, C. und Thiry: Sitzungsber. d. Akad. d. Wiss., Wien, II. Abt., Bd. 49. 1864.

Macht, D.: Journ. of the Americ. med. assoc., Bd. 64. 1915; Arch. of internal med., Bd. 17. 1916. — Mackenzie, J. und Rothberger, C. J.: Lehrbuch der Herzkrankheiten. Berlin: Jul. Springer. 1923. — Mandl, F.: Arch. f. klin. Chir., Bd. 136. 1925. — Derselbe: Die paravertebrale Injektion. Wien: Jul. Springer. 1926. — Mannaberg, J.: Wien. Arch. f. inn. Med., Bd. VI. 1923. — Marburg, O.: Dtsch. Zeitschr. f. Nervenheilk., Bd. 105. 1928. — Marchand, F.: „Arterien". Realenzyklop. 1907. — Maresch, R.: Über Aortenlues. Wien. med. Wochenschr., H. 29. 1931. — Martini und Pierach: Der niedrige Blutdruck usw. Klin. Wochenschr., H. 39 u. 40. 1926. — Marx, H. und Schmidt, K.: Akuter Morb. Brightii mit Retinitis alb. ohne Nephritis. Dtsch. med. Wochenschr., H. 22. 1928. — Mautner, H. und Pick, E. P.: Münch. med. Wochenschr., H. 34. 1915; Arch. f. exp. Pathol., Bd. 97, 1923 u. 142. 1929. — Mayer, Aug.: Dtsch. med. Wochenschrift, H. 48. 1921; Münch. med. Wochenschr., H. 28. 1924. — Mayer, Sigm.: Anatom. Anzeiger, Bd. XXI. 1902. — Mendelsohn, M.: Das Herz, ein sekundäres Organ. Zeitschr. f. Kreislaufforsch., H. 20, S. 577. 1928. — Midsuno, Rehshi: Beiträge zur Morphologie und Physiologie der terminalen Blutbahn. Beitr. z. pathol. Anat., Bd. 84. 1930. — Mönckeberg, J. G.: Mediaverkalkung und Atherosklerose. Virchows Arch. f. pathol. Anat. u. Physiol., Bd. 216. 1903; Klin. Wochenschr., H. 33. 1924. — Mosso, A. und Pellacani, P.: Sur les fonctions de la vessie. Arch. ital. de biol., Bd. I. 1882. — Müller, C.: Acta med. scand., Bd. 55. 1921. — Müller, E. F. und Rieder, W.: Verhandl. d. dtsch. Ges. f. inn. Med. 1933. — Müller, Fr. v.: Verhandl. d. dtsch. pathol. Ges. Meran. 1905; Veröff. a. d. Geb. d. Militär-Sanitätswesens, H. 65. Berlin. 1917. — Müller, Joh.: Handbuch der Physiologie des Menschen, 2 Bde. Coblenz: Hölscher. 1844. — Müller, O. und Hübener, G.: Über Hypertonie. Dtsch. Arch. f. klin. Med., Bd. 149. 1925. —•Müller, Otfr.: Die Kapillaren der menschlichen Körperoberfläche. Stuttgart. 1922. — Müller, Otfr. und Parrisius, W.: Die Blutdruckkrankheit. 1932. — Münzer, E.: Zur Lehre von den vaskulären Hypotonien. Wien. klin. Wochenschr., H. 38. 1910. — Derselbe: Gefäßsklerosen. Wien. Arch. f. inn. Med., Bd. II. 1920. — Munk, Fr.: Berlin. klin. Wochenschr.,

H. 51. 1919; Med. Klin., H. 37 u. 38. 1926; Ergebn. d. ges. Med., Bd. XI. 1928.

NÉKÁM, A. L.: Über die Innervation und Disposition. In: Fragmente a. d. Geb. d. exp. Pathol., herausg. v. S. STRICKER. Wien. 1894. — NEU-BÜRGER, K.: Beiträge zur Histologie, Pathogenese und Einteilung der arteriosklerot. Hirnerkrankung. Jena: G. Fischer. 1930. — NEUSSER, E.: Wien. klin. Wochenschr., S. 965. 1902. — NEUSSER, E. und WIESEL, J.: Die Erkrankungen der Nebennieren, 2. Aufl. Wien: Hölder-Pichler-Tempsky. 1910. — NONNENBRUCH, W.: Zeitschr. f. klin. Med., Bd. 87. 1919. — NOTHNAGEL, H.: Zur Lehre von den vasomotorischen Neurosen. Dtsch. Arch. f. klin. Med., Bd. 2, S. 173. — DERSELBE: Angina pectoris vasomotoria. Dtsch. Arch. f. klin. Med., Bd. 3, S. 309. — DERSELBE: Über Gefäßschmerzen. Zeitschr. f. klin. Med., Bd. 19. 1891; ferner Vortr. Wien. klin. Wochenschr., H. 46. 1893. — NOYONS, A. und UEXKÜLL, J. v.: Die Härte der Muskeln. Zeitschr. f. Biol., Bd. 56. 1911.

OLIVER, G. und SCHÄFER, A. E.: Proc. Phys. Soc. 1894. — OPPEN-HEIMER und FISHBERG: Arch. f. int. Med., Bd. 34, 1924 u. 38, 1926. — ORTH: Preuß. Akad. d. Wiss., phys.-math. Kl., Bd. 1. 1914. — ORTNER, N.: Wien. klin. Wochenschr., S. 1166. 1902; Volkmanns Samml., Nr. 347. 1902. — OSTHOFF, C.: Beiträge zur Lehre von der Eklampsie und Urämie. Volkmanns Samml., Nr. 266. 1886. — OWSJANIKOW: Sächs. Ges. d. Wiss. 1871; Arb. a. d. phys. Anst. zu Leipzig, herausg. v. C. LUDWIG, S. 24. 1892.

PAL, J.: Über die Muskelwirkung des Coffeins, Theobromins und Xanthins. Mit Doz. Dr. PASCHKIS. Med. Jahrb. Wien. 1886. — Über die Kreislaufverhältnisse in den Unterleibsorganen. Mit Dr. C. IKALOWICZ. Sitzung d. k. k. Ges. d. Ärzte, 13. Mai 1887; Wien. med. Presse. 1887. — Über die Innervation der Leber. Med. Jahrb. Wien. 1888. — Über vasodilatatorische Zentren im Rückenmarke. Mit Dr. A. E. THAYER (New-York). Med. Jahrb. Wien. 1888. — Über einen Fall von Muskelhypertrophie mit nervösen Symptomen. Wien. klin. Wochenschr., H. 10. 1889. — Über den Einfluß des Bauchschnittes auf die Darmbewegung. Arb. a. d. Inst. f. exp. Pathol. Wien: A. Hölder. 1890. — Über multiple Neuritis. Monographie. Samml. med. Schriften, Nr. 20. Wien: A. Hölder. 1891. — Über den Einfluß der Temperatur auf die Erregbarkeit des Darmes. Wien. klin. Wochenschr. 1893. — Nebennierenexstirpation bei Hunden. Wien. klin. Wochenschr., H. 48. 1894. — Über Darminnervation. Vortrag. Wien. klin. Wochenschr., H. 29. 1895. — Das Herz bei der Phosphorvergiftung. Jahrb. d. Wiener k. k. Krankenanst. 1895. — Über das Verhalten des Herzens und der Gefäße bei der Phosphorvergiftung. Wien. klin. Wochenschr., H. 43. 1896. — Über Gefäßtod. Wien. klin. Rundsch., H. 1. 1899. — Über den motorischen Einfluß des Splanchnicus auf den Dünndarm. Arch. f. Verdauungskr., Bd. V. 1899. — Über die Bedeutung der Herzmuskelveränderung bei der Phosphorvergiftung. Zeitschr. f. Heilk., XXI. neue Folge, I. int. Bd. 1900. — Neue Untersuchungen über die Darmwirkung des Opium und des Morphin. Vortrag. Wien. med. Presse, 4. Nov. 1900. — Meralgia paraesthetica, ein Plattfußsymptom. Wien. med. Wochenschr., 6. April. 1901. — Über Beziehungen zwischen Zirkulation, Motilität und Tonus des Darmes. Vortrag. Wien. med. Presse, 3. Nov. 1901. — Ischialgie, Meralgie und Plattfuß. Wien. klin. Rundsch., H. 1. 1902. — Über eine typische Wirkung der Körper der Morphingruppe. Zentralbl. f. Physiol., H. 3. 1902. — Über den Darmschmerz. Wien. med. Presse, H. 2. 1903. — Zur Pathogenese der akuten transitorischen Amaurose bei Bleikolik, Urämie und Eklampsie. Zentralbl. f. inn. Med.,

H. 17. 1903. — Über Gefäßkrisen und deren Beziehung zu den Magen- und Bauchkrisen der Tabiker. Vortrag. Münch. med. Wochenschr., H. 49. 1903. — Die vasomotorischen Begleiterscheinungen der lanzinierenden Schmerzen und das Alternieren tabischer Krisen. Wien. med. Wochenschr., H. 1. 1904. — Über Angina pectoris und abdominis. Wien. med. Wochenschr., H. 14 u. 15. 1904. — Gefäßkrisen. Leipzig: S. Hirzel. 1905. — Ein Sphygmoskop zur Bestimmung des Pulsdruckes. Zentralbl. f. inn. Med., H. 5. 1906. — Paroxysmale Hochspannungsdyspnoe. Zeitschr. f. Heilk., Sept.-Ausg. Wien: Wilh. Braumüller. 1907. — Über einen Fall von Adams-Stokes. Ges. d. Ärzte, 28. Juni 1907. — Arterielle Stauung. Vortrag. 79. Naturf.-Vers. Dresden. Wien. med. Wochenschr., H. 40. 1907. — Über das Vorkommen mydriatisch wirkender Substanzen im Harn. Dtsch. med. Wochenschr., H. 40. 1907. — Atmungs- und Gefäßkrisen. Verhandl. d. 25. Kongr. f. inn. Med., Wien. 1908. — Zur Kenntnis der abdominellen Gefäßkrisen der Tabiker und deren Beziehung zur „Aortite abdominale". Med. Klin., H. 47. 1908. — Über die Wirkung des Hypophysenextraktes auf die Gefäßwand. Ges. d. Ärzte, 4. Dez. 1908; Wien. med. Wochenschr., H. 3. 1909. — Zur Kenntnis der Wirkung des Hypophysenextraktes auf isolierte Blutgefäße. Zentralbl. f. Physiol., H. 8. 1909. — Diskussionsbeitr. über Pituitrin. Ges. d. Ärzte, 25. Juni 1909. Wien. klin. Wochenschr. — Über permanente Hypertonie. Med. Klin., H. 35 u. 36. 1909. — Über einige Beziehungen zwischen Kreislaufserscheinungen und Nervenkrankheiten. Vortrag a. d. III. Jahresversamml. d. dtsch. Nervenärzte. Wien. med. Wochenschr., H. 42. 1909. — Zur Kenntnis der Cholinwirkung. Zentralbl. f. Physiol., H. 1. 1910. — Skoliosis ischiadica bei Platt- oder Knickfußleidenden. Wien. med. Wochenschr., H. 25. 1910. — Gefäßkrampf und Darmbewegung. Wien. med. Wochenschr., H. 39. 1910. — Über die Wirkung des Cholins und des Neurins. Zeitschr. f. exp. Pathol., Bd. 9. 1911. — Über einige reflektorische Symptome der Nierenkolik. Wien. med. Wochenschr. 1911. — Über Magenspannung (Pneumatose) und Dyspnoe. Med. Klin., H. 50. 1911. — Über toxische Reaktionen der Coronararterien und Bronchien. Dtsch. med. Wochenschr., H. 1. 1912. — Über die Wirkung des Coffeins auf die Bronchien und die Atmung. Dtsch. med. Wochenschr., H. 38. 1912. — Die Atmungsstörungen der Urämischen. Med. Klin. 1912. — Über die Wirkung des Opiums, seiner Komponenten und Ersatzpräparate. Vortrag. Dtsch. med. Wochenschr., H. 9. 1913. — Experimentelle und klinische Studien über die Wirkung von Papaverin. Vorl. Mitt. Ges. d. Ärzte, 11. April 1913; Wien. med. Wochenschr., H. 17. 1913. — Über die Wirkung des Opiums auf den menschlichen Magen und Darmkanal. Dtsch. Arch. f. klin. Med., Bd. 111. 1913. — Über den akut urämischen Anfall und seine Behandlung. Wien. med. Wochenschr., H. 39. 1913. — Über die Papaverinreaktion der glatten Muskeln, ihre diagnostische und therapeutische Verwertung. Vortrag. Med. Klin., H. 44. 1913. — Papaverin als Gefäßmittel und Anästheticum. Vortrag. Dtsch. med. Wochenschr., H. 4. 1914. — Ein mit Hilfe von Papaverin geheilter Fall von schwerer Eklampsie. Ges. d. Ärzte, 9. Januar 1914. — Über die Wirkung der Isochinolinalkaloide des Opiums und der Ipecacuanhawurzel und deren therapeutische Verwendung. Wien. med. Wochenschr., H. 49. 1918. — Über Herzhypertrophie und Hypertonie. Vortrag. Med. Klin., H. 27. 1919. — Über das Tonusproblem der glatten Muskeln der Hohlorgane und seine Bedeutung für die Therapie. Vortrag. Ges. d. Ärzte, 10. Okt. 1919. Dtsch. med. Wochenschr., H. 6, 1920. — Über Krampf in den Hohlorganen. Wien. med. Wochenschr., H. 1. 1920. — Über palpatorische Pulsuntersuchung und

Blutdruckmessung. Wien. Arch. f. inn. Med., Bd. I. 1920. — Das schadhafte
Gebiß als Quelle von Herz- und Atembeschwerden. Wien. med. Wochenschr.,
H. 37/38. 1920. — Über renale Gefäßkrisen und den eklamptischen Anfall.
Vortrag. Med. Klin., H. 4. 1921. — Hypertonie, Hypertension und Arteriosklerose. Vortrag. Wien. med. Wochenschr., H. 21—23. 1921. — Über die
weitere Entwicklung des Papaverinproblems. Vortrag. Ges. d. Ärzte, 11. März
1921. Wien. klin. Wochenschr. — Über Kardiospasmus. Wien. med. Wo-
chenschr., H. 6 u. 9. 1922. — Über die Verwendung einer in Wasser löslichen
Benzylverbindung statt des Papaverins. Wien. klin. Wochenschr., H. 36.
1921. — Die arteriosklerotische Niere und ihre Beziehung zur Schrumpfniere.
Vortr. a. d. dtsch. Urologenkongr., 1. Okt. 1921. Wien. klin. Wochenschr.,
H. 41. 1921. — Über die Krampfzustände im Magen und Darm. Med. Klin.,
H. 17. 1922. — Arteriosklerose und Arteriolosklerose. Wien. klin. Wochenschr.,
H. 30. 1922. — Die myokinetische und die myotonische Funktion und die
Tonuskrankheiten der Muskeln. Wien. klin. Wochenschr., H. 36/37. 1922. —
Über die Pathologie des Herz- und Gefäßtonus und seine therapeutische
Beeinflussung. Vortrag. I. Spezialkurs Franzensbad 1922. Wien. med. Wo-
chenschr., H. 43. 1922. — Die harte Arterie. Ars medici, H. 1. 1923. — Kli-
nisches und Therapeutisches über Angina pectoris. Wien. Arch. f. inn. Med.,
Bd. VI. 1923. — Über den niedrigen Blutdruck und die Blutdrucksenkung.
Med. Klin., H. 13. 1923. — Disk.-Bemerkung zum arteriellen Hochdruck.
35. Kongr. f. inn. Med., Wien, April 1923. — Arterieller Hochdruck. Klin.
Wochenschr., H. 25. 1923. — Aussprache zur Tagung über Angina pectoris.
Ges. f. inn. Med., März 1924. Wien. med. Wochenschr., H. 14. 1924. — Adyna-
mie und Hypodynamie der Muskeln und ihre therapeutischen Probleme.
Vortrag. Wien. klin. Wochenschr., H. 22. 1924. — Die Behandlung akuter
gefahrdrohender Zustände bei inneren Erkrankungen. Mit Ass. Dr. Fr.
Brunn. Jahresk. f. ärztl. Fortbildung, August 1924. — Die krampflösende
Wirkung der paravertebralen Injektion. Wien. klin. Wochenschr., H. 52.
1924. — Krampferscheinungen im Magen-Darmkanal. Beil. z. Wien. klin.
Wochenschr., H. 42. 1925. — Hypertonie und Hypertension. Wien. klin.
Wochenschr., H. 15. 1925. — Über Härte und Füllung der tastbaren
Arterien. Med. Klin., H. 37. 1925. — Kolik und Kolikschmerz. Wien. med.
Wochenschr., H. 28. 1925. — Hypertonische Einstellung der glatten Musku-
latur als Krankheitsursache. Klin. Wochenschr., H. 42. 1925. — v. Gazasche
Operation bei gastr. Krisen und Hypertonie. Ges. d. Ärzte, 6. Nov. 1925. —
Bestrahlung der Hypophyse bei Hypertonie. Ges. d. Ärzte, 18. Dez. 1925. —
Muskeltonus und die tonische Innervation. Med. Klin., H. 10. 1926. —
Tonushemmung der glatten Muskeln. Wien. klin. Wochenschr., H. 20.
1926. — Über Wesen und Behandlung der Angina pectoris vera. Disk. z.
Vortr. Rich. Singer, Ges. d. Ärzte, 7. Mai 1926. Wien. klin. Wochenschr.,
H. 22. — Die Behandlung der Hypertonie und der Hypertension. Wien.
med. Wochenschr., H. 26 u. 27. 1927. — Disk. zum Vortrag Wencke-
bach über Angina pectoris. Ges. d. Ärzte, 25. Nov. 1927. Sitz.-Prot. Wien.
klin. Wochenschr. — Klinik und Therapie des arteriellen Hochdrucks. Med.
Klin., H. 4 u. 5. 1928. — Unbeachtete Zeichen drohender Schlaganfälle.
Jahresk. f. ärztl. Fortbild., Februar 1928. — Über den Gegensatz zwischen
arteriellem Hochdruck und Gefäßverkalkung. Jahresk. f. ärztl. Fortbild.,
Februar 1928. — Über die Adrenalinreaktion, die Innervation der Aorta
ascendens und den Minimaldruck. Med. Klin., H. 17. 1928. — Über die
Pneumatose des Magens und ihre Beziehungen zur Hypotonie der Cardia
und der Angina pectoris. Wien. klin. Wochenschr., H. 31. 1928. — Hochdruck.

Wien. med. Wochenschr., H. 40. 1928. — Der akute Aortenschmerz. Med. Klin., H. 43. 1928. — Coronarspasmus — Angina pectorins. Med. Klin., H. 1. 1929. — Über die kinetische und die tonische Gefäßverengerung. Med. Klin., H. 18. 1929. — Hypertonie und Nierenkrankheiten. Med. Welt, H. 17. 1929. — Angina pectoris und Asthma cardiale (Richtlinien). Wien. klin. Wochenschr., H. 30. 1929. — Zur Geschichte des Pituitrin. Med. Klin., H. 43. 1929. — Die Hypertonien der Jugendlichen. Wien. med. Wochenschr., H. 1. 1930. — Zur Rhodanreaktion im Blutserum nach E. FREUND. Ges. d. Ärzte, 10. Januar 1930. Sitzungsber. Wien. klin. Wochenschr., H. 3. 1930. — Der Mundkeil als therapeutischer Behelf bei der Pneumatose. Ärztl. Praxis, H. 4. 1930. — Therapie der spastischen Zustände. Fortschr. d. Therapie, H. 13. 1930. — Viszerale Anfallsbereitschaft und neurogene Einflüsse. Med. Welt, H. 24. 1930. — Papaverin und Eupaverin. Dtsch. med. Wochenschr., H. 40. 1930. — Arterielle Hypertonie und Netzhautgefäße. Ophthalmolog. Ges. in Wien, 20. Okt. 1930. — Hypertonie der Arterien. Vortr. 1. Okt. 1930. Dtsch. med. Wochenschr., H. 52. 1930. — Hypertension, Hypertonie und ihre Organzeichen. Vortr. 5. Dez. 1930, Ges. d. Ärzte. Med. Klin., H. 6. 1931. — Über die Grundlage der Hypertonie und ihre Behandlung. Wien. med. Wochenschr., H. 7. 1931. — Über die zerebralen Insulte und den Angiospasmus der Hypertoniker. Wien. klin. Wochenschr., H. 42. 1931. — Über Perparin. Klin. Wochenschr., H. 49. 1931. — Über die tonischen Gefäßzentren und ihre Reflexbeziehungen. Med. Klin., H. 19. 1932. — Über Blutdruckmessung und ihre Bedeutung für Diagnose und Therapie. Wien. klin. Wochenschr., H. 45. 1932. — Stase, Spannung und Gefäßkrampf. Wien. med. Wochenschr., H. 1. 1933. — Atherosklerose und Hypertonie. Wien. klin. Wochenschr. 1933. — Über Krampflösung in den Hohlorganen durch Arzneimittel. Fortschr. d. Therapie. Febr. 1933. — Über die Aussichten einer Behandlung des M. Addisonii. Seminar d. Dokt.-Koll., 20. Febr. 1933. Wien. klin. Wochenschr., H. 13. 1933. — Über Dyspnoe. Seminar d. Dokt.-Koll., 20. Febr. 1933. Wien. klin. Wochenschr., H. 22. 1933. — Über die Schlängelung der Arterien. Med. Klin., H. 16. 1933. — Altersveränderungen der Arterien. Wien. med. Wochenschr., H. 1. 1934. — PARRISIUS, W.: Dtsch. Zeitschr. f. Nervenheilk., Bd. 72. 1921. — PAUL, FR.: Knochenmarkbildung in der Nebenniere. Virchows Arch. f. pathol. Anat. u. Physiol., Bd. 270. 1929. — DERSELBE: Die krankhafte Funktion der Nebenniere usw. Virchows Arch. f. pathol. Anat. u. Physiol., Bd. 282. 1931. — PAULI, W.: Über Ionenwirkung und ihre therapeutische Verwendung. Münch. med. Wochenschr., H. 4. 1903. — POTAIN, C.: La pression arterielle. Paris. 1902. — PECZENIK, O.: Graphische Darstellung des arteriellen Hypertonus und seiner Reflexe. Wien. Arch. f. inn. Med., Bd. XXIII. 1932. — DERSELBE: Über den Einfluß willkürlicher Apnoe auf den Gefäßtonus. Wien. Arch. f. inn. Med., Bd. XXIV. 1933. — PELLER, S.: Zur Kenntnis der Amylnitrit und Atropinwirkung mit besonderer Berücksichtigung der Stenokardie. Wien. Arch. f. inn. Med., Bd. IV. 1922. — DERSELBE: Pathogenese und Therapie der Asthma cardiale. Wien. klin. Wochenschr., H. 10. 1923. — PERUTZ, F.: Über abdominale Arteriosklerose (Angina abdominis) und verwandte Zustände. Münch. med. Wochenschr., H. 22. 1907. — PICK, FR.: Dtsch. Arch. f. klin. Med., Bd. 56, S. 69. — PICK, L.: Berlin. klin. Wochenschr., H. 8 u. 9. 1910. — PINELES, FR.: Über das Coma dyspnoicum bei Urämie. Wien. klin. Rundsch., H. 16. 1902. — PFLÜGER, E.: Über das Hemmungsnervensystem für die peristaltische Bewegung. Berlin: A. Hirschwald. 1857. — PLENK, H.: Zum Bau der Muskelfasern von Anodonta. Zeitschr. f. wiss. Zool., Bd. 125. 1925. — DERSELBE: Perizyten an Kapillaren des Zentralnervensystems. Anat. Anz., Bd. 66, H. 21/22. — PLESCH, J.: Tonoszillographische Blutdruckmessung. Handb. d. biol. Arbeitsmeth., herausg. v. E. ABDERHALDEN, Lfg. 359, Abt. V, Teil 4. Wien: Urban & Schwarzenberg. 1931. — POLLAK, E. u. REZEK, PH.: Virchows Arch. f. pathol. Anat. u. Physiol., Bd. 256, 1927 u. 269, 1928. — POPPER, L.: Zur Klinik der echten (chronischen) Urämie. Med. Klin., H. 24. 1929. — DERSELBE: Akutes begrenztes Hirnödem bei symptomenlosem Hirntumor. Wien. klin. Wochenschr., H. 24. 1931. — DERSELBE: Zerebral bedingter Pulsus differens. Med. Klin., H. 35. 1931. — DERSELBE: Studien zur primären Hypertonie an einem zehnjährigen Material. Wien. Arch. f. inn. Med., Bd. XXII, S. 321. 1932. — DERSELBE: Hypertonie artérielle primitive et hypertonie toxogène. Arch. des maladies du cœur, des vaisseaux et du sang. Sept. 1932. — DERSELBE: Bleibende Pulsdifferenz nach Hirnrindenläsion. Dtsch. med. Wochenschr., H. 30. 1933. — DERSELBE: Subakute Lymphogranulomatose unter dem Bilde der Simmondsschen Kachexie. Med. Klin., H. 49. 1933. — PÖTZL, O.: Med. Klin., H. 23. 1927. — PÖTZL, O. und SCHÜLLER, A.: Über letale Hirnschwellung bei Syphilis. Zeitschr. f. Neurol. u. Psych., Bd. III. 1910.

QUINCKE, H.: Berlin. klin. Wochenschr., H. 27. 1882.

RAAB, W.: Zeitschr. f. d. ges. exp. Med., Bd. 68. 1929; Dtsch. med. Wochenschr., H. 34. 1929; Wien. klin. Wochenschr., H. 37 u. 38. 1932. — RECKLINGHAUSEN, H. V.: Neue Wege der Blutdruckmessung. Berlin: Jul. Springer. 1930. — REICHEL, O.: Zur Frage des Ödems bei Nephritis. Zentralbl. f. inn. Med., H. 41. 1898. — DERSELBE: Ein Fall von Isthmusstenose. Jahrb. d. Wien. Krankenanst., Bd. VII. 1898. — REICHARDT, M.: Monatsschr. f. Psych., Bd. 24. 1908. — RICHTER, HUGO: Zur Frage der Pathogenese des Migränanfalles usw. Zeitschr. f. Neurol. u. Psych., Bd. XCVII. 1925. — RICKER, G.: Sklerose und Hypertonie usw. Berlin: Jul. Springer. 1927. — RIEGEL, FR.: Zeitschr. f. klin. Med., Bd. 7. 1884; Dtsch. Arch. f. klin. Med., Bd. 21. 1878. — ROMBERG, E. V.: Lehrbuch der Krankheiten des Herzens und der Gefäße, 4. u. 5. Aufl. Stuttgart: F. Enke. 1925. — ROSENBLATH: Dtsch. Zeitschr. f. Nervenheilk., Bd. 61. 1918; Zeitschr. f. klin. Med., Bd. 106. 1927; Virchows Arch. f. pathol. Anat. u. Physiol., Bd. 259, S. 261. — ROWNTREE, L. G.: Journ. of urol., H. 25. 1931; Verhandl. d. dtsch. Ges. f. inn. Med. 1933. — RUSSELL, W.: Arterial Hypertonus, Sclerosis and Bloodpressure. Edinburgh and London. 1907. — RÜHL, A.: Beitr. z. pathol. Anat., Bd. 78. 1927. — RUTTISHAUSER, E.: Dtsch. Arch. f. klin. Med., Bd. 175. 1933. Literatur.

SACHS, A.: Schrumpfniere und Hochdruck. Wien: Jul. Springer. 1927. — SAHLI, H.: Lehrbuch der klinischen Untersuchungsmethoden, 7. Aufl. Wien: Fr. Deuticke. 1928. — SAXL und HEILIG: Wien. klin. Wochenschr., S. 943. 1920. — SCOTTI-DOUGLAS, R.: Cuore e Circulatione, Bd. XVII (Nuova Serie). 1933. — SHERRINGTON: Zit. nach KROGH. — SPINA, A.: Pflügers Arch., Bd. 76 u. 83. — SPITZER, A.: Über Migräne. Jena: G. Fischer. 1901. — SCHAEFER, E. A.: Arch. des sciences biologiques, Bd. XI, Suppl., S. 251. 1904. — SCHAFFER, JOS.: Lehrbuch der Histologie und Histogenese, 3. Aufl. Wien: Urban & Schwarzenberg. 1933. — SCHARPFF, W.: Dtsch. Arch. f. klin. Med., Bd. 151. 1926. — SCHECHTER, A.: Parenterale Behandlung der perniziösen Anämie. Wien. klin. Wochenschr., H. 9. 1933. — SCHEERER: Dtsch. Arch. f. klin. Med., Bd. 174. 1933. — SCHIFF, A.: Wien. klin. Wochenschrift, H. 15. 1919. — SCHLESINGER, H.: Neurol. Zentralbl. 1895; Wien.

med. Wochenschr., H. 4. 1933. — Schloss, W.: Wien. klin. Wochenschr. 1931; Sitz.-Prot. d. Ges. d. Ärzte, 27. Nov.; Strahlentherapie, Bd. 45. 1932. — Schnitzler, Jul.: Zur Symptomatologie des Darmarterienverschlusses. Wien. med. Wochenschr., H. 11 u. 12. 1901. — Schottmüller: Verhandl. d. dtsch. Ges. f. inn. Med. 1933. — Schrader, O.: Grenzgeb. f. inn. Med. u. Chir., Bd. 34. 1922. — Schultz, P.: Du Bois' Arch. Physiologie. 1897. — Schur, H. und Wiesel, J.: Wien. klin. Wochenschr., H. 23 u. 40. 1907; Dtsch. med. Wochenschr., H. 50. 1907. — Schwartz, Ph.: Die Arten der Schlaganfälle usw. Berlin: Jul. Springer. 1930. Literatur. — Stadler, Ed.: Syphilis des Herzens und der Gefäße. Med. Praxis, Bd. XVI. 1932. — Starling, E. H.: Das Gesetz der Herzarbeit. Bern u. Leipzig: Bircher. 1920. — Stämmler: Beitr. z. pathol. Anat., Bd. 78. 1927. — Steinach, E. und Kahn, R. H.: Echte Kontraktilität und motorische Innervation der Blutkapillaren. Pflügers Arch., Bd. 97. 1902. — Sternberg, C.: Über die elastischen Fasern. Virchows Arch. f. pathol. Anat. u. Physiol., Bd. 254. 1925. — Stephan, R.: Über das Endothelsymptom. Berlin. klin. Wochenschr., H. 14. 1921. — Strasser, A. und Löwenstein, W.: Über Hypotension. Wien. Arch. f. inn. Med., Bd. XVII. 1929. — Strisower, R.: Wien. med. Wochenschr., H. 4. 1933. — Stiller, B.: Die asthenische Konstitutionskrankheit. Stuttgart: F. Enke. 1907. — Stoerk, O.: Beitr. z. pathol. Anat., H. 43. 1908. — Stöhr, Ph., jun.: Möllendorffs Handbuch der mikroskopischen Anatomie des Menschen. Bd. IV/1: Nervengewebe. Berlin: Jul. Springer. 1928. — Strasburger: Münch. med. Wochenschr., H. 47. 1910. — Stricker, S.: Sitzungsber. d. Akad. d. Wiss., Wien. Mathem.-naturw. Kl., Bd. 51, Abt.2, 1865; Bd. 52, Abt. 2, 1866; Bd. 74, Abt. 2, 1876; Med. Jahrb. 1877 u. 1878; Vorlesungen über allg. exp. Pathol. Wien. 1883; Fragm. a. d. Geb. d. exp. Pathol. 1894. — Stross, W. und Wiechowski, W.: Zur Pharmakologie des Kampfers. Verhandl. d. dtsch. pharmak. Ges. 1921. — Stross, W.: Beiträge zur Pharmakologie des Kampfers. Arch. f. exp. Pathol., Bd. 95. 1922.

Takamine: Journ. of physiol., Bd. XXVII. 1901. — Tangl, Fr.: Über Herzhypertrophie und das physiologische Wachstum des Herzens. Virchows Arch. f. pathol. Anat. u. Physiol., Bd. 116. 1889. — Teissier: L'aortite abdominale. La semaine méd., S. 389. 1902. — Tirala: Wien. klin. Wochenschrift, H. 5. 1929. — Traube, L.: Über den Zusammenhang von Herz- und Nierenkrankheit. Berlin: A. Hirschwald. 1856. — Tschermak-Seyssenegg, A.: Die Lehre von der tonischen Innervation. Wien. klin. Wochenschr. 1914; Über die afferente Innervation des Blutgefäßsystems. Wien. med. Wochenschr., H. 17—19. 1924; Beitr. z. Elektrographie; Pflügers Arch., Bd. 175, 1919 u. 224, 1930.

Uffenheimer, A.: Münch. med. Wochenschr., H. 15 u. 16. 1928.

Vaquez, H.: Hypertension. Congr. franç. de médecine. 1904. — Vaquez, H. et Nobécourt: Bull. et mém. de la soc. méd. des hôp. de Paris, S. 117 bis 120. 1897. — Vaquez, H., Douzelot et Géraudel: Presse méd., S. 169. 1929. — Vincent, Swale: Internal Secretion etc. 1925. — Virchow, R.: Virchows Arch. f. pathol. Anat. u. Physiol., Bd. XXX. 1864; siehe auch Bd. III. — Vimtrup: Zit. nach Krogh. — Vierordt, H.: Die angeborenen Herzkrankheiten. Nothnagels Handb., Bd. XV. Wien: Hölder-Pichler-Tempsky. 1898. — Volhard, Fr.: Kritische Beiträge zur Lehre vom arteriellen Hochdruck. Zentralbl. f. inn. Med. 1927. — Derselbe: Die doppelseitigen hämatogenen Nierenerkrankungen. Berlin: Jul. Springer. 1932. — Volhard, Fr. und Fahr, Th.: Klinik, Pathologie und Atlas der Brightschen Nierenkrankheit. Berlin: Jul. Springer. 1913. — Vries-Reilingh, D. de: Die

Bestimmung des Widerstandes der Arterienwand usw. Zeitschr. f. klin. Med., Bd. 83. 1916.

WAGNER, G. A.: Arch. f. Gynäkol., Bd. 117. 1922. — WAGENMANN: Graefes Arch., Bd. 44, S. 219. 1897. — WALDENBURG: Berlin. klin. Wochenschr. 1880. — WALLER: Du Bois' Arch. Phys. Abt. 1878. — WEBER, E. H.: Arch. f. Anat. u. Physiol., S. 483. 1846. — WEISS, E.: Münch. med. Wochenschr., S. 612, 1917 u. 925, 1926. — WEISS, M.: Zeitschr. f. Heilk., S. 79. 1881. — WEISSMANN, N.: Zeitschr. f. klin. Med., Bd. 102. 1905. — WEITZ, W.: Zeitschr. f. klin. Med., Bd. 96. 1922; Verhandl. d. dtsch. Ges. f. inn. Med., Wiesbaden. 1929. — WELCH, W. H.: Virchows Arch. f. pathol. Anat. u. Physiol., Bd. 72. 1878. — WELLS, H. G.: Arch. of Pathol., Bd. 10. 1930. — WENCKE-BACH, K. F.: Herz- und Kreislaufinsuffizienz. Med. Praxis, Bd. XII. Dresden: Th. Steinkopff. 1931. — DERSELBE: Wien. med. Wochenschr., H. 15 u. 18. 1924. — DERSELBE: Wien. klin. Wochenschr., H. 48. 1927; H. 1. 1928. — WESTPHAL, K.: Verhandl. d. dtsch. Ges. f. inn. Med. 1925; Münch. med. Wochenschr., H. 29. 1925; Dtsch. med. Wochenschr., S. 1203. 1932. — WESTPHAL, K. und BÄR, H.: Über die Ursachen des Schlaganfalles. Dtsch. Arch. f. klin. Med., Bd. 151. 1926. — WINIWARTER, F. v.: Über eine eigentümliche Form von Endarterititis und Endophlebitis. Arch. f. klin. Chir., Bd. 23. 1879; vgl. CEELEN, Arch. f. klin. Chir., Bd. 173; Verhandl. d. dtsch. Ges. f. Chir. 1932. — WOLFF, K.: Beitr. z. pathol. Anat., Bd. 89. 1932.

ZIMMERMANN, K. W.: Zeitschr. f. d. ges. Anat., I., Bd. 68, S. 29. 1923. — ZINNER, A.: Ges. d. Ärzte, Wien, 17. Nov. 1933. — ZUFRAGIRINI: Zit. nach KONSCHEGG. — ZWEIFEL, P.: Arch. f. Gynäkol., Bd. 72. 1904.

Namenverzeichnis.

Sachverzeichnis.

Manzsche Buchdruckerei, Wien IX.

Verlag von Julius Springer / Berlin und Wien

Die Hypertoniekrankheiten. Von Dr. **Eskil Kylin,** Direktor der Inneren Abteilung des Allgemeinen Krankenhauses zu Jönköping, ehem. beitr. Lehrer für Innere Medizin am Karolinischen Institut zu Stockholm. Zweite, vollständig umgearbeitete und erweiterte Auflage. Mit 28 Abbildungen. X, 270 Seiten. 1930.   RM 22.—*

Sklerose und Hypertonie der innervierten Arterien. Von Gustav Ricker, Direktor der Pathologischen Anstalt der Stadt Magdeburg. IV, 193 Seiten. 1927.   RM 10.50*

^W **Schrumpfniere und Hochdruck.** Von Dr. **A. Sachs,** Assistent der I. Medizinischen Abteilung des Allgemeinen Krankenhauses in Wien (Vorstand: Professor Dr. J. Pal). („Abhandlungen aus dem Gesamtgebiet der Medizin.") III, 55 Seiten. 1927.   RM 3.60

Für die Abonnenten der „Wiener Klin. Wochenschrift" ermäßigt sich der Bezugspreis um 10%

^W **Studien zum Problem des Pulsus paradoxus.** Mit besonderer Berücksichtigung seiner klinischen Bedeutung. Von Dr. **L. J. van der Mandele,** Arzt im Haag (Holland). Mit einem Vorwort von Prof. Dr. K. F. Wenckebach, Vorstand der I. Medizinischen Klinik der Universität Wien. Mit 40 Abbildungen. 89 Seiten. 1925.   RM 4.10

Die Arten der Schlaganfälle des Gehirns und ihre Entstehung. Von Dr. **Ph. Schwarz,** a. o. Professor an der Universität Frankfurt a. M. (Bildet Band 58 der „Monographien aus dem Gesamtgebiete der Neurologie und Psychiatrie".) Mit 150 Abbildungen. VI, 269 Seiten. 1930.   RM 48.—*

Über die Entstehung des Schlaganfalles. Von **Karl Westphal,** Privatdozent für Innere Medizin, Oberarzt der Medizinischen Universitäts-Klinik Frankfurt a. M. (Direktor: Professor G. v. Bergmann). Unter teilweiser Mitwirkung von Richard Bär, früherem Assistenten des Pathologischen Instituts Frankfurt a. M. (Direktor: Professor B. Fischer). Mit 3 farbigen Tafeln, 1 Kurve, 9 Abbildungen. III, 109 Seiten. 1926.   RM 8.—*

Neue Wege der Blutdruckmessung. Fünf Abhandlungen über Blutdruck und Puls in den großen Arterien des Menschen. Von **Heinrich von Recklinghausen,** München. (Buchausgabe der in der „Zeitschrift für klinische Medizin", Band 113, 1930, erschienenen Abhandlungen und des Nachtrags in Band 115, 1930, vermehrt um zwei Verzeichnisse und drei weitere kurze Nachträge.) Mit 68 Textabbildungen, 10 Gryptotonogrammbildern u. 4 Tafeln. VIII, 289 Seiten. 1931. RM 12.—*

Die Krankheiten des Herzens und der Gefäße. Von Dr. **Ernst Edens,** a. o. Professor an der Universität München. Mit 239 zum Teil farbigen Abbildungen. VIII, 1057 Seiten. 1929. RM 66.—; gebunden RM 69.—*

Der Coronarkreislauf. Physiologie, Pathologie, Therapie. Von Dr. **Max Hochrein,** Professor an der Universität Leipzig. Mit 54 Abbildungen. VII, 227 Seiten. 1932.   RM 24.—